The 4 Stages of Heart Failure

心力衰竭 4 阶段

The 4 Stages of Heart Failure

心力衰竭4阶段

原　著　Brian E. Jaski

主　审　张晓杰

主　译　林　岩

副主译　董海影　邓志会

译　者　（按姓名汉语拼音排序）

崔　涛　邓志会　董海影　李春峰

林　岩　刘　婷　孙玉荣　王绍清

肖　薇　于秀文　张北玉

北京大学医学出版社

XINLISHUAIJIE SIJIEDUAN

图书在版编目（CIP）数据

心力衰竭4阶段/（美）布莱恩·贾思奇（Brian E. Jaski）原著；林岩主译．—北京：北京大学医学出版社，2017.11

书名原文：The 4 Stages of Heart Failure

ISBN 978-7-5659-1657-1

Ⅰ．①心… Ⅱ．①布… ②林… Ⅲ．①心力衰竭—诊疗 Ⅳ．①R541.6

中国版本图书馆CIP数据核字（2017）第203554号

北京市版权局著作权合同登记号：图字：01-2016-7701

Published by arrangement with Cardiotext Publishing LLC, Minneapolis, Minnesota U. S. A.

心力衰竭4阶段

主　　译：林　岩
出版发行：北京大学医学出版社
地　　址：（100191）北京市海淀区学院路38号　北京大学医学部院内
电　　话：发行部 010-82802230；图书邮购 010-82802495
网　　址：http://www.pumpress.com.cn
E - mail：booksale@bjmu.edu.cn
印　　刷：北京佳信达欣艺术印刷有限公司
经　　销：新华书店
责任编辑：畅晓燕　**责任校对**：金彤文　**责任印制**：李　啸
开　　本：710mm×1000mm　1/16　**印张**：18.25　**彩插**：4　**字数**：397千字
版　　次：2017年11月第1版　2017年11月第1次印刷
书　　号：ISBN 978-7-5659-1657-1
定　　价：88.00元

译者前言

据世界卫生组织报道，心血管疾病是全球的头号死因，每年死于心血管疾病的人数多于任何其他死因。据统计在2015年有1770万人死于心血管疾病，占全球死亡总数的31%。而心力衰竭作为心血管疾病的常见终末综合征，已成为21世纪影响人类健康的重大疾病。作为世界范围的医疗问题，其防治应当引起全社会的广泛重视。

过去的几十年，分子生物学技术使我们对心力衰竭发病机制、发展进程、临床特征、药物和器械介入治疗等方面的研究取得了长足进展。面对心力衰竭治疗难、康复难、管理难等问题，从基因水平和细胞水平深化对心力衰竭的认识，阐述其病理生理机制、分子基因调控机制，荟萃临床诊断和治疗的最新进展，针对每位心力衰竭患者提供详尽的治疗指导和管理措施，出版一本权威和全面的心力衰竭专著，一直是我们长期以来的心愿。在我们看到由美国著名心血管病学专家Brian E. Jaski博士出版的《心力衰竭4阶段》（*The 4 Stages of Heart Failure*）这本书后，我们被它的丰富内涵、多学科融合和临床权威性所震撼。于是，我们组织相关学科专家对该书进行了全面的翻译。相信该书在心力衰竭领域不仅成为科研学者的研究参考、临床医师的诊疗指导，更成为心血管疾病患者的防治指南。

本书特点如下：①立足临床，重视基础，借鉴循证，内容充实。全书兼顾基础与临床的基本知识与学科进展，重视阐述药物治疗机制和循证医学证据，对心力衰竭心脏的同步化治疗、机械辅助心脏泵、心肾综合征、心力衰竭患者康复和管理等均有详细介绍。②以心力衰竭的4个阶段作为骨架，深入浅出、重视机制、紧跟前沿，从多角度阐明心力衰竭分期和临床治疗精髓。③视野开阔，图文并茂，权威性强。

本书研究方法涉及多学科，内容跨越分子细胞、病理生理、临床医疗、预防康复等，其对作者有较高要求。感谢本书全体译者的辛勤劳动，使得本书如期出版。由于时间仓促和水平的限制，不足之处，恳请广大读者和同仁给予批评与指正。

张晓杰　林　岩

2017年6月

原著序言

担任世界心脏联盟主席以来，我清醒地看到和认识到，世界人口的不断增长、老龄化、全球化和快速城镇化已经从根本改变了疾病模式。非传染性疾病中，心血管疾病占据了近一半的比例，已经超过传染性疾病，成为世界范围死亡和残疾的主要原因。心血管疾病仍旧是导致全世界死亡原因的头号杀手，每年心血管病死亡人数近 1730 万，到 2030 年，这一数字可达到 2360 万。作为美国心脏协会前任主席，我清楚地看到，美国心力衰竭发病率和死亡率居首位，十多年的时间里，心力衰竭一直是美国医疗保险住院的主要原因。

我们在心力衰竭的理解和管理方面取得了重要进展，尤其对心力衰竭病因的认识已经从环境心血管危险因素扩展到遗传心血管危险因素。一旦出现结构性心脏病变，心力衰竭将逐渐快速进展。目前已有详细指南出版并广泛应用于心脏病的诊断和治疗，从 2010 年开始，美国内科医学委员会将晚期心力衰竭和心脏移植认定为亚专科。但在临床中诠释新的指南时，依旧会出现挑战：推荐的规范何时应用于临床？适用于哪些人群？

当我初次遇见 Brian E. Jaski 时，他还在 Brigham and Women 医院做第三年的心脏病内科医生，并随后应聘进入 San Diego 心脏中心。他对心脏病临床实践的深入研究、专业的临床技能和关爱患者的献身精神给我留下了深刻的印象。从我初次遇见他到后来的三十年中，这种钦佩与日俱增。

除了在 San Diego 成功地完成国际公认的晚期心力衰竭项目，Brian 还参加并担任了数据安全监测及药品和设备多中心试验不良事件裁定委员会的主席。他的许多出版物体现了他渊博的知识和重大贡献。

经过三十年的实践、研究和教学，Brian 积累的经验和临床能力被提炼并呈现于本书，其以心力衰竭的 4 个阶段作为骨架。该书的独特之处在于它是单作者协调融合多方面知识所著，也反映了 Brian 对心力衰竭多视角的观点。

本书将对临床实习生和临床医生有极高价值。本书详细列出了最新治疗方法和临床应用技巧。书中指导日常临床实践的总结图表和关键数据图制作精美。阅读本书仿佛和作者一起对患者进行诊疗。Brian 抓住了这一临床难题的治疗精髓，阐明了心力衰竭的分期，他因此受到赞誉。从这本书中我收获很多，相信你也会有同感。

—Sidney C. Smith，Jr.，MD，FACC，FAHA，FESC，FACP
Professor of Medicine，University of North Carolina at Chapel Hill
Past President，American Heart Association
Past President，World Heart Federation

原著前言

本书的目的是希望能够帮助读者制订有关缓解患者呼吸困难、恢复原来的生活质量、防止过早死亡等方面的可行方案。鉴于许多专著代表了不同专家的观点，本书的目的是从客观的角度，分清良莠，甄选有价值的意见。对于实习生，熟悉这些基本要素能够为未来的医疗实践打下坚实的理论基础；对于有经验的执业医生，本书在以往标准基础上有助于进一步改善心力衰竭患者的护理标准。

在 20 世纪，心力衰竭的大流行与人类前所未有的寿命延长同时出现。心力衰竭可能发生在任何年龄段，那些寿命更长的人更有可能终身都处于心血管疾病的威胁中。幸运的是，这一情况已经得到改善。许多疾病相关的危险因素已经明确。广泛使用的各种诊断方法可对疾病进行早期干预。多种药物治疗可达到指南Ⅰ级治疗标准。多种医疗器械已经表现出惊人的疗效。源自分子生物学领域的应用软件已经进入该医疗领域。

2001 年，美国心脏病学会和美国心脏协会明确了心力衰竭发展的 4 个阶段：

A 期：心力衰竭的危险因素

B 期：无症状性心室功能障碍

C 期：临床心力衰竭

D 期：心力衰竭晚期

2013 年美国心脏病学会和美国心脏协会对心力衰竭的 4 阶段进行了最新的扩充和精炼。本书强调这 4 个阶段是连续发展的过程，同时为患者量身定制治疗方案及改善预后提供了支持。

—Dr. Brian E. Jaski

原著者简介

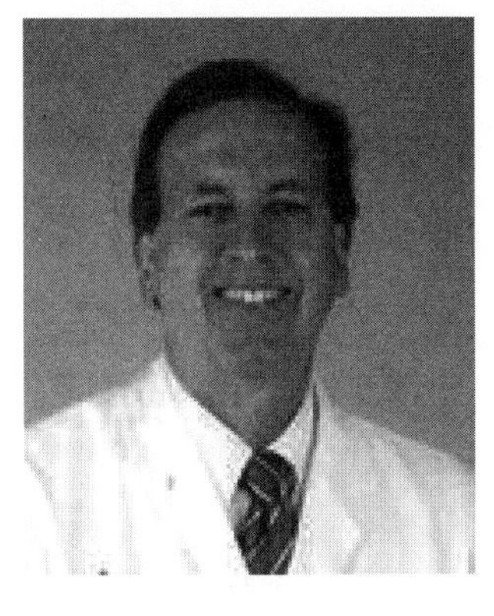

Brian E. Jaski，MD，FACC，临床心脏病学专家、研究员和医学教育家。在取得麻省理工学院电气工程与生物学学士学位后，Brian E. Jaski 在哈佛大学医学院，哈佛-麻省理工学院的健康科学技术专业研究生毕业，随后在 Brigham and Women 医院完成心脏病学专科医生培训。1985 年进入 San Diego 心脏中心，在 Sharp Memorial 医院担任晚期心力衰竭和心脏移植项目医学主任。他在心脏病理生理学、药理学、循环支持装置和心脏移植等领域发表多篇著作，在晚期心力衰竭、心脏移植和介入心脏病学亚专科方面得到医学委员会的认证。1996 年，他创建了心力衰竭在线网站（www. heartfailure. org）。他热爱家庭、旅行和半程马拉松跑。

原著致谢

衷心感谢帮助本书出版的人们。感谢 Sharon Hunt 医生开创了心力衰竭进展阶段模式，Clyde Yancy 医生对该模式进一步完善。感谢现在和曾经工作在 San Diego 心脏中心和 Sharp Memorial 医院的同事们，他们是这本书的知识、灵感和激励的源泉。Kirk Peterson 医生对这本书的初稿进行了审阅，并在组织形式和内容方面都提出了许多宝贵的建议。同时对 Sharp 基金会的资助深表感谢。

本书能够顺利出版得益于研究助理们的不懈努力，包括 Bryan Ortiz、Christopher Grigoriadis、Jessica Alicdan、Justin Gibson 和 Michelle Williamson。四年里，他们的专业技能、深刻的洞察力和乐观精神支持我将出版此书的构想变为现实。同时对 Cardiotext 出版社深表谢意，特别是 Katharine Swenson 医生，我以前的心脏病学同事，也是临床心脏病学专家，用她独到的才能在本项目的最后阶段给予编辑指导。

由衷感谢 Balboa Naval 医院的心脏病学同事。过去的 25 年间，他们在 Sharp Memorial 的心力衰竭科室进行轮转实习，正是在这段时期，我凝炼了本书中提到的基本原则和实践，进一步印证了这句格言“通过学习你才能去传授，通过传授你也学到了知识”。

谨将这本书献给我的患者，他们的勇气、毅力和谦虚是我职业生涯的支柱和榜样。

最后，感谢我的妻子 Cindy 和我们的女儿 KC：生活中你们带给我的快乐使任何事情都成为可能。

—Brian E. Jaski，MD

San Diego Cardiac Center

2015-01

缩写

AA 淀粉样蛋白 A
(amyloid A protein)

ACCF 美国心脏病学会基金会
(American College of Cardiology Foundation)

ACE 血管紧张素转化酶
(angiotensin converting enzyme)

ACEI 血管紧张素转化酶抑制剂
(angiotensin converting enzyme inhibitor)

ACLS 高级心脏生命支持
(advanced cardiac life support)

ADA 美国糖尿病协会
(American Diabetes Association)

ADH 抗利尿激素（加压素）
[antidiuretic hormone (vasopressin)]

ADHF 急性失代偿性心力衰竭
(acute decompensated heart failure)

AHA 美国心脏协会
(American Heart Association)

AHFS 急性心力衰竭综合征
(acute heart failure syndrome)

AKI 急性肾损伤
(acute kidney injury)

AL 淀粉样轻链蛋白
(amyloid light-chain protein)

ALT 丙氨酸转氨酶（又称 SGPT）
(alanine transaminase)

ALVD 无症状性左心室功能障碍
(asymptomatic left ventricular dysfunction)

AMPK 腺苷一磷酸活化蛋白激酶
(adenosine monophosphate-activated protein kinase)

ANP 心房钠尿肽
(atrial natriuretic peptide)

ARB 血管紧张素Ⅱ受体拮抗剂
(angiotensin Ⅱ receptor blocker)

AST 天冬氨酸转氨酶（又称 SGOT）
(aspartate aminotransferase)

AT 无氧阈
(anaerobic threshold)

ATP 三磷酸腺苷
(adenosine triphosphate)

ATTR 转甲状腺素蛋白相关淀粉样变性
(amyloidosis transthyretin-related)

AV 房室的
(atrioventricular)

$\triangle AVO_2$ 动静脉血氧差*（动脉和静脉血氧浓度差）
[arteriovenous oxygen difference* (difference between arterial and venous oxygen concentration)]

BiPAP 双相气道正压通气
(biphasic positive airway pressure)

BMI 体重指数（kg/m^2）
(body mass index)

BNP B 型钠尿肽
(b-type natriuretic peptide)

BSA 体表面积
(body surface area)

* 见第 2 章公式和计算

BUN 血尿素氮
(blood urea nitrogen)

CABG 冠状动脉旁路移植术
(coronary artery bypass graft)

CAD 冠心病
(coronary artery disease)

cAMP 环腺苷酸
(cyclic adenosine monophosphate)

CBC 全血细胞计数
(complete blood count)

CCr 肌酐清除率
(creatinine clearance rate)

CDC 疾病控制中心
(Centers for Disease Control)

cGMP 环鸟苷酸
(cyclic guanosine monophosphate)

CHF 充血性心力衰竭
(congestive heart failure)

CKD 慢性肾病
(chronic kidney disease)

CMR 心脏磁共振
(cardiac magnetic resonance)

CNP C-型钠尿肽
(c-type natriuretic peptide)

CPAP 持续气道正压通气
(continuous positive airway pressure)

CPS 心肺支持
(cardiopulmonary support)

CR 肌酐
(creatinine)

CRS 心肾综合征
(cardiorenal syndrome)

CRT 心脏再同步治疗
(cardiac resynchronization therapy)

CSA 中枢型睡眠呼吸暂停
(central sleep apnea)

CT 计算机断层扫描
(computed tomography)

CTCA 计算机断层扫描冠状动脉造影术
(computed tomography coronary angiography)

cTn 心肌肌钙蛋白
(cardiac troponin)

CVP 中心静脉压
(central venous pressure)

CXR 胸部 X 线
(chest x-ray)

CysC 半胱氨酸蛋白酶抑制剂 C
(cystatin C)

Cyt 细胞质
(cytoplasm)

DBP 舒张压
(diastolic blood pressure)

DIAS 心脏舒张的
(diastolic)

DNA 脱氧核糖核酸
(deoxyribonucleic acid)

DPTI 舒张压-时间指数
(diastolic pressure-time index)

DT 减速时间
(deceleration time)

ECG 心电图
(electrocardiography)

ECLS 体外生命支持
(extracorporeal life support)

ECMO 体外膜式氧合
(extracorporeal membrane oxygenation)

EF 射血分数
(ejection fraction)

eGFR 估计肾小球滤过率
(estimated glomerular filtration rate)

EMB 心内膜活检术
(endomyocardial biopsy)

ESR 红细胞沉降率
(erythrocyte sedimentation rate)

FM 暴发性心肌炎
(fulminant myocarditis)

GFR 肾小球滤过率
(glomerular filtration rate)

GGT γ-谷氨酰转肽酶
(gamma-glutamyl transferase)

GLA α-半乳糖苷酶 A
(α-Galactosidase A)

GTP 鸟苷三磷酸
(guanosine triphosphate)

HCM 肥厚型心肌病
(hypertrophic cardiomyopathy)

HF 心力衰竭
(heart failure)

HFE 调节铁吸收的基因和蛋白质
(gene and protein that regulate iron absorption)

HF-pEF 射血分数正常的心力衰竭
(heart failure with preserved ejection fraction)

HF-rEF 射血分数降低的心力衰竭
(heart failure with reduced ejection fraction)

HLVH 高血压性左心室肥厚
(hypertensive left ventricular hypertrophy)

HOCM 肥厚型梗阻性心肌病
(hypertrophic obstructive cardiomyopathy)

HR 心率
(heart rate)

HTN 高血压
(hypertension)

IABP 主动脉内球囊泵
(intra-aortic balloon pump)

ICD 埋藏式心脏复律除颤器
(implantable cardioverter-defibrillator)

IHSS 特发性肥厚性主动脉瓣下狭窄
(idiopathic hypertrophic subaortic stenosis)

INR 国际标准化比值
(international normalized ratio)

IV 静脉注射的
(intravenous)

IVD 静脉注射利尿剂
(intravenous diuretics)

J-G 肾小球旁的
(juxtaglomerular)

LA 左心房
(left atrial)

LAMP2 溶酶体相关膜蛋白 2
(lysosomal-associated membrane protein 2)

LV 左心室
(left ventricle/left ventricular)

LVAD 左心室辅助装置
(left ventricular assist device)

LVDP 左心室舒张压
(left ventricular diastolic pressure)

LVEF 左心室射血分数
(left ventricular ejection fraction)

LVH 左心室肥厚
(left ventricular hypertrophy)

LVOT 左心室流出道
(left ventricular outflow tract)

LVSD 左心室收缩功能不全
(left ventricular systolic dysfunction)

MCS 机械循环支持
(mechanical circulatory support)

MDRD 肾病饮食改善
(modification of diet in renal disease)

MI 心肌梗死
(myocardial infarction)

mPTP 线粒体通透性转换孔
(mitochondrial permeability transition pores)

MR 磁共振
(magnetic resonance)

MRA 盐皮质激素受体拮抗剂
(mineralocorticoid receptor antagonist)

MRI 磁共振成像
(magnetic resonance imaging)

NCEP 全美胆固醇教育计划
(National Cholesterol Education Program)

NE 去甲肾上腺素
(norepinephrine)

NEP 中性肽链内切酶
(neutral endopeptidase)

NGAL 中性粒细胞明胶酶相关脂质运载蛋白
(neutrophil gelatinase-associated lipocalin)

NIH 国立卫生研究院
(National Institutes of Health)

NT-proBNP N末端B型钠尿肽前体
(N-terminal pro-B-type natriuretic peptide)

NYHA 纽约心脏协会
(New York Heart Association)

OSA 阻塞性睡眠呼吸暂停
(obstructive sleep apnea)

PCWP 肺毛细血管楔压
(pulmonary capillary wedge pressure)

PET 正电子发射断层摄影术
(positron-emission tomography)

PND 阵发性夜间呼吸困难
(paroxysmal nocturnal dyspnea)

$PPVO_2$ 预测峰值耗氧量百分比
(percent predicted peak oxyge consumption)

RAAS 肾素-血管紧张素-醛固酮系统
(renin-angiotensin-aldosterone system)

rAAV 重组腺相关病毒
(recombinant adeno-associated virus)

RCM 限制型心肌病
(restrictive cardiomyopathy)

RDA 推荐膳食供给量
(recommended dietary allowance)

RER 气体交换比值
(respiratory exchange ratio)

RNA 核糖核酸
(ribonucleic acid)

RV 右心室
(right ventricular)

SBP 收缩压
(systolic blood pressure)

SCD 心脏性猝死
(sudden cardiac death)

SCr 血清肌酐
(serum creatinine)

Scys 血清半胱氨酸蛋白酶抑制剂C
(serum cystatin C)

SERCA2a 肌(内)质网钙转运ATPase 2a
[sacro(endo)plasmic reticulum calcium transport ATPase 2a]

SGOT 血清谷草转氨酶
(serum glutamic oxaloacetic transaminase)

SGPT 血清谷丙转氨酶
(serum glutamic pyruvic transaminase)

S-ICD 皮下埋藏型心脏复律除颤器
(subcutaneous implantable cardioverter-defibrillator)

SIRS 全身炎症反应综合征
(systemic inflammatory response syndrome)

SPECT 单光子发射计算机断层摄影术
(single-photon-emission computed tomography)

SR 肌浆网
(sarcoplasmic reticulum)

STEMI ST段抬高型心肌梗死
(ST-elevation myocardial infarction)

TSV 每搏量
(stroke volume)

SYS 收缩的
(systolic)

SDB 睡眠障碍性呼吸
(sleep-disordered breathing)

TAVR 经导管主动脉瓣置换术
(transcatheter aortic valve replacement)

TDI 组织多普勒显像
(tissue Doppler imaging)

TEE 经食管超声心动图
(transesophageal echocardiogram)

TIMI 心肌梗死溶栓
(thrombolysis in myocardial infarction)

TSH 促甲状腺激素
(thyroid stimulating hormone)

目　录

引　言

心力衰竭的定义

心力衰竭不是单一诊断，而是多种病因的综合征。像发热或黄疸一样，应查明心力衰竭的具体病因而采取有效治疗措施。与其他疾病不同，心力衰竭可能在不知不觉中发展，最初难以发现。并发症通常使心力衰竭的评估复杂化。

除了造成血管充血的症状外，心力衰竭引起的心泵血功能障碍和猝死威胁着生命。相对于动脉粥样硬化血栓形成是心肌梗死公认的发病机制[1]，心力衰竭综合征的发生和进展过程中涉及多种病理生理机制。2013 美国心脏病学会基金会（ACCF）/美国心脏协会（AHA）心力衰竭指南将心力衰竭定义为“心室充盈或射血的结构性或功能性障碍引起的复杂临床综合征”[2]。

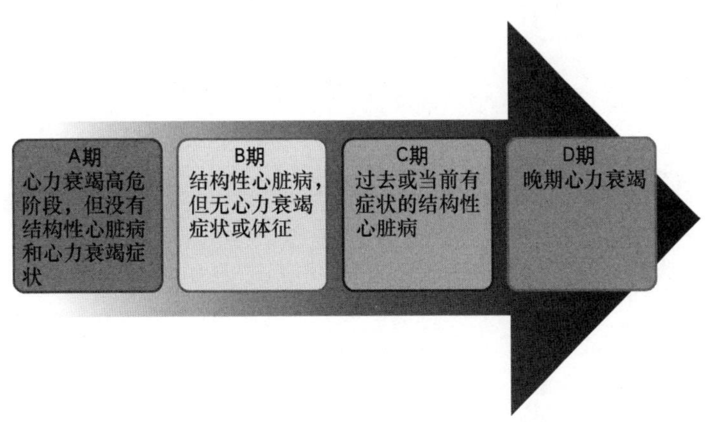

图 1　由 ACCF/AHA 划分的心力衰竭 4 阶段，包括描述的危险因素和与明显临床心力衰竭相关的因素。即使症状改善，患者仍处于心力衰竭晚期状态

心力衰竭的临床定义

临床实践中，下面的简化定义有助于心力衰竭 4 阶段的判断。

心泵功能不全导致的症状

心泵

对于心脏的完整描述包括血管、生物电、激素和结构组成部分。然而当心力衰竭出现时，心脏运输血液的功能必然受到损伤。心脏泵血功能损伤是指休息或活动时，受损心脏不能满足机体血液供应，或者不能通过增加左右心室充盈压供应血液。重要的是，这可能导致心室射血分数下降或者保持不变。

功能不全

“衰竭”意味着功能的停止，就像正在透析或迫切需要透析的肾衰竭患者。一般来说，心力衰竭时心脏泵血功能不全不需要完全替代疗法。这种语义上的差异在对患者或者家属阐述“心力衰竭”新的诊断标准时很重要。

结果

危险因素或者无症状的心脏功能障碍通常先于心力衰竭的最初症状出现。随着时代的发展及对神经体液机制的进一步理解，对射血分数降低的心力衰竭的有效治疗方法在不断完善中。

症状

美国心脏病学会/美国心脏协会心力衰竭分类标准中的 A 期和 B 期一般无症状，为心力衰竭前期[2]。然而，临床上心力衰竭的定义局限于 C 期和 D 期，以现有或既往出现与心脏泵血功能不全有关的症状为特征。常见症状是与肺充血和外周水肿相关的呼吸困难。

（林　岩）

参考文献

1. Nabel EG, Braunwald E. A tale of coronary artery disease and myocardial infarction. *N Engl J Med.* 2012;366(1):54-63.

2. Yancy CW, et al. 2013 ACCF/AHA guideline for the management of heart failure: a report of the American College of Cardiology Foundation/American Heart Association Task Force on Practice Guidelines. *J Am Coll Cardiol.* 2013;62(16):e147-e239.

第一章

心力衰竭诊断与流行病学

要点快报

- 心力衰竭诊断通常基于 Framingham 标准：符合 2 项主要标准或符合 1 项主要标准及 2 项次要标准者可确立诊断。轻度心力衰竭可以不满足上述标准。
- 美国心脏病学会基金会（American College of Cardiology Foundation，ACCF）和美国心脏协会（American Heart Association，AHA）将心力衰竭分为 4 个阶段（A、B、C、D 期），与纽约心脏协会心力衰竭的功能性分级（Ⅰ～Ⅳ级）相互补充。

美国：

- 心力衰竭的年发病率从 1970 年的 250 000 例增加到 2010 年的 825 000 例，20 岁以上患者为 510 万。
- 一生中 40 岁以上发展为心力衰竭的风险占男性和女性人数的 1/5。
- 1979—2010 年，心力衰竭患者住院率年均增加 2 倍，2010 年出院患者数为 1023 000 名。
- 医疗保险人群中，心力衰竭是最常见的住院原因。
- 心力衰竭患者出院后，第 1 个月因心力衰竭复发或其他原因再住院率为 24%，前 6 个月再住院率为 50%。
- 2012 年，与心力衰竭相关的直接或间接医疗费用达 307 亿美元。
- 死亡记录中 9 个人中有 1 个人死于心力衰竭。

“发展为心力衰竭的主要候选人群是通过抗高血压治疗预防死于卒中的高血压患者，以及免于因心律失常死亡的急性心肌梗死幸存者。”

—Eugene Braunwald，Shattuck Lecture 1997[1]

心力衰竭的诊断

心力衰竭的诊断需要依靠病史、体格检查或实验室检查。

心力衰竭的临床诊断标准

Framingham 研究对心力衰竭的临床诊断有重要意义（表 1.1）。不符合 Framingham 诊断标准的患者，如果他们有与左心室结构或功能异常相关的呼吸困难或疲劳症状，尽管不太严重，仍然可能患有心力衰竭[2]。具体来讲，由于心排血量不足，左心室或右心室充盈压增加，导致休息或活动时体力受限，则可能存在心力衰竭。血液中生物标志物水平，如 B 型钠尿肽（B-type natriuretic peptide，BNP），对心力衰竭及严重程度的临床诊断起到辅助作用。

心力衰竭分类

1928 年，纽约心脏协会（New York Heart Association，NYHA）根据临床症状对心力衰竭严重程度进行功能性分级[3]。在该系统中，严重程度从功能活动不受限制（Ⅰ级）、功能活动轻微受限制（Ⅱ级）、功能活动明显受限制（Ⅲ级）到静息时出现症状（Ⅳ级）。虽然可以在任何时间点表示患者的功能受损特征，并提供与预后相关的指标，但在疾病急性加重或治疗后，无论病情恶化或迅速改善，该系统对患者的病情分级都很有限（图 1.1）。

表 1.1 Framingham 心力衰竭诊断标准。Framingham 心力衰竭诊断标准要求符合 2 个主要标准或符合 1 个主要标准和 2 个次要标准。次要标准不能归因于其他医疗原因[4]。来源：Adapted with permission from the *New England Journal of Medicine*.

主要标准	次要标准
急性肺水肿	劳力性呼吸困难
阵发性夜间呼吸困难或端坐呼吸	夜间咳嗽
颈静脉扩张	心动过速（>120 次/分）
啰音	胸腔积液
S_3 奔马律	肝大
腹颈静脉回流征	脚踝水肿
胸部 X 线片显示心脏扩大	肺活量下降（最大值的 1/3）
静脉压力增大（>16 cmH_2O）	体重下降*
体重下降*	

* 治疗 5 天后，体重下降>4.5 kg，可作为一个主要标准或一个次要标准

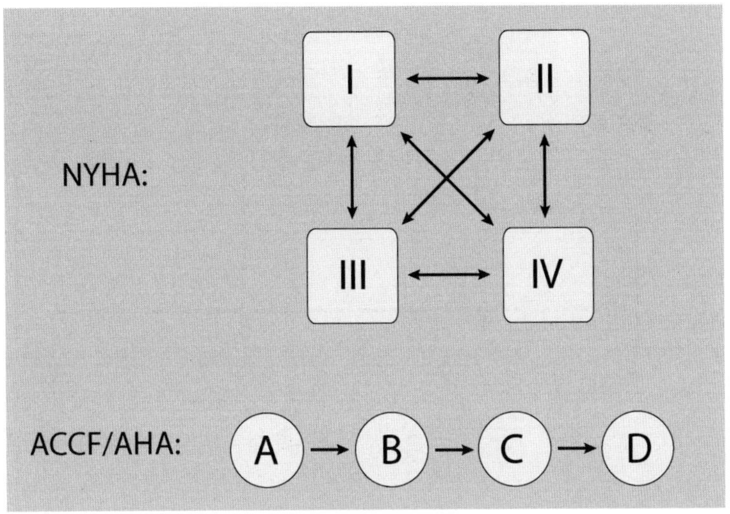

图 1.1　心力衰竭 ACCF/AHA 分期与 NYHA 分级相比较。NYHA 功能性分级波动较大，而 ACCF/AHA 分期（A～D）只能逐级进展，通常伴有逐渐增大的潜在的结构性和功能性心脏损害

为了解决纽约心脏协会（NYHA）患者分级的潜在波动，2001 年美国心脏病学会基金会（ACCF）和美国心脏协会（AHA）公布了按照病情进展程度分类的心力衰竭 4 阶段分期，包括从危险因素（A 期）到心脏疾病终末期（D 期）[5]。2013 年更新了这个分类[6]。以往仅基于症状的 NYHA 功能性分级仍可以描述患者 B 期到 D 期的功能状态。然而，三个有症状的 NYHA 分级（Ⅱ、Ⅲ或Ⅳ级）中，任意一级（特别是 C 期）可能会反复发病、缓解和复发（图 1.2）。

B 期定义为未表现出心力衰竭症状或体征的患者发生结构性心脏病[5]。既往或目前具有症状的心力衰竭患者为 C 期。大约有 1%的心力衰竭患者发展到晚期 D 期。

流行病学

作为一种老年性疾病，心力衰竭的发生呈上升趋势。心力衰竭的患病率也因种族和民族而异。

心力衰竭的流行

急性和慢性心血管疾病患者，常常随后发展为心力衰竭伴慢性非代偿性心室重构[7-8]。对肾和外周血管的损害常常导致病情进展。自 1970 年以来，美国每年心力衰竭发病率显著增加（图 1.3）。

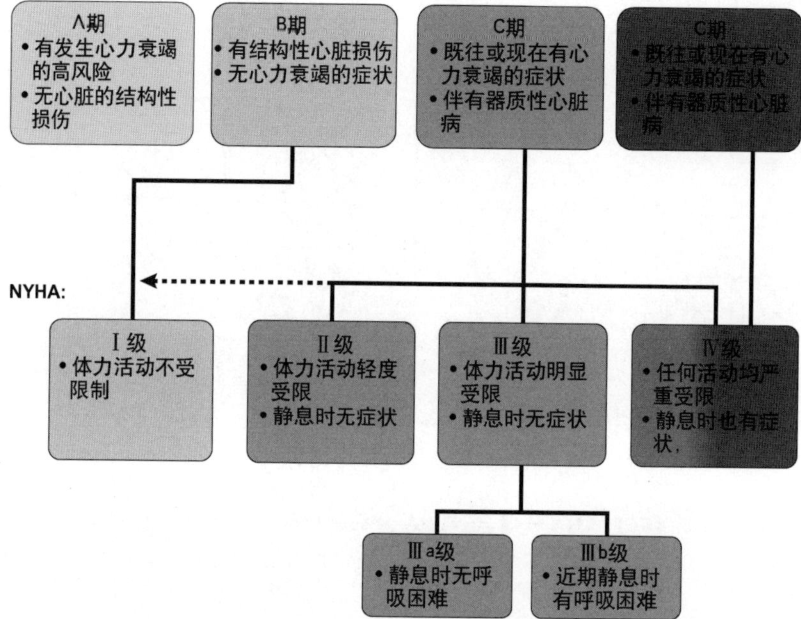

图 1.2 心力衰竭的 ACCF/AHA 分期与 NYHA 分级比较。通过治疗，心力衰竭患者可能无症状，但仍保持于 C 期

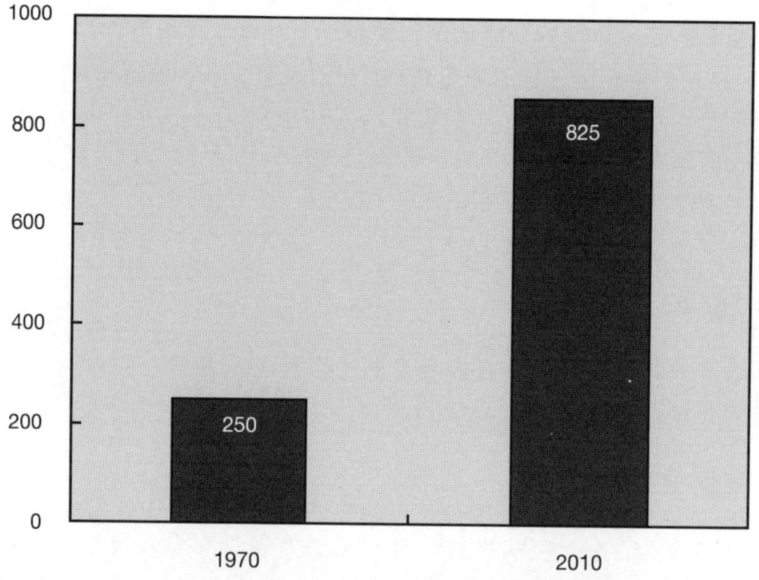

图 1.3 自 1970 年以来美国心力衰竭的发病率增加[9-10]

心力衰竭作为一种老年性疾病

20 岁以上人群，随着年龄每增加 10 岁，心力衰竭的患病率约增加 1 倍（图 1.4）。在 2010 年，预计有 510 万 20 岁以上美国人患心力衰竭[10]。社区横向研究中，年龄超过 80 岁的人群中心力衰竭患者占 10%。心力衰竭患者中，88%的患者年龄超过 65 岁，49%的患者年龄超过 80 岁[11]。

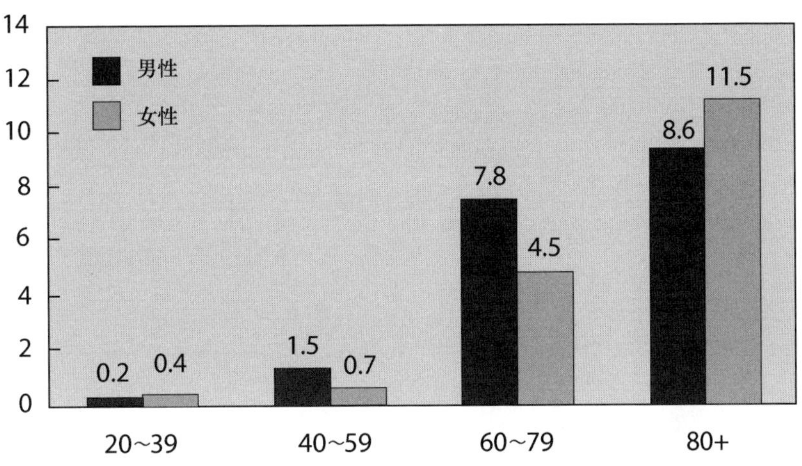

图 1.4 美国年龄与心力衰竭患病率的关系[10]。来源：Adapted with permission from *Circulation*.

65 岁以上人群迅速增加（图 1.5）。到 2030 年，美国人口普查局预测美国人口中超过 65 岁的人群将达到 22%；世界范围内预测，欧洲 65 岁以上人群占 24%，亚洲和拉丁美洲占 12%[12]。因此，在某种程度上，全球人口老龄化导致心力衰竭的大流行，这也反映了我们在预防其他原因造成过早死亡方面的成功[13]。

年龄 40 岁以上的男性和女性，一生中有 1/5 时间存在发生心力衰竭的风险（图 1.6）[14]。即使排除由于心肌梗死而发生的心力衰竭，男性一生中有 1/9 时间存在心力衰竭患病风险，女性一生中有 1/6 时间存在心力衰竭风险。到 2030 年，心力衰竭患者的绝对数量预计将增长 46%[15]。

不同种族中的心力衰竭

心力衰竭的流行因种族而异。黑人受影响最大，预计未来 20 年黑人患病率将从 2.8%上升到 3.6%（图 1.7）。某些种族人群心力衰竭患病率增加与高血压、肥胖和糖尿病的发病率密切相关。

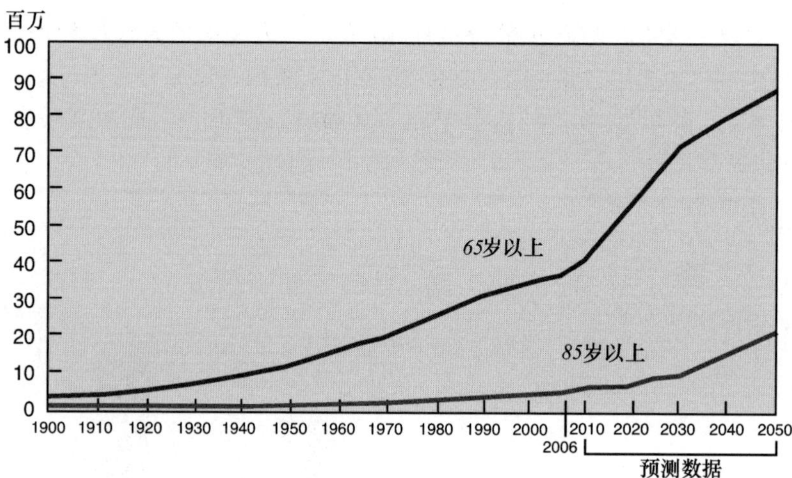

图 1.5 美国不同年龄组的患者数量。2010—2050 年人口预测数据[13]。来源：Adapted with permission from *The Bridge*：*National Academy of Engineering*.

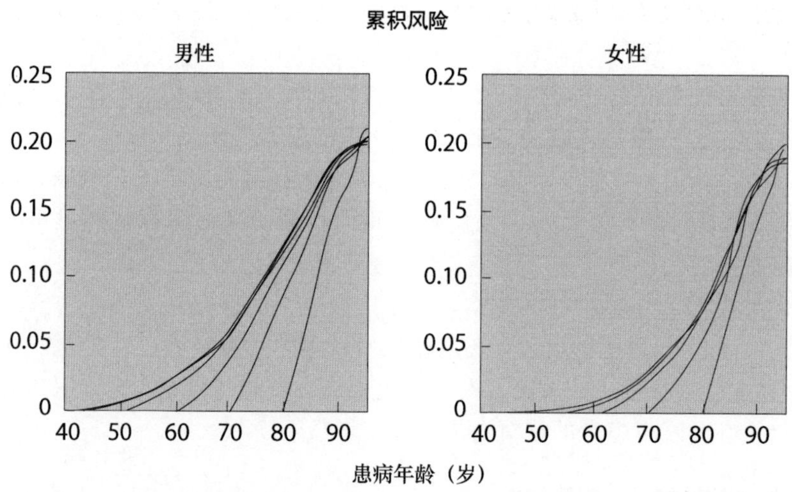

图 1.6 发展为心力衰竭的终生风险。对于 40 岁及以上人群，余生中发展为心力衰竭的风险是 20%，生命最后 10 年风险达到最高[14]。来源：Adapted with permission from *Circulation.*

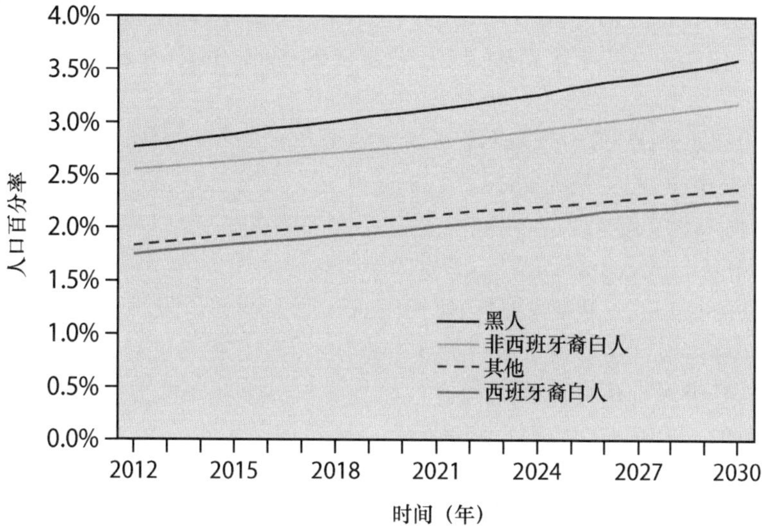

图 1.7　不同种族人群心力衰竭患病率增加的预测[16]。来源：Adapted with permission from *Circulation*：*Heart Failure*.

住院和再住院

失代偿性心力衰竭患者住院是破坏性和潜在威胁生命的事件，增加社会财政负担。自 1970 年以来，心力衰竭患者住院率明显增加，自 2000 年起，患者住院率略有下降（图 1.8）。

2010 年，美国心力衰竭患者住院人数达 1 023 000[10]。排除单纯妊娠和分娩相关的住院外，心力衰竭住院人数仅次于肺炎，位居第二位。心力衰竭是

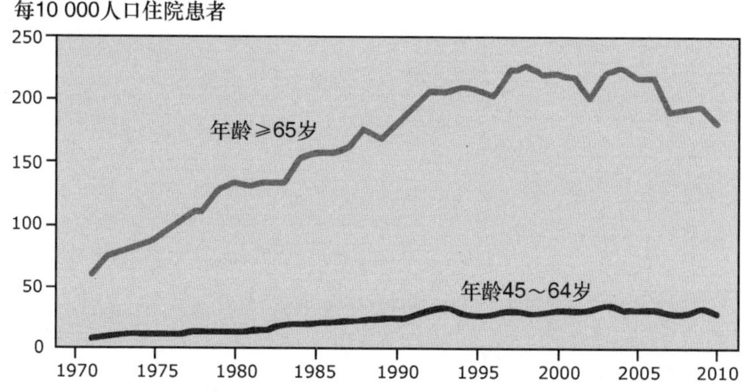

图 1.8　心力衰竭患者的入院趋势[17]。来源：Adapted with permission from National Institutes of Health：National Heart Lung and Blood Institute.

医疗保险人群住院的主要原因，达到总住院率的 5%以上[18]。出院后 30 天内，排除任何医疗或外科原因，心力衰竭是再住院的最常见原因，达到 8.6%[19]。

心力衰竭患者出院后，后续再住院率依然很高。心力衰竭住院患者，第一个月内全因再入院率为 24%，6 个月内为 50%[20-21]。Annema 及其同事发现 30 天内心力衰竭患者再入院中复发性心力衰竭约占 32%，其他心脏原因（非心力衰竭）约占 32%，非心脏原因约占 36%[22]。

自 20 世纪 90 年代中期，年龄调整后，原发性或继发性心力衰竭患者人群已趋于稳定或甚至有所下降（图 1.9）。由于心力衰竭患者通常伴发其他疾病，包括呼吸系统疾病如肺炎和慢性阻塞性肺疾病，继发性心力衰竭或相关原因引起的心力衰竭住院率大约是原发心力衰竭的 3 倍。

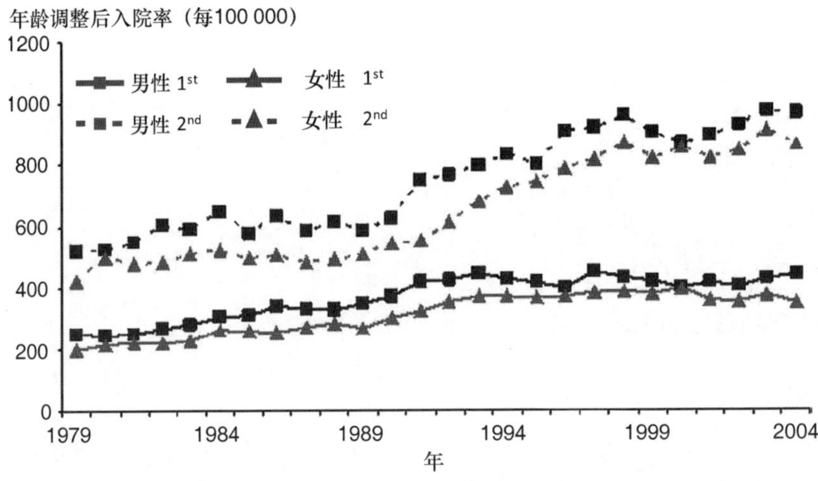

图 1.9 1979—2004 年间年龄调整后男性与女性的年入院率。初次诊断（1st）和再次诊断（2nd）心力衰竭患者的入院率[24]。来源：Adapted with permission from *the Journal of the American College of Cardiology*.

心力衰竭死亡率

美国 2010 年，279 098 例患者因心力衰竭而死亡，57 757 例患者主要死亡原因为心力衰竭[10]。根据 Framingham 数据库，20 世纪 80 年代和 90 年代，年龄调整后心力衰竭发病后 30 天、1 年和 5 年的死亡率与前 20 年比较下降。Framingham 研究表明，在 1990—1999 年，男性心力衰竭患者发病后 30 天死亡率为 11%，1 年死亡率为 28%，5 年死亡率为 59%[25]。心力衰竭死亡率下降可能反映了循证治疗的广泛应用（图 1.10）[25]。

心力衰竭死亡率因美国地理位置不同而变化（图 1.11），其与糖尿病和肥胖的地理分布相似（见第 3 章）。

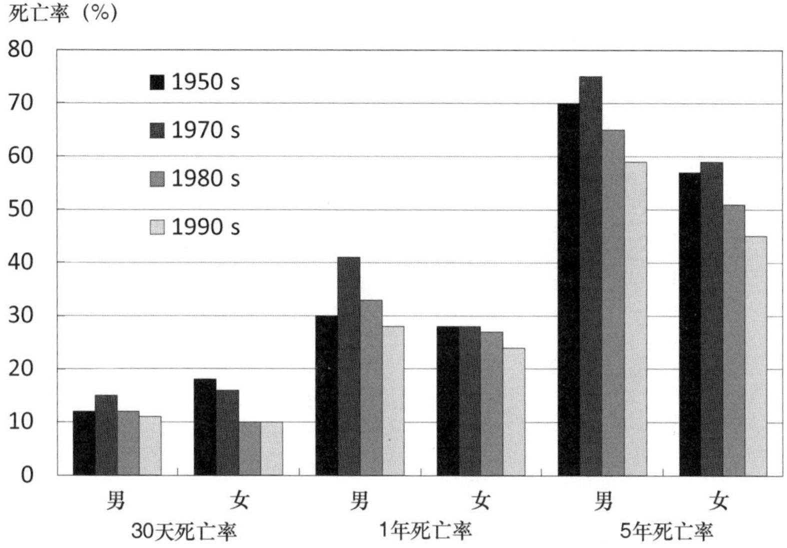

图 1.10　心力衰竭发病后患者死亡率。Framingham 心脏研究中心力衰竭发病后经年龄调整的 30 天、1 年、5 年死亡率（1950—1999 年）。Framingham 心力衰竭诊断标准：2 个主要因素或 1 个主要因素和 2 个次要因素[25]。来源：Adapted with permission from *the New England Journal of Medicine*.

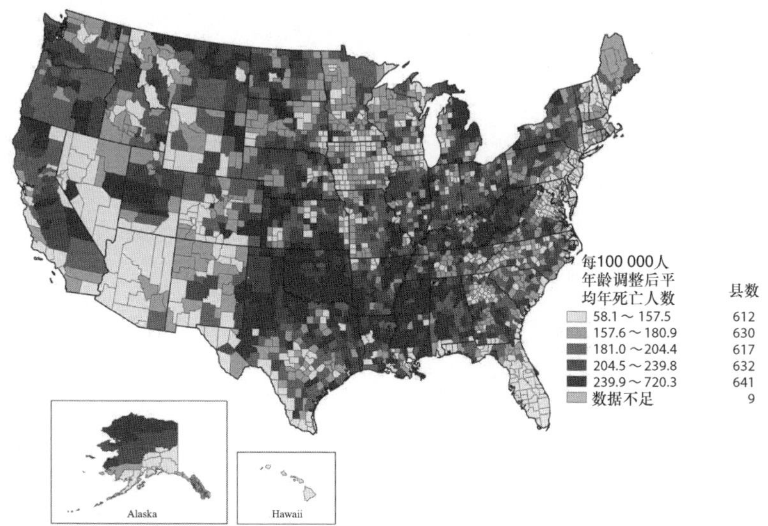

图 1.11　2007—2009 年 35 岁以上成年人心力衰竭患者死亡率地域分布[26]。来源：Adapted with permission from the Centers for Disease Control，National Vital Statistics System and the U. S. Census Bureau.

全因住院死亡率

心力衰竭患者医疗保险人群观察研究表明，1993—2005年心力衰竭住院患者的全因住院死亡率从8.2%下降到4.5%（图1.12）[27]。

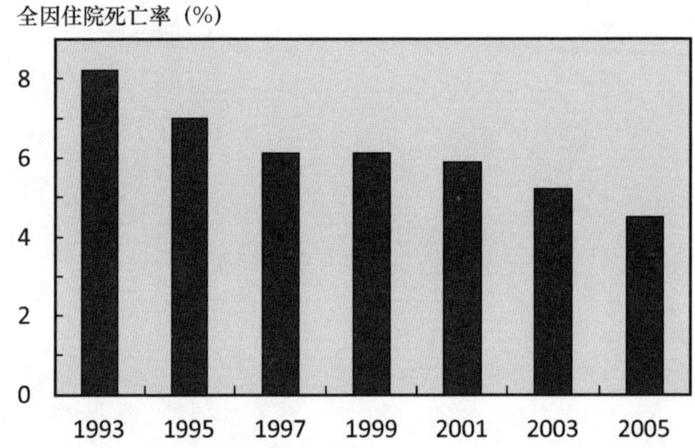

图1.12 心力衰竭确诊患者全因住院死亡率。1993—2005年具有医疗保险的心力衰竭住院患者院内死亡率[27]。来源：Adapted with permission from *the Journal of American Medical Association*.

住院死亡率与肾功能

肾功能有助于预测心力衰竭患者的住院死亡率。在2003年，急性失代偿性心力衰竭国家注册研究（Acute Decompensated Heart Failure National Registry，ADHERE）分析评估了心力衰竭患者住院期间的死亡风险（图1.13）[28]。入院时血尿素氮（blood urea nitrogen，BUN）、收缩压和血清肌酐三项临床指标与患者住院死亡率独立相关。影响心力衰竭患者住院死亡的3个因素中2个因素与肾功能障碍密切相关（见第10章）。

心力衰竭治疗成本

预计到2030年，心力衰竭的总成本（直接和间接）将从307亿美元增加到697亿美元，部分原因是由于总住院率和再住院率增加（图1.14）[16]。为了获得最佳效果，并减少可预防的住院治疗，护理和社会支持相协调对心力衰竭患者至关重要[29-30]。

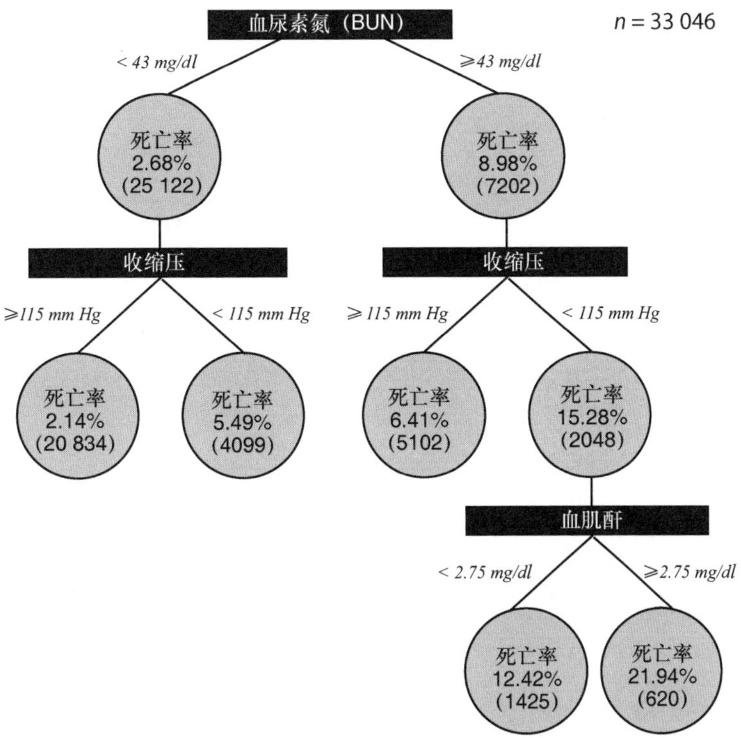

图 1.13　住院死亡率的多因素风险分析。研究中的总死亡率是 4%，亚组变动范围是 2.1%～21.9%。* 每个亚组的患者数基于可用的数据，这样的总和可能小于总的患者数[28]。来源：Adapted with permission from *the Journal of the American Medical Association*.

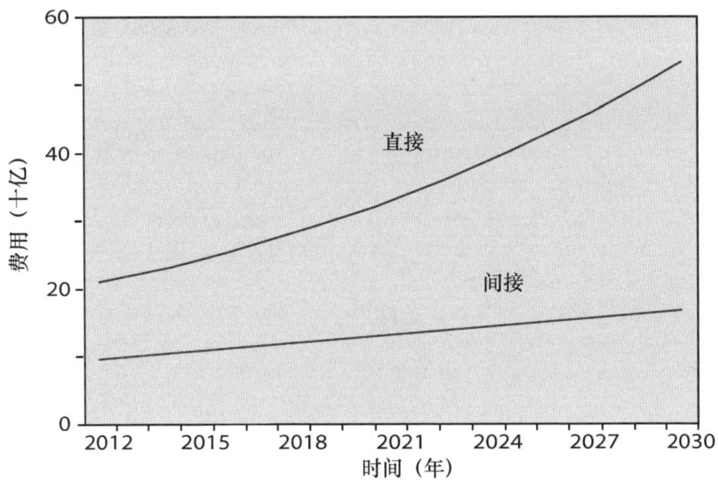

图 1.14　心力衰竭患者的医疗保险费用。2012—2030 年，美国心力衰竭患者医疗保险直接费用与间接费用的预计增长[16]。来源：Adapted with permission from *Circulation*：*Heart Failure*.

（林　岩）

参考文献

1. Braunwald E. Shattuck lecture—cardiovascular medicine at the turn of the millennium: triumphs, concerns, and opportunities. *N Engl J Med.* 1997;337(19):1360-1369.
2. Ammar KA, Jacobsen SJ, Mahoney DW, et al. Prevalence and prognostic significance of heart failure stages: application of the American College of Cardiology/American Heart Association heart failure staging criteria in the community. *Circulation.* 2007;115(12):1563-1570.
3. Taichman DB, McGoon MD, Harhay MO, et al. Wide variation in clinicians' assessment of New York Heart Association/World Health Organization functional class in patients with pulmonary arterial hypertension. *Mayo Clinic Proc.* 2009;84(7): 586-592.
4. McKee PA, Castelli WP, McNamara PM, Kannel WB. The natural history of congestive heart failure: the Framingham study. *N Engl J Med.* 1971;285(26): 1441-1446.
5. Hunt SA, Abraham WT, Chin MH, et al. ACC/AHA 2005 Guideline Update for the Diagnosis and Management of Chronic Heart Failure in the Adult: a report of the American College of Cardiology/American Heart Association Task Force on Practice Guidelines (Writing Committee to Update the 2001 Guidelines for the Evaluation and Management of Heart Failure): developed in collaboration with the American College of Chest Physicians and the International Society for Heart and Lung Transplantation: endorsed by the Heart Rhythm Society. *Circulation.* 2005;112(12):e154-e235.
6. Velagaleti RS, Pencina MJ, Murabito JM, et al. Long-term trends in the incidence of heart failure after myocardial infarction. *Circulation.* 2008;118(20):2057-2062.
7. Braunwald E. Heart failure. *JCHF.* 2013;1(1):1-20.
8. Burchfield JS, Xie M, Hill JA. Pathological ventricular remodeling: mechanisms: part 1 of 2. *Circulation.* 2013;128(4):388-400.
9. Roger VL, Go AS, Lloyd-Jones DM, et al. Heart Disease and Stroke Statistics—2012 Update: a report from the American Heart Association. *Circulation.* 2012;125(1): e2-e220.
10. Go AS, Mozaffarian D, Roger VL, et al. Heart disease and stroke statistics—2014 update: a report from the American Heart Association. *Circulation.* 2014;129(3): e28-e292.
11. Senni M, Tribouilloy CM, Rodeheffer RJ, et al. Congestive heart failure in the community: trends in incidence and survival in a 10-year period. *Arch Intern Med.* 1999;159(1):29-34.
12. Vincent GK, Velkoff VA, U.S. Census Bureau. *The next four decades : the older population in the United States : 2010 to 2050.* Washington, D.C.: U.S. Dept. of Commerce, Economics and Statistics Administration, U.S. Census Bureau; 2010.
13. Czaja SJ, Sharit J. The Aging of the Population: Opportunities and Challenges for Human Factors Engineering. *The Bridge: National Academy of Engineering.* 2009; 39(1):34-40.
14. Lloyd-Jones DM, Larson MG, Leip EP, et al. Lifetime risk for developing congestive heart failure: the Framingham Heart Study. *Circulation.* 2002;106(24): 3068-3072.
15. Go AS, Mozaffarian D, Roger VL, et al. Heart disease and stroke statistics—2013 update: a report from the American Heart Association. *Circulation.* 2013;127(1): e6-e245.

16. Heidenreich PA, Albert NM, Allen LA, et al. Forecasting the impact of heart failure in the United States: a policy statement from the American Heart Association. *Circ Heart Fail.* 2013;6(3):606-619.

17. Fact Book: Fiscal Year 2012. *National Institutes of Health: National Heart Lung and Blood Institute.* 2012.

18. Wier LM, Andrews RM. The National Hospital Bill: The Most Expensive Conditions by Payer, 2008. *Healthcare Cost and Utilization Project Statistical Brief.* 2008:1-12.

19. Jencks SF, Williams MV, Coleman EA. Rehospitalizations among patients in the Medicare fee-for-service program. *N Engl J Med.* 2009;360(14):1418-1428.

20. Ross JS, Chen J, Lin Z, et al. Recent national trends in readmission rates after heart failure hospitalization. *Circ Heart Fail.* 2010;3(1):97-103.

21. Desai AS, Stevenson LW. Rehospitalization for heart failure: predict or prevent? *Circulation.* 2012;126(4):501-506.

22. Annema C, Luttik ML, Jaarsma T. Reasons for readmission in heart failure: perspectives of patients, caregivers, cardiologists, and heart failure nurses. *Heart Lung.* 2009;38(5):427-434.

23. Brown AM, Cleland JG. Influence of concomitant disease on patterns of hospitalization in patients with heart failure discharged from Scottish hospitals in 1995. *Eur Heart J.* 1998;19(7):1063-1069.

24. Fang J, Mensah GA, Croft JB, Keenan NL. Heart failure-related hospitalization in the U.S., 1979 to 2004. *J Am Coll Cardiol.* 2008;52(6):428-434.

25. Levy D, Kenchaiah S, Larson MG, et al. Long-term trends in the incidence of and survival with heart failure. *N Engl J Med.* 2002;347(18):1397-1402.

26. Heart Failure Fact Sheet. *CDC: Division for Heart Disease and Stroke Prevention* 2013; http://www.cdc.gov/dhdsp/data_statistics/fact_sheets/fs_heart_failure.htm.

27. Bueno H, Ross JS, Wang Y, et al. Trends in length of stay and short-term outcomes among Medicare patients hospitalized for heart failure, 1993–2006. *JAMA.* 2010; 303(21):2141-2147.

28. Fonarow GC, Adams KF, Jr., Abraham WT, Yancy CW, Boscardin WJ. Risk stratification for in-hospital mortality in acutely decompensated heart failure: classification and regression tree analysis. *JAMA.* 2005;293(5):572-580.

29. Shah NB, Der E, Ruggerio C, Heidenreich PA, Massie BM. Prevention of hospitalizations for heart failure with an interactive home monitoring program. *Am Heart J.* 1998;135(3):373-378.

30. Fonarow GC, Stevenson LW, Walden JA, et al. Impact of a comprehensive heart failure management program on hospital readmission and functional status of patients with advanced heart failure. *J Am Coll Cardiol.* 1997;30(3):725-732.

第二章

心力衰竭临床表现和功能分类

要点快报

- 心力衰竭分为左心室射血分数降低的心力衰竭（heart failure with reduced ejection fraction，HF-rEF）和左心室射血分数正常的心力衰竭（heart failure with preserved ejection fraction，HF-pEF）。
- 心室收缩功能受损（收缩功能不全）降低射血分数，心室充盈功能受损（舒张功能障碍）射血分数正常或降低。
- 患者临床表现取决于是否为新发心力衰竭或慢性心力衰竭，代偿性心力衰竭或失代偿性心力衰竭。
- 冠状动脉疾病和左心室压力或容量超负荷是心功能不全的常见原因。
- 心力衰竭通过多种机制降低运动时的耗氧量峰值。
- 检测生物标志物 B 型钠尿肽（BNP）或 NT-proBNP 有助于心力衰竭的诊断。

一般来讲，症状先于体征出现。呼吸困难是心力衰竭最重要、最早出现的症状……心脏疾病引起的呼吸困难确诊之前，必须排除功能性和器质性肺部病变等其他原因。高血压、主动脉和冠状动脉病变患者，夜间多发生呼吸困难，尤其睡眠时出现的潮式呼吸（Cheyne-Stokes breathing）通常意味着心力衰竭的发生。而在其他情况，多在劳累时出现呼吸困难。在发生呼吸困难之前，大多数心脏病患者有疲劳、缺乏活力、烦躁、失眠、紧张等症状。

—Samuel Levine，MD，from *Clinical Heart Disease*，1951[1]

基于左心室收缩功能的心力衰竭诊断

基于心脏结构性病变和病情进展情况，将心力衰竭分为 4 个阶段。是否存在收缩功能障碍也是另外一个重要因素。

心力衰竭患者左心室射血分数

左心室射血分数下降（≤40%）或左心室射血分数正常（>40%）均可发生心力衰竭。单个中心[2]、多中心注册研究[3]和随机试验数据[4]显示左心室射血分数呈双峰分布，最低点在40%～50%之间（图2.1）。射血分数降低（HF-rEF）或射血分数正常（HF-pEF）的心力衰竭患者的人口统计学和临床病因也有所区别（表2.1）。然而，这二组存在显著重叠[5]。2013年ACCF/AHA指南指出射血分数在41%～49%之间为左心室射血分数正常的心力衰竭临界患者，其临床表现与射血分数≥50%的患者相似[6]。

已公布HF-rEF与HF-pEF的左心室射血分数临界值波动范围为40%～55%[6-8]。由于该标准对收缩功能障碍的患者治疗性试验有效，因此，本书中HF-rEF通常指射血分数等于或低于40%。

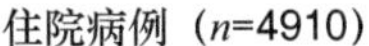

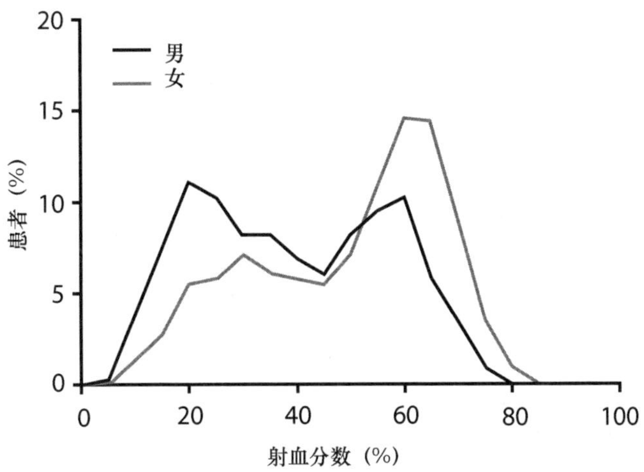

图2.1　梅奥诊所心力衰竭住院患者左心室射血分数的双峰分布（n=4910）[2]。来源：Adapted with permission from Borlaug & Redfield. *Circulation*，2011，123（18）：2006-2013；discussion 2014.

心脏静息搏出量的维持

直到心力衰竭晚期，通常HF-rEF和HF-pEF心脏静息搏出量保持不变。HF-rEF的心力衰竭患者，左心室射血分数降低与舒张末期容积增加相关。HF-pEF的心力衰竭患者，左心室病变与舒张期充盈压增高以维持舒张末期容积相关。

表 2.1　射血分数<50%或≥50%的心力衰竭住院患者的人口特征（均值±标准差）

特征	射血分数<50%（n=2429）	射血分数≥50%（n=2167）	P 值
年龄	71.7±12.1	74.4±14.4	<0.001
男性（患者%）	65.4	44.3	<0.001
体重指数（kg/m^2）	28.6±7.0	29.7±7.8	0.002
入院时血肌酐（mg/dl）	1.6±1.0	1.6±1.1	0.31
入院时血红蛋白（g/dl）	12.5±2.0	11.8±2.1	<0.001
高血压（患者%）	48.0	62.7	<0.001
冠心病（患者%）	63.7	52.9	<0.001
心房颤动（患者%）	28.5	41.3	<0.001
糖尿病（患者%）	34.3	33.1	0.42
器质性瓣膜病（患者%）	6.5	2.6	<0.001
射血分数（%）	29±10	61±7	<0.001

来源：Adapted with permission from Owan et al. *N Engl J Med*，2006，355（3）：251-259.

舒张功能障碍在 HF-pEF 中的作用

HF-rEF 患者总是表现为收缩功能障碍；HF-pEF 患者常常（但并不总是）表现为舒张功能障碍。

心室充盈时以血流速度或组织为特征的多普勒超声心动图被用于评价心脏异常充盈、舒张功能障碍和左心房压力评估（见第7章）。但是，舒张功能障碍并不等同于 HF-pEF。约1/3的 HF-pEF 患者超声心动图无可识别的舒张功能障碍[10]。此外，射血分数降低的患者也可有舒张功能异常，这些充分显示了收缩期与舒张期血流动力学之间的关系[11]。

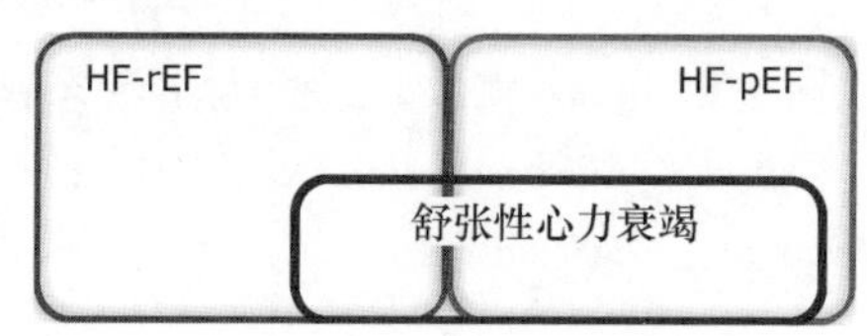

有些患者过去或现在没有任何心力衰竭的临床表现，但超声心动图发现舒张功能障碍[10]。

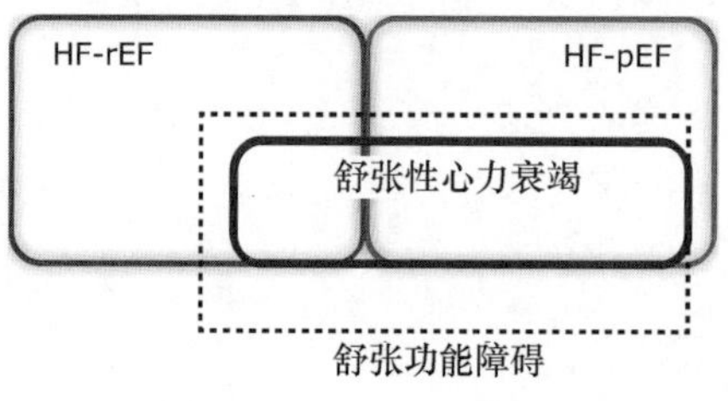

因此，对于左心室射血分数大于40%的人群，HF-pEF 的诊断主要依赖于临床表现与超声心动图和导管压力检测的左心室充盈压增高（如肺水肿）一致。HF-pEF 患者血浆B型钠尿肽（BNP）水平通常有所增高（见下文生物标志物部分和第5章），尽管增高常不如 HF-rEF 患者那样显著[12]。

HF-pEF 患者的治疗时间

HF-pEF 的两个亚组患者应考虑对 HF-rEF 有效的药物治疗。第一组患者射血分数处于临界值 40%～50%之间，具有 HF-rEF 或 HF-pEF 的临床特征。第二组患者既往射血分数≤40%，但现在恢复后达到较高的射血分数。由于先前射血分数降低的病因，这个亚组患者更容易复发射血分数降低，因此将会受益于长期预防性治疗[13]。

心力衰竭的急性和慢性临床表现

除了对症治疗和恢复血流动力学稳态，心力衰竭患者的临床表现不同，治疗目标也不同。

心力衰竭新发病例

对于心力衰竭新发病例，首先要明确心力衰竭病因。如果存在急性肺水肿（图 2.2），要积极采取措施使血流动力学改善，进而改善症状。对急性缺血性综合征的心力衰竭患者，血运重建术可改善预后[14-15]。

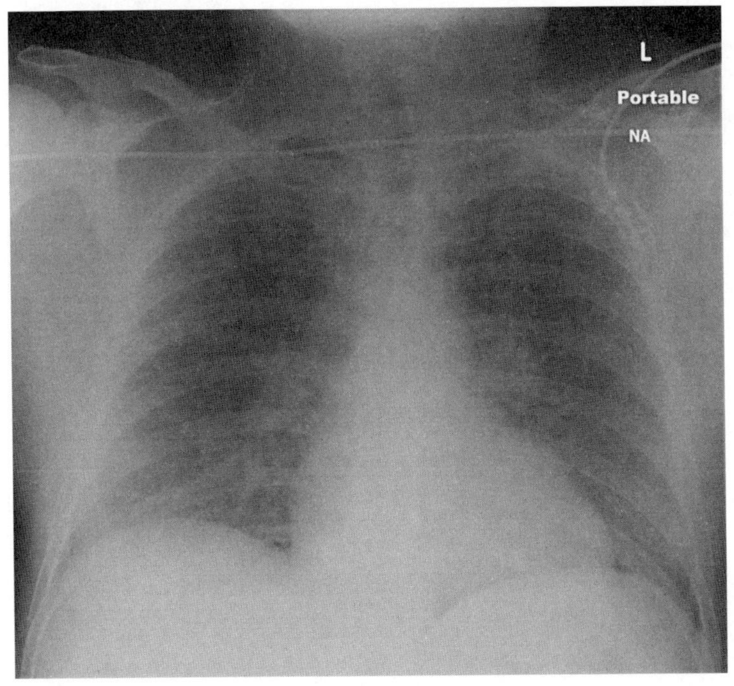

图 2.2　心力衰竭新发病例。胸部 X 线片显示 49 岁男性患者急性前壁心肌梗死和新发心力衰竭。心脏轮廓正常伴肺充血。急诊经皮冠状动脉血运重建和利尿剂以改善病情

慢性代偿性心力衰竭

代偿性心力衰竭患者通常没有明显的症状；针对心功能障碍的原因治疗后，首先要干扰神经内分泌活性以阻止或逆转结构性心脏病的进展。这些患者可能有新发或已有的慢性左心室功能障碍，而静息时没有明显表现（图2.3）。然而，患者可能在活动后出现症状。

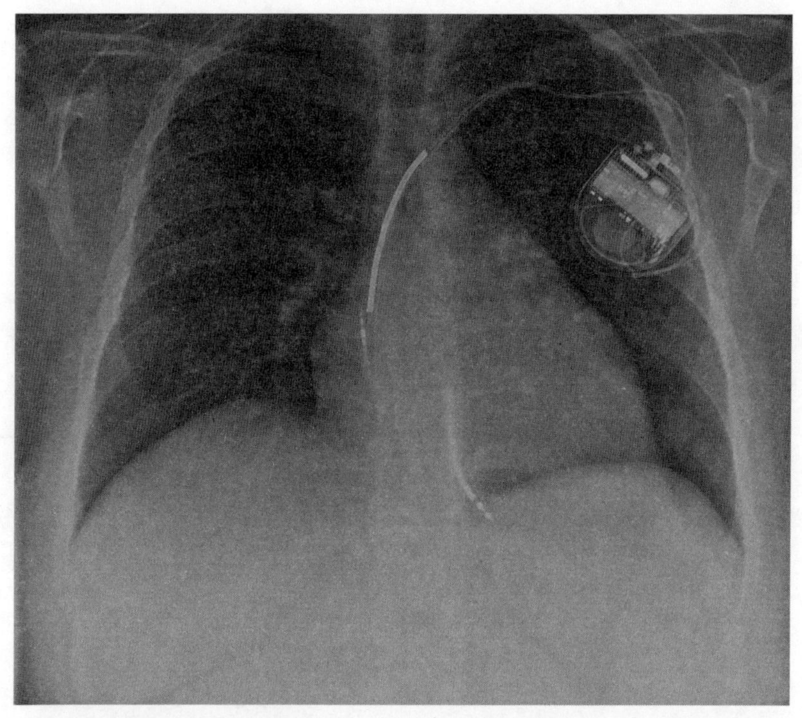

图 2.3　慢性代偿性非缺血性心肌病。24 岁男性患者，心脏体积增大，但肺野清晰。可见埋藏式心脏复律除颤器（ICD）装置，导线在右心房和右心室水平

慢性心力衰竭急性发作

对于慢性心力衰竭失代偿期患者，首先不是诊断心力衰竭的病因（通常已知），而更重要的是鉴别失代偿的诱发因素（见第 9 章）。患者可能有肺水肿、系统性充血或两者兼有（图 2.4 和 2.5）。可能共存心排血量降低的症状，包括疲劳、精神差、低血压以及肝、肾功能障碍等。

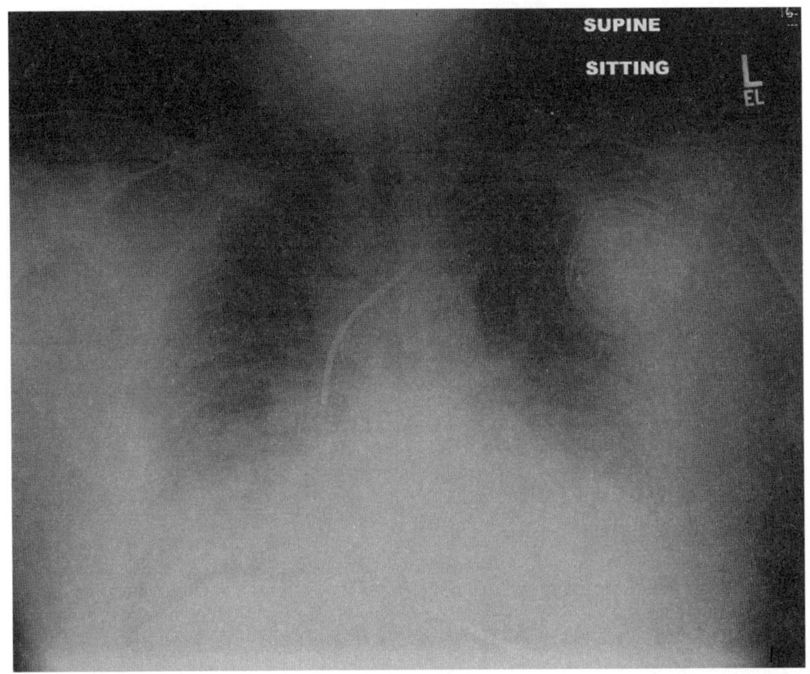

图 2.4　射血分数降低的慢性心力衰竭急性发作。 胸部 X 线片显示有缺血性心肌病史的 60 岁男性患者，中度肾功能不全，且呼吸急促增强。明显的心脏扩大被肺充血和双侧胸腔积液所掩盖

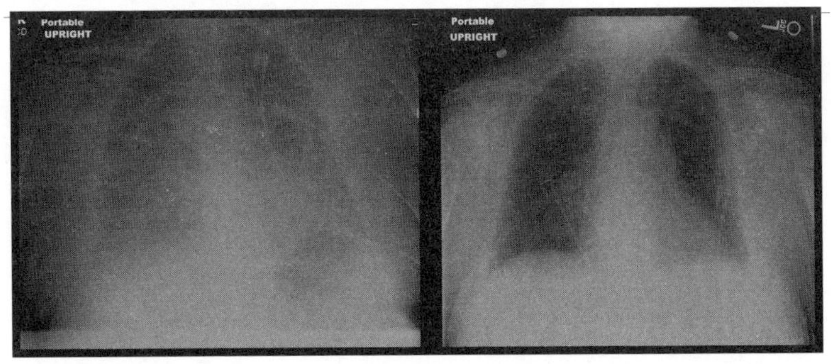

图 2.5　射血分数正常的慢性心力衰竭急性发作。 胸部 X 线片显示 79 岁女性患者急性呼吸短促，与既往 HF-pEF 病史相关的心房颤动伴快速心室反应，冠状动脉旁路手术，高血压和糖尿病。左心室射血分数为 70%。利尿和降低心率，患者 3 天内解除肺水肿

心力衰竭的常见原因

心力衰竭伴循环充血或组织灌注不足的血流动力学特征可能是相似的，而不论心脏泵功能不全的病因如何。通常在心肌梗死、慢性容量超负荷或扩张型心肌病之后主要表现为HF-rEF伴收缩功能障碍。HF-pEF伴舒张功能障碍通常发展为高血压和舒张功能障碍、无梗死性心肌缺血、动脉狭窄，及肥大型或限制型心肌病（图2.6）[16]。

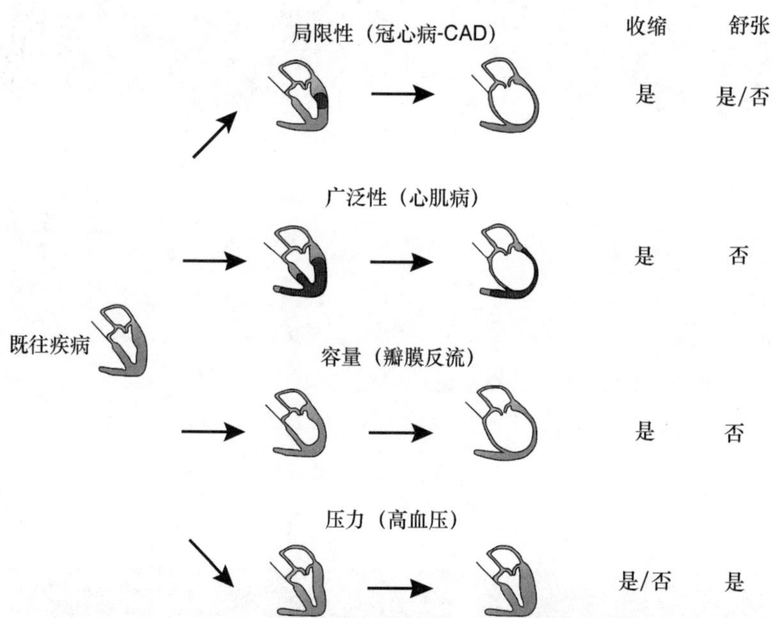

图2.6 继发性重塑和心力衰竭。 伴有原发性损害的心力衰竭通过继发性重塑进展的类型示例[16]。来源：Reproduced with permission from Gorlin R.，*Circulation*. 1987，75（suppl IV）：108-111.

冠心病和心肌梗死引起的心力衰竭

新发或陈旧性心肌梗死患者，心力衰竭严重程度与左心室肌的坏死或纤维化程度密切相关[17]。基于人群的meta分析与临床试验研究相对比，急性心肌梗死后心力衰竭患者的平均入院率在基于人群的研究中是37%，而在临床试验中是18%，这可能反映了在临床试验中排除了一些高危患者[18]。与无并发症的心肌梗死患者比较，心肌梗死和心力衰竭患者1年内死亡率增加5倍[18]。急性ST段抬高型心肌梗死再灌注的多中心临床研究表明，心源性休克的重度心力衰竭状态患者在入院时不足 1%，但在住院期间发展到 6.4%[19]。后续发展为心脏泵功能衰竭可能是由时间依赖的神经体液激活、液体潴留、心肌重塑或再梗死所介导[20]。

心源性休克

心力衰竭伴有严重的全身血流低灌注，通常伴有低血压和肺水肿。

广泛心肌缺血但无梗死的冠心病（coronary artery disease，CAD）患者易发生心力衰竭。肺水肿突然发作可能是弥散性动脉粥样硬化和左主干冠心病病变的最初表现（图 2.7）[21]。尤其是糖尿病患者，可能发病时无心绞痛症状[22]。血运重建术可改善上述患者的预后[23]。

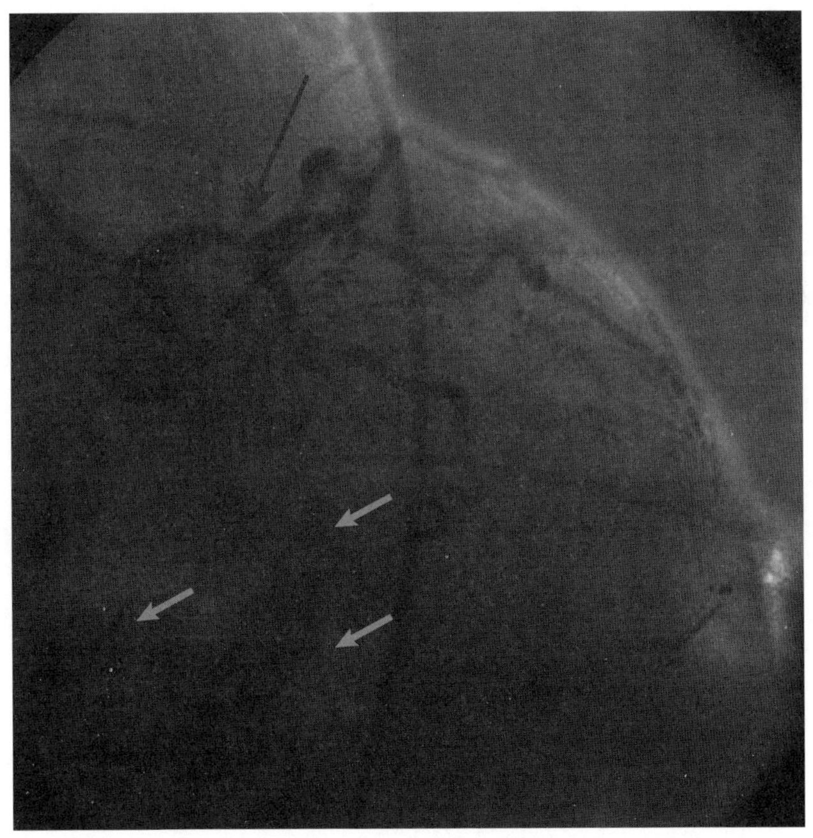

图 2.7　左主干狭窄与心力衰竭。冠心病引起急性肺水肿的 HF-pEF 患者的血管造影。上箭头：冠状动脉左主干远端严重病变。下面三个箭头：右冠状动脉分支闭塞伴左冠状动脉侧支充盈

高血压和心脏瓣膜疾病引起的心力衰竭

压力或容量超负荷引起左心室形态发生特征性改变。

由于高血压或动脉瓣狭窄引起的慢性左心室压力超负荷可导致左心室向心性肥厚，表现为左心室质量增加，心室壁增厚（相对于内腔尺寸）[24]。收缩功能和射血分数可保持不变，但舒张期充盈受损，导致HF-pEF。如果压力超负荷持续存在，将发展为离心（扩张）型心肌肥大，导致HF-rEF。

瓣膜反流或高输出状态导致的左心室容量超负荷与射血分数正常或增加相关。然而，随着时间的推移，进展性左心室离心性肥大与射血分数进行性降低相关[24]，最终导致收缩功能不良性左心室扩张（见第4章）。

心力衰竭降低运动能力

体力活动减少和峰值耗氧量减少是心力衰竭患者的特征性表现。

心脏血流动力学

静息或活动时血流动力学异常限制了心力衰竭患者的有氧活动能力[25-26]。正常个体和心力衰竭患者的心排血量、肺毛细血管楔压、全身血管阻力等参数存在差异（图2.8）。

血流动力学（“血液运动”）

研究涉及血液流动和循环的力学或机制。

临床表现可以提示患者的血容量状态和心脏血流动力学（见第6章）。端坐呼吸或劳力性呼吸困难史，以及体格检查表现为水肿、颈静脉扩张或腹颈静脉回流的患者，提示是由于静脉和心室充盈压增加导致的循环充血。虚弱或精神萎靡、脉压降低、非心脏原因的肾或肝功能不全，提示可能是低心排血量。

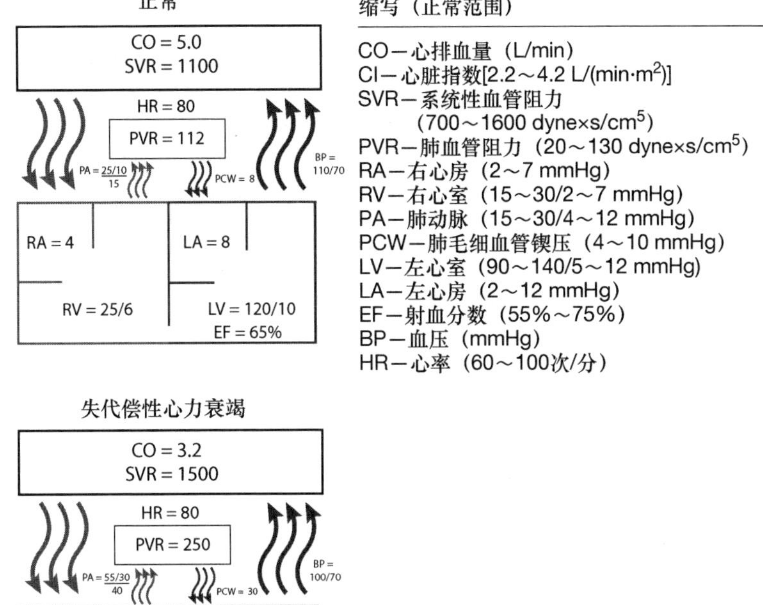

图 2.8　血流动力学参数示意图。正常值和失代偿性心力衰竭数值[27]。来源：Adapted with permission from Jaski BE. *Basics of Heart Failure*. Springer Science + Business Media B. V.，2000：26.

导致氧耗量降低的因素

最大氧耗量取决于心脏运输含氧血液和组织摄取氧的能力。活动后氧耗量峰值降低的原因包括心排血量（心率乘以每搏量）不足、贫血、肺充血、骨骼肌营养不良或骨骼活动受限。心力衰竭患者运动时增加心排血量和氧耗量的正常能力下降（图 2.9）。

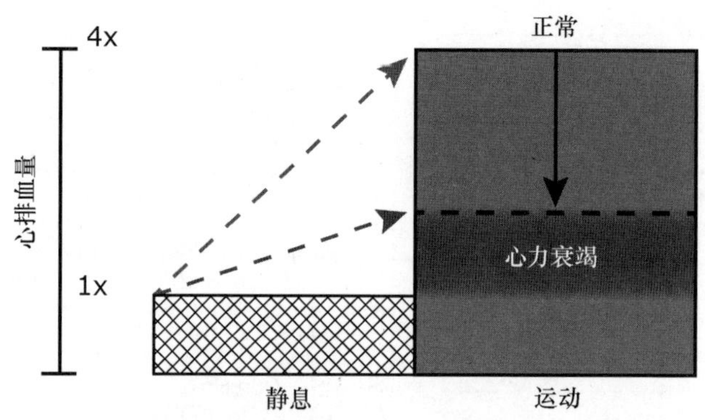

图 2.9 心力衰竭降低运动时心排血量和最大氧耗量

氧耗量的评估

氧耗量 = 心排血量 × △AVO_2
氧耗量 = (HR × SV) × △AVO_2

氧耗量（VO_2）等于循环心脏排血量乘以组织氧摄取或△AVO_2——传递到组织中的动脉血氧浓度减去毛细管交换后静脉血氧浓度的差值。心排血量等于心率（HR）乘以左心室每搏量（SV）。

正常人的体力活动和氧耗量

与静息状态相比较，运动时正常人氧耗量可增加12倍[26]。心率（HR）平均增加2倍，心室每搏量（SV）增加2倍，组织氧耗量（△AVO_2）即动脉氧与静脉氧浓度差增加3倍（图2.10）。20岁成人平均最大氧耗量为45 ml/(kg·min)。随着年龄的增加最大氧利用减少，60岁成人最大摄氧量将减少1/3[26]。女性最大氧耗量平均比男性减少20%。这是由于与男性相比，女性肌肉量少，血红蛋白和循环血容量较低，每搏量较少造成[26]。对活动限度受血流动力学因素影响的理解，有助于对患者进行靶向特异性治疗及对损伤严重程度的评估。

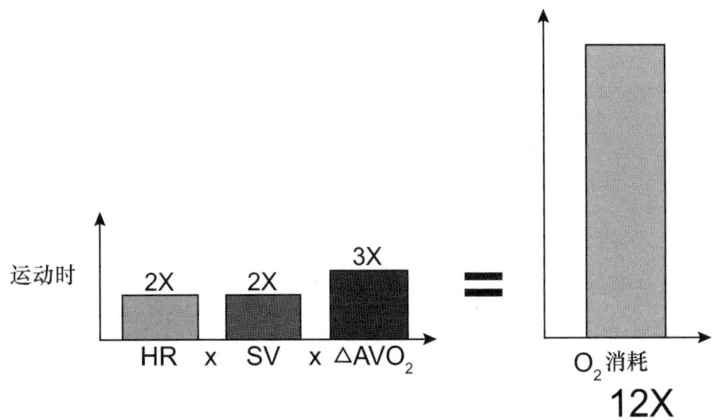

图 2.10　运动增加氧耗量。 平均 25 岁体重 80 kg 的男子，从静息到最大运动时氧气利用率增加值[26]。缩写：HR，心率；SV，每搏量；△AVO_2（组织氧耗量），动脉氧与静脉氧浓度差

呼吸交换率

呼吸交换率（respiratory exchange ratio，RER）是产生的二氧化碳与氧耗量的比值。呼吸交换率（RER）可用于确定个体在活动高峰时是否超出无氧阈值。休息时，个体的氧耗量要大于其所产生的二氧化碳量（即 RER＜1.0）。当心排血量受限而活动受限制时，将超出无氧阈值，此时 RER 将超过 1.0。如果运动测试过程中 VO_2 峰值可作为心力衰竭评估的部分检测指标，同样也应评估 RER。当运动高峰时 RER 仍然低于 1，未超出无氧阈值，提示非心脏因素限制了体力活动。

心力衰竭患者运动能力受限

心力衰竭患者运动时氧耗量的增加程度受心率、每搏量、组织氧耗量或所有三个因素中的几个因素所限制。例如，与正常人相比，心力衰竭和固定每搏量的患者均表现为活动时心排血量增加障碍。当心率和组织氧耗量（△AVO_2）达到最大值，这可能会限制运动时氧消耗增加，最大值只增加 6 倍（图 2.11）。心率的增加受损也可以限制运动（图 2.12）。另外，达到组织最大氧耗量（△AVO_2 只能是 2×而非 3×）之前，心力衰竭和无缺氧性呼吸困难或骨骼肌失调的患者将停止运动（图 2.13）。

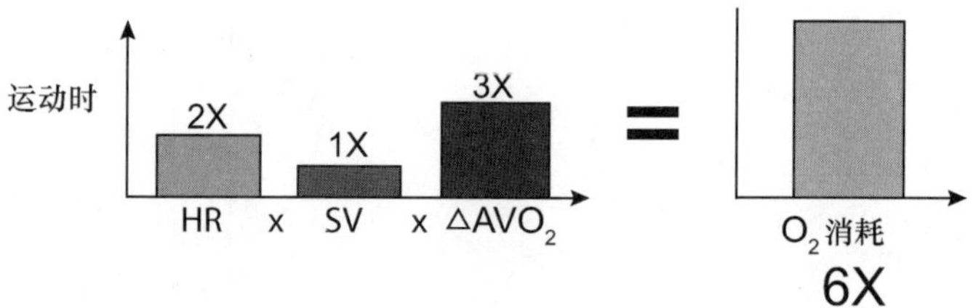

图 2.11 氧消耗量受每搏量所限制。心力衰竭患者左心室每搏量恒定限制了运动时氧消耗[27]。来源：Adapted with permission from Jaski BE，*Basics of Heart Failure*. Springer Science＋Business Media B. V.，2000：28.

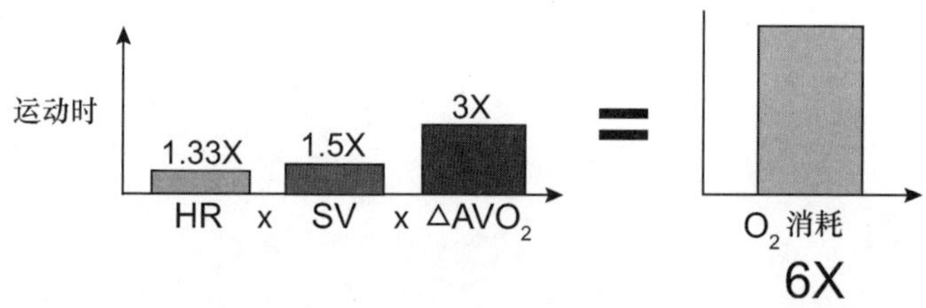

图 2.12 心率增加受限。心力衰竭患者运动时心率和每搏量不能充分增加而限制了氧利用。

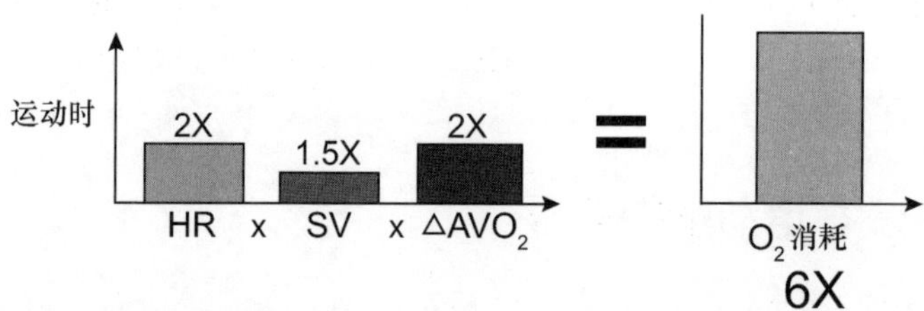

图 2.13 组织摄取氧受限。在达到组织最大氧耗量之前，心力衰竭患者运动时无缺氧性呼吸困难或骨骼肌失调限制了氧利用[27]。来源：Adapted with permission from Jaski BE，*Basics of Heart Failure*. Springer Science＋Business Media B. V.，2000：28.

生物标志物 BNP 和 NT-proBNP 对确诊心力衰竭的作用

B 型钠尿肽（BNP）作为血管扩张剂和肾钠排泄促进剂具有维持心血管稳态的功能。结构和功能方面，BNP 类似于 ANP（心房钠尿肽）和 CNP（C 型钠尿肽）。

体积或压力负荷增加的心室肌细胞增强前体蛋白 pro-BNP 的转录和翻译水平。细胞内的 pro-BNP 被蛋白酶 corin 裂解为活性（BNP）和非活性（NT-proBNP）分子（表 2.2），在心肌细胞以摩尔水平释放（图 2.14）[28-29]。循环中的 BNP 被位于肝、肺、肾和血管内皮细胞的受体所清除，NT-proBNP 主要由肾清除[28]。血中 BNP 或 NT-proBNP 水平升高可作为临床心力衰竭的特征性表现，有助于评估其严重程度[30]。

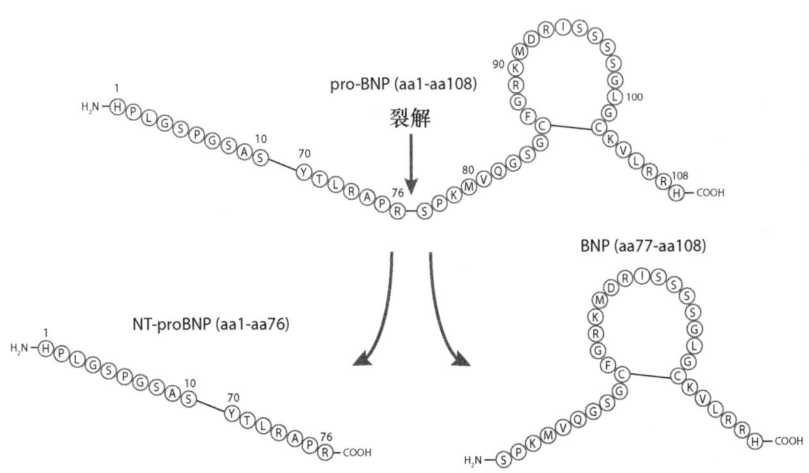

图 2.14 pro-BNP 酶法分解产物。心室肌细胞的 pro-BNP 被分解为 2 个分子：无活性的 NT-proBNP（76 个氨基酸）和有生物活性的 BNP（32 个氨基酸）

表 2.2　BNP 与 NT-proBNP

	BNP	NT-proBNP
大小（氨基酸）	32（aa）	76（aa）
活性	生物活性	无活性
正常范围	5～50 pg/ml	7～160 pg/ml
上限	3000 pg/ml	35 000 pg/ml
血浆半衰期	约 22 min	60～120 min
反映血流动力学改变的时间	2 h	12 h
肾清除率	<5%	>90%

BNP 用于诊断或排除心力衰竭

对于急性呼吸困难患者，Breathing Not Properly 研究发现，BNP 水平 100 pg/ml 或更高使确诊心力衰竭的准确率（即真阳性和真阴性之和除以总样本数）达 83.4%[31]。在 N-末端 PRIDE 研究（急诊呼吸困难的 PRo-BNP 调查）中，NT-proBNP 同样对诊断有呼吸困难的急性心力衰竭的敏感度和特异度较高[32]。一项研究观察了 NT-proBNP 与灵敏度和特异度值之间年龄依赖的关系，得出该标志物年龄依赖的最佳界值点（图 2.15）。

钠尿肽水平的解释

心力衰竭可能不是 BNP 和 NT-proBNP 水平升高的唯一原因。肾功能不全的患者，钠尿肽水平升高与产物增加、清除率降低或二者都有关系（图 2.16，A～C）。一般情况下，BNP 或 NT-proBNP 水平越高，越有可能发生左心室功能不全[28]。

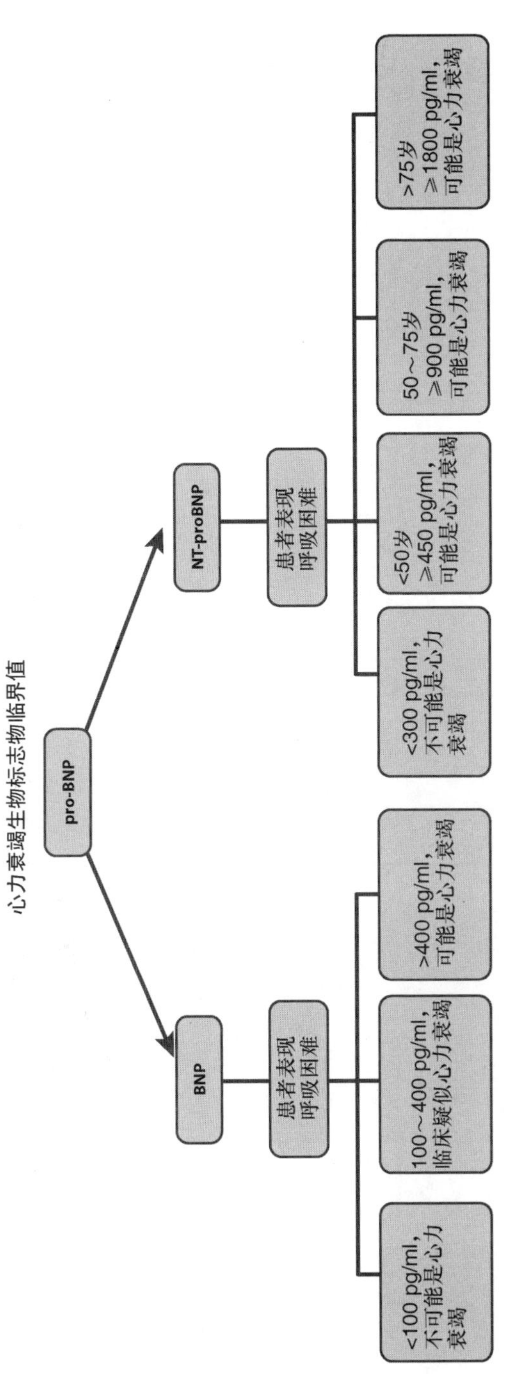

图 2.15　心力衰竭生物标志物临界值。 BNP 水平与年龄无关（左侧）。NT-proBNP 水平（右侧）与患者年龄有关。两种多肽水平的检测有相似的敏感度（>90%）和特异度（>70%）[31-33]

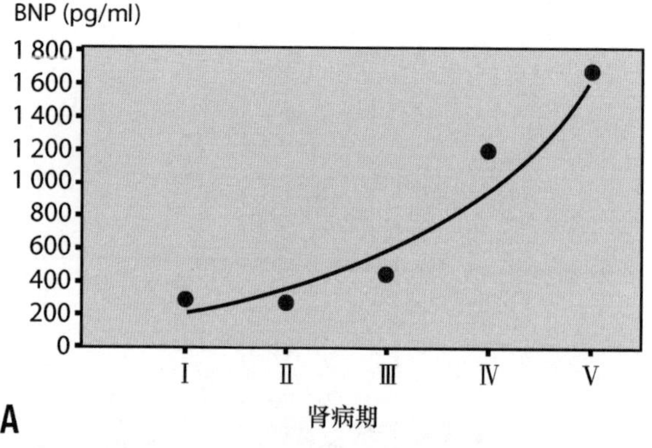

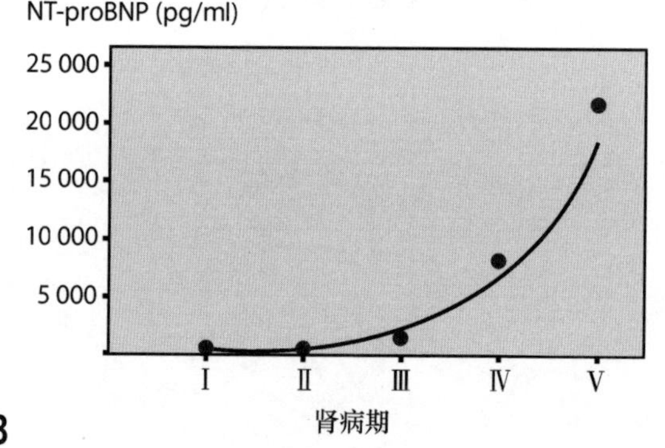

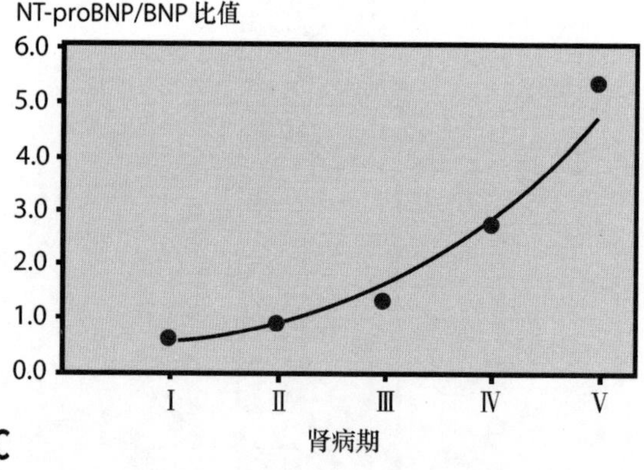

图 2.16　肾功能障碍对血液 BNP 和 NT-proBNP 水平的影响。肾功能障碍时血液中 BNP（A 图）和 NT-proBNP（B 图）水平增加。随着肾脏疾病的进展（见第 10 章），NT-proBNP/BNP 的比值也增加（C 图），表明 NT-proBNP 对肾清除功能存在更大的依赖关系（n＝94）[28]。来源：Adapted with permission from Srisawasdi et al.，*Am J Clin Pathol*，2010，133（1）：14-23.

钠尿肽水平增加的其他情况包括右心室功能障碍、肺动脉高压、慢性阻塞性肺疾病、肺炎、肺栓塞[34]。肥胖可能与循环中的 BNP 和 NT-proBNP 水平呈负相关。这归因于体重增加进而导致受体清除增加[35]。为了消除这方面影响，当患者体重指数＞35 kg/m^2 时，建议采用 BNP＜50 pg/ml 的低临界值[34]。

内源性 BNP 的检测与活性

BNP 和 NT-proBNP 是以免疫方法检测，二者水平升高是诊断心力衰竭的重要指标。然而，这些测定方法可以检测这些肽的多种形式。这些改变的分子，绰号称为“垃圾 BNP”，有免疫活性，但激素活性甚微[36]。心力衰竭患者中，结构改变的主要分子形式是未剪接 pro-BNP，表明前体肽在未剪接为激素活性形式之前可以被释放。心力衰竭患者 corin 酶活性的降低可能是无活性 pro-BNP 检测水平升高的原因之一。

心力衰竭的其他生物标志物

其他生物标志物也有助于诊断心力衰竭和评估预后。对缺血或应激引起的心肌损伤，心肌肌钙蛋白（cTn）是敏感和特异的标志物，也可作为慢性心力衰竭死亡的独立危险因素[35,39]。其他两个心室肌细胞产生的生物标志物是心肌伸缩时释放的 ST2 和与心肌纤维化密切相关的 galectin-3，心力衰竭患者以上两个标志物均增加[39-42]。尽管 BNP 和 NT-proBNP 可能在诊断心力衰竭中有优势，ST2 和 galectin-3 升高对预测心力衰竭患者 60 天和 1 年死亡率的作用更强。未来，根据心力衰竭患者表型，多肽可以提供更多个性化的治疗方案（图 2.17）。

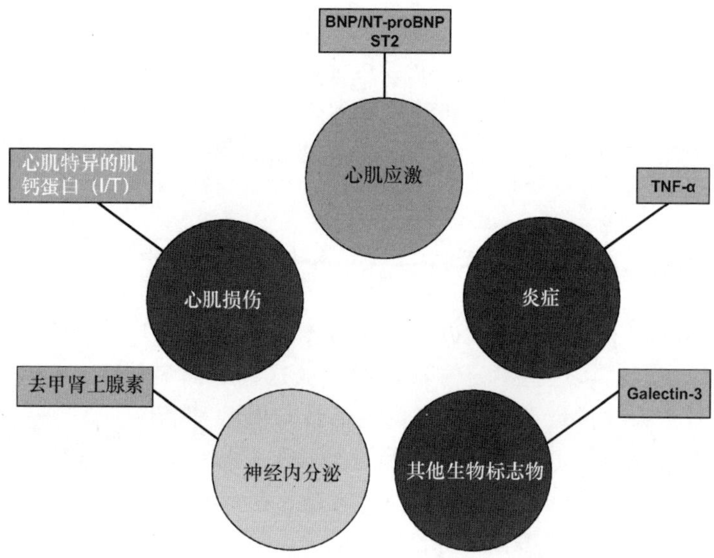

图 2.17　与心力衰竭病因学相关的生物标志物。这些标志物有助于阐明心力衰竭的发生机制、诊断、预后和潜在的治疗靶点

EUGENE　BRAUNWALD，MD
（1929—至今）

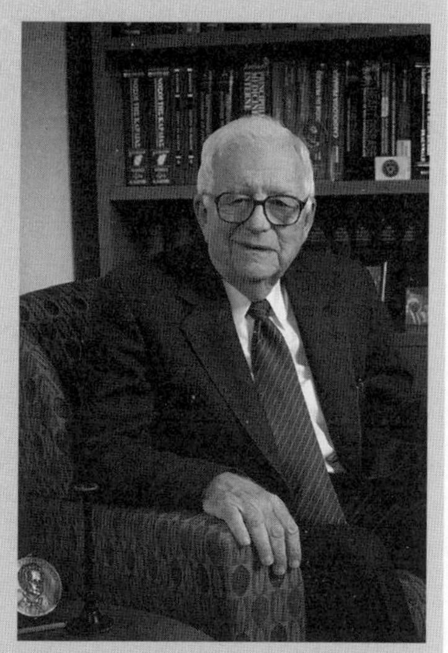

“最好的心脏病学教材是患者自身。”

心脏病一般呈渐进性发展，冠状动脉再灌注会限制心肌细胞损伤。这作为已被接受的事实，是目前心血管领域中无数重要的工作之一，但在一定程度上得益于 Eugene Braunwald 教授的研究工作。在心力衰竭领域，对于瓣膜、心肌和缺血等原因引起的心脏损害方面，他已完成和发表了大量科学临床研究。Braunwald 教授发表了 1000 多篇研究成果，并对改善患者护理的转化研究给予了指导。几十年来，他在哈佛大学医学院担任“杰出赫西医学教授（Distinguished Hersey Professor of Medicine）”，在布莱根和妇女医院（Brigham and Women’s Hospital）主持心肌梗死溶栓（TIMI）研究。他曾参与编写《Braunwald 心脏病学》和《哈里森内科学》两部经典教材。Braunwald 博士的工作，与他指导培训的许多其他心脏病学家的工作一起，对心血管医学领域的发展起到巨大的推动作用。

（林　岩　崔　涛）

参考文献

1. Levine SA. Nature and treatment of congestive heart failure. *Clinical Heart Disease.* 4 ed. Philadelphia: WB Saunders; 1951:291.
2. Borlaug BA, Redfield MM. Diastolic and systolic heart failure are distinct phenotypes within the heart failure spectrum. *Circulation.* 2011;123(18):2006-2013; discussion 2014.
3. Fonarow GC, Stough WG, Abraham WT, et al. Characteristics, treatments, and outcomes of patients with preserved systolic function hospitalized for heart failure: a report from the OPTIMIZE-HF Registry. *J Am Coll Cardiol.* 2007;50(8): 768-777.
4. Gaasch WH, Delorey DE, Kueffer FJ, Zile MR. Distribution of left ventricular ejection fraction in patients with ischemic and hypertensive heart disease and chronic heart failure. *J Am Coll Cardiol.* 2009;104(10):1413-1415.
5. Bronzwaer JG, Paulus WJ. Diastolic and systolic heart failure: different stages or distinct phenotypes of the heart failure syndrome? *Curr Heart Fail Rep.* 2009;6(4): 281-286.
6. Yancy CW, Jessup M, Bozkurt B, et al. 2013 ACCF/AHA Guideline for the Management of Heart Failure: a report of the American College of Cardiology Foundation/American Heart Association Task Force on Practice Guidelines. *J Am Coll Cardiol.* 2013;62(16):e147-e239.
7. Lindenfeld J, Albert NM, Boehmer JP, et al. HFSA 2010 Comprehensive Heart Failure Practice Guideline. *J Card Fail.* 2010;16(6):e1-e194.
8. Sanderson JE. HFNEF, HFpEF, HF-PEF, or DHF What is in an acronym? *JACC. Heart Fail.* 2014;2(1):93-94.
9. Owan TE, Hodge DO, Herges RM, Jacobsen SJ, Roger VL, Redfield MM. Trends in prevalence and outcome of heart failure with preserved ejection fraction. *N Engl J Med.* 2006;355(3):251-259.
10. Yu CM, Lin H, Yang H, Kong SL, Zhang Q, Lee SW. Progression of systolic abnormalities in patients with "isolated" diastolic heart failure and diastolic dysfunction. *Circulation.* 2002;105(10):1195-1201.
11. Brutsaert DL, Rademakers FE, Sys SU. Triple control of relaxation: implications in cardiac disease. *Circulation.* 1984;69(1):190-196.
12. Maeder MT, Mariani JA, Kaye DM. Hemodynamic determinants of myocardial B-type natriuretic peptide release: relative contributions of systolic and diastolic wall stress. *Hypertension.* 2010;56(4):682-689.
13. Yancy CW, Jessup M, Bozkurt B, et al. 2013 ACCF/AHA guideline for the management of heart failure: a report of the American College of Cardiology Foundation/American Heart Association Task Force on Practice Guidelines. *J Am Coll Cardiol.* 2013;62(16):e147-239.
14. Braunwald E, Kloner RA. The stunned myocardium: prolonged, postischemic ventricular dysfunction. *Circulation.* 1982;66(6):1146-1149.
15. Sjoblom J, Muhrbeck J, Witt N, Alam M, Frykman-Kull V. Evolution of left ventricular ejection fraction after acute myocardial infarction: implications for implantable cardioverter-defibrillator eligibility. *Circulation.* 2014;130(9):743-748.
16. Gorlin R. Treatment of congestive heart failure: where are we going? *Circulation.* 1987;75(5 Pt 2):IV108-IV111.

17. Page DL, Caulfield JB, Kastor JA, DeSanctis RW, Sanders CA. Myocardial changes associated with cardiogenic shock. *N Engl J Med.* 1971;285(3):133-137.

18. Hellermann JP, Jacobsen SJ, Gersh BJ, Rodeheffer RJ, Reeder GS, Roger VL. Heart failure after myocardial infarction: a review. *Am J Med.* 2002;113(4):324-330.

19. Holmes DR, Jr., Bates ER, Kleiman NS, et al. Contemporary reperfusion therapy for cardiogenic shock: the GUSTO-I trial experience. The GUSTO-I Investigators. Global Utilization of Streptokinase and Tissue Plasminogen Activator for Occluded Coronary Arteries. *J Am Coll Cardiol.* 1995;26(3):668-674.

20. Weisman HF, Healy B. Myocardial infarct expansion, infarct extension, and reinfarction: pathophysiologic concepts. *Prog Cardiovasc Dis.* 1987;30(2):73-110.

21. Lim MJ, Goldstein JA. In: Kern MJ, ed. *Hemodynamic Rounds: Interpretation of Cardiac Pathophysiology from Pressure Waveform Analysis.* Vol 3: Wiley-Blackwell; 2009:452.

22. Stern S. Symptoms other than chest pain may be important in the diagnosis of "silent ischemia," or "the sounds of silence." *Circulation.* 2005;111(24):e435-e437.

23. Jessup M, Abraham WT, Casey DE, et al. 2009 focused update: ACCF/AHA Guidelines for the Diagnosis and Management of Heart Failure in Adults: a report of the American College of Cardiology Foundation/American Heart Association Task Force on Practice Guidelines: developed in collaboration with the International Society for Heart and Lung Transplantation. *Circulation.* 2009;119(14):1977-2016.

24. Popescu BA, Beladan CC, Calin A, et al. Left ventricular remodelling and torsional dynamics in dilated cardiomyopathy: reversed apical rotation as a marker of disease severity. *Eur J Heart Fail.* 2009;11(10):945-951.

25. Ammar KA, Jacobsen SJ, Mahoney DW, et al. Prevalence and prognostic significance of heart failure stages: application of the American College of Cardiology/American Heart Association heart failure staging criteria in the community. *Circulation.* 2007;115(12):1563-1570.

26. Mitchell JH, Blomqvist G. Maximal oxygen uptake. *N Engl J Med.* 1971;284(18): 1018-1022.

27. Jaski BE. *Basics of Heart Failure: A Problem Solving Approach.* Boston: Kluwer Academic Publishers; 2000.

28. Srisawasdi P, Vanavanan S, Charoenpanichkit C, Kroll MH. The effect of renal dysfunction on BNP, NT-proBNP, and their ratio. *Am J Clin Pathol.* 2010;133(1):14-23.

29. Hawkridge AM, Heublein DM, Bergen HR, III, Cataliotti A, Burnett JC, Jr., Muddiman DC. Quantitative mass spectral evidence for the absence of circulating brain natriuretic peptide (BNP-32) in severe human heart failure. *Proc Natl Acad Sci U.S.A.* 2005;102(48):17442-17447.

30. Felker GM, Hasselblad V, Hernandez AF, O'Connor CM. Biomarker-guided therapy in chronic heart failure: a meta-analysis of randomized controlled trials. *Am Heart J.* 2009;158(3):422-430.

31. Maisel AS, Krishnaswamy P, Nowak RM, et al. Rapid measurement of B-type natriuretic peptide in the emergency diagnosis of heart failure. *N Engl J Med.* 2002; 347(3):161-167.

32. Januzzi JL, Jr., Camargo CA, Anwaruddin S, et al. The N-terminal Pro-BNP investigation of dyspnea in the emergency department (PRIDE) study. *Am J Cardiol.* 2005; 95(8):948-954.

33. Januzzi JL, van Kimmenade R, Lainchbury J, et al. NT-proBNP testing for diagnosis and short-term prognosis in acute destabilized heart failure: an international pooled analysis of 1256 patients: the International Collaborative of NT-proBNP Study. *Eur Heart J.* 2006;27(3):330-337.

34. Maisel A, Mueller C, Adams K, Jr., et al. State of the art: using natriuretic peptide levels in clinical practice. *Eur J Heart Fail.* 2008;10(9):824-839.

35. Jaffe AS, Babuin L, Apple FS. Biomarkers in acute cardiac disease: the present and the future. *J Am Coll Cardiol.* 2006;48(1):1-11.

36. Hobbs RE, Mills RM. Endogenous B-type natriuretic peptide: a limb of the regulatory response to acutely decompensated heart failure. *Clin Cardiol.* 2008;31(9):407-412.

37. Chen S, Sen S, Young D, Wang W, Moravec CS, Wu Q. Protease corin expression and activity in failing hearts. *Am J Physiol Heart Circ Physiol.* 2010;299(5):H1687-H1692.

38. Xu-Cai YO, Wu Q. Molecular forms of natriuretic peptides in heart failure and their implications. *Heart.* 2010;96(6):419-424.

39. Braunwald E. Biomarkers in heart failure. *N Engl J Med.* 2008;358(20):2148-2159.

40. de Boer RA, Yu L, van Veldhuisen DJ. Galectin-3 in cardiac remodeling and heart failure. *Curr Heart Fail Rep.* 2010;7(1):1-8.

41. van Kimmenade RR, Januzzi JL, Jr., Ellinor PT, et al. Utility of amino-terminal pro-brain natriuretic peptide, galectin-3, and apelin for the evaluation of patients with acute heart failure. *J Am Coll Cardiol.* 2006;48(6):1217-1224.

42. Januzzi JL, Jr., Peacock WF, Maisel AS, et al. Measurement of the interleukin family member ST2 in patients with acute dyspnea: results from the PRIDE (Pro-Brain Natriuretic Peptide Investigation of Dyspnea in the Emergency Department) study. *J Am Coll Cardiol.* 2007;50(7):607-613.

第三章

A 期：有发生结构性心脏病危险的患者

要点快报

在美国：

- Framingham 心脏研究显示，HF-rEF 的主要病因为冠心病（CAD），HF-pEF 的主要病因为冠心病和高血压。
- 使用他汀类药物治疗冠心病可使心力衰竭发病风险降低 21%，治疗高血压可使心力衰竭发病风险降低 49%。
- 与冠心病和高血压相似，随着年龄的增长，心力衰竭患病率也出现增长。
- 肥胖和糖尿病与动脉粥样硬化和高血压一起成为心力衰竭发病的常见危险因素。
- 令人惊讶的是，心力衰竭发生后，超重和肥胖的患者死亡风险较低。

“上医治未病。”

—中国谚语

心力衰竭的主要危险因素及患病率增加

关注心力衰竭 A 期可干预的危险因素，有助于降低随年龄增长而出现的心力衰竭患病率的增加。

心力衰竭的常见病因

一项针对 534 例患者的 Framingham 前瞻性研究分析了心力衰竭的病因（图 3.1）[1]。总的来说，尽管高血压是常见疾病，但心力衰竭最常见的主要病因为冠心病。

心力衰竭的其他病因包括瓣膜性心脏病和心肌病。瓣膜修复（外科手术或经皮介入治疗）可改善心脏功能及患者预后，因此作为心力衰竭的病因，瓣膜性心脏病的诊断非常重要。射血分数较高的心力衰竭患者中，高血压为更常见的风险因素（图 3.2）。

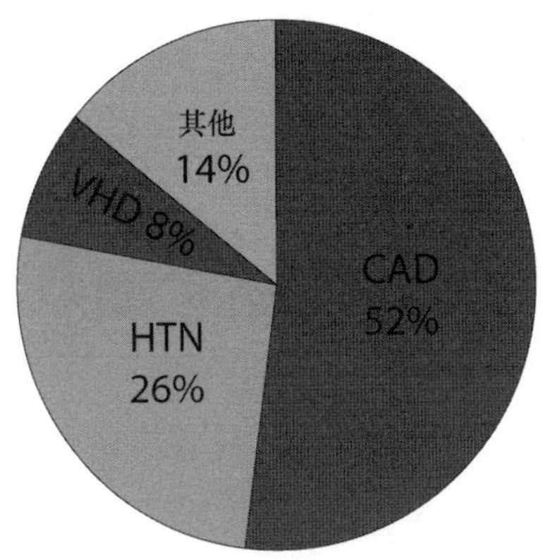

图 3.1　心力衰竭的主要病因。 Framingham 心脏研究（$n=534$）中，心力衰竭最初的主要病因。缩写：CAD，冠心病；HTN，高血压；VHD，瓣膜性心脏病；其他，包括非缺血性心肌病[1]。来源：Adapted with permission from Lee et al.，*Circulation*. 2009，119（24）：3070-3077.

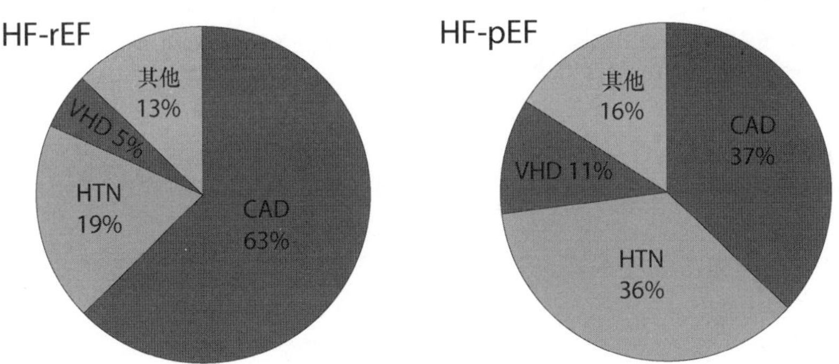

图 3.2　Framingham 心脏研究中 HF-rEF 与 HF-pEF 的比较。 根据射血分数对心力衰竭分类。左图：左心室射血分数（LVEF）≤45%，$n=314$，占总患者数的 59%。右图：左心室射血分数（LVEF）>45%，$n=220$，占总患者数的 41%。缩写：同图 3.1[1]。来源：Adapted with permission from Lee et al.，*Circulation*. 2009，119（24）：3070-3077.

心力衰竭危险因素的流行病学

心力衰竭的常见危险因素（冠心病、高血压和糖尿病）与老龄化和肥胖有关（图 3.3）。当这些疾病并存时，心力衰竭的发生率明显增加[4]。

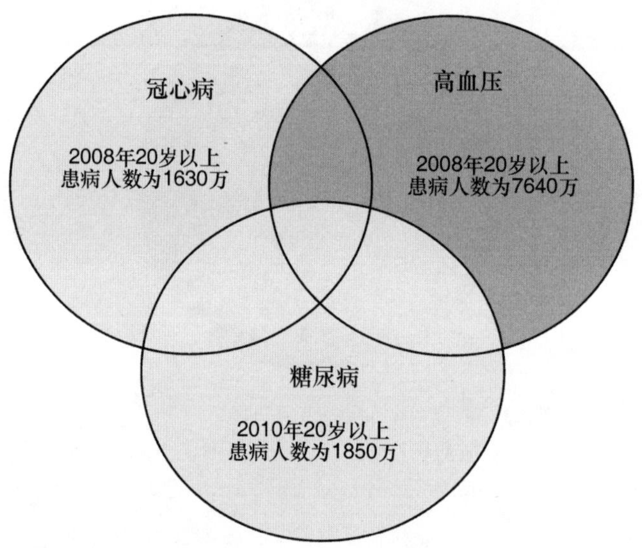

图 3.3 美国冠心病、高血压和糖尿病的流行病学[2-3]。来源：Adapted with permission from Roger et al.，*Circulation*. 2012，125（1）：e2-e220 and Centers for Disease Control and Prevention，2011.

可治疗的心力衰竭危险因素

许多心力衰竭危险因素有治疗指南，有助于降低心力衰竭综合征的发病率和死亡率。

冠心病与心力衰竭

任何年龄段均可发生不同类型的冠心病，但动脉粥样硬化性冠心病为老年性疾病（图 3.4）[5]。2010 年，年龄＜45 岁组、45～64 岁组和≥65 岁组冠心病的患病率逐渐增加，分别为 1.2％、7.1％和 19.8％[6]。然而，2006—2010 年间，美国年龄调整后的冠心病总患病率由 6.7％降低到 6.0％[6]。虽然年龄调整后的患病率有所下降，冠心病仍然占 35 岁以上所有死亡人数的 1/3，是 2008 年 405 309 例病例死亡的主要原因[7]。

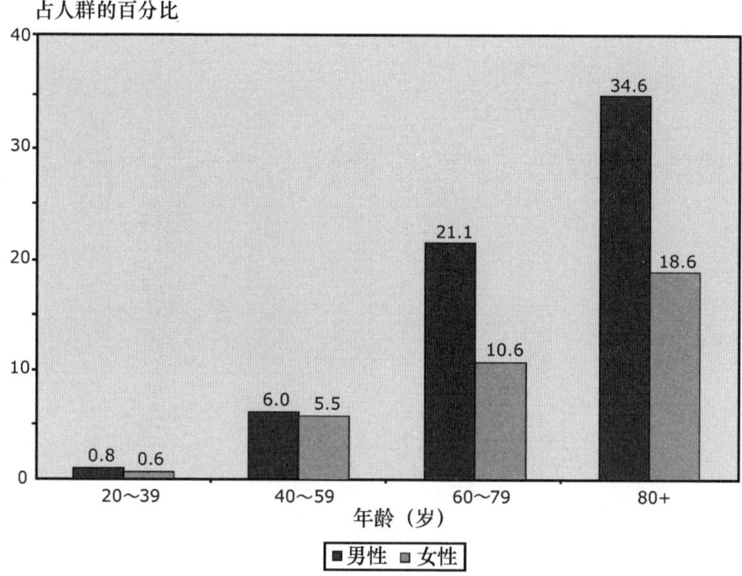

图 3.4　各年龄组冠心病的患病率。 数据来自于 2007—2010 年[8]。来源：Adapted with permission from Go et al., *Circulation*. 2013，127（1）：e6-e245.

冠心病患者血脂治疗对心力衰竭的预防

在斯堪的纳维亚人辛伐他汀生存研究（4S）的试验中，分别给予患有冠心病但无心力衰竭的患者辛伐他汀和安慰剂。他汀类药物治疗的患者发生心力衰竭的风险较低，中位随访时间 5.4 年（相对危险＝0.79，$P<0.015$）[9]。同一研究中，辛伐他汀治疗的患者肾功能下降的可能性降低（相对危险＝0.68，$P=0.01$），表明保持多器官功能正常对预防心力衰竭有重要意义[10]。

高血压与心力衰竭

与冠心病相似，高血压的发病率随着年龄的增加而增加（图 3.5）[11]。在过去的 10 年中，任何年龄组高血压（定义为血压≥140/90 mmHg 或进行抗高血压治疗）的患病率均保持稳定（图 3.6）[12]。

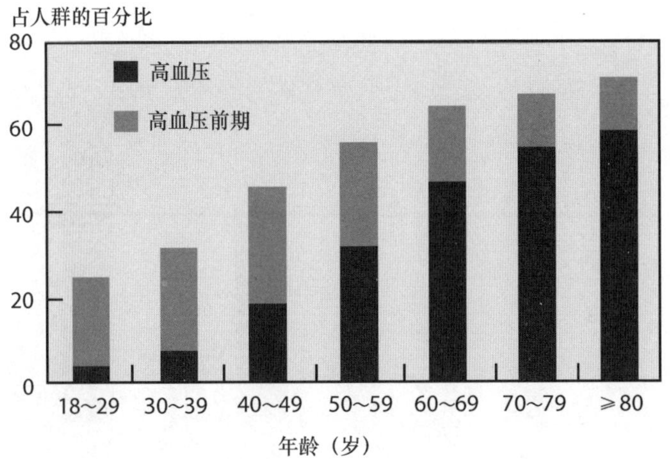

图 3.5 美国不同年龄组高血压的患病率。高血压定义为，收缩压≥140 mmHg，或舒张压≥90 mmHg，或进行抗高血压治疗。高血压前期定义为收缩压在120～139 mmHg或舒张压80～89 mmHg[11]。来源：Adapted with permission from the *National Heart, Lung, and Blood Institute Chart Book* 2012.

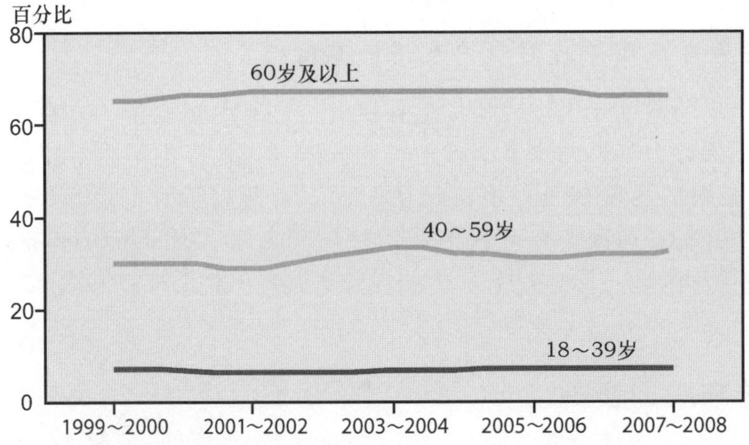

图 3.6 美国各年龄组高血压患病率保持稳定[12]。来源：Adapted with permission from the Centers for Disease Control and Prevention.

高血压治疗对心力衰竭的预防

在老年人收缩期高血压项目（SHEP）试验中，年龄60岁及以上、收缩压160 mmHg及以上的患者先给予利尿剂，再加用β受体阻滞剂形成对高血压的梯度治疗，与安慰剂组进行比较。治疗组患者发生心力衰竭的相对风险降低，平均随访时间 4.5 年（相对危险＝0.51，$P<0.001$）[13]。抗高血压和降脂治疗预防心脏病发作试验（ALLHAT）中，与血管紧张素转化酶（ACE）抑制剂赖诺普利或钙通道阻滞剂氨氯地平治疗组相比，初始治疗给予利尿剂氯噻酮组能够降低随后的心力衰竭发病率[14]。本研究证实了高血压在预防心力衰竭中的重要作用。心力衰竭发生后，射血分数降低（HF-rEF）和射血分数正常（HF-pEF）的心力衰竭患者 10 年全因死亡率相似（分别为 84％和 81％），并且利尿剂、血管紧张素转化酶抑制剂或钙通道阻滞剂的初始治疗对 10 年全因死亡率没有显著差别[15]。

冠心病、糖尿病、瓣膜性心脏病或心肌病发展为心力衰竭的患者中，75％有原发性或继发性高血压病史[8]。第八届（美国）国家高血压治疗联合委员会建议，60 岁以下患者或有糖尿病或慢性肾病的任何年龄患者，高血压治疗目标为血压低于 140/90 mmHg[16]。对于 60 岁或以上患者，血压控制目标为收缩压小于 150 mmHg。欧洲心脏病学会建议，对小于 80 岁的所有个体，高血压治疗目标为收缩压小于 140 mmHg[17]。而年龄在 80 岁或以上，且初始收缩压≥160 mmHg 的个体，建议血压控制目标为收缩压低于 150 mmHg。

糖尿病与心力衰竭

自 1990 以来，美国年龄校正的糖尿病患病率增加 60％以上，2008 年 65 岁以上患病个体多达 1090 万人（图 3.7）[3,18]。与血糖正常对照组相比，糖尿病患者发生心力衰竭的风险在男性增加 2 倍，在女性增加 5 倍[18-19]。

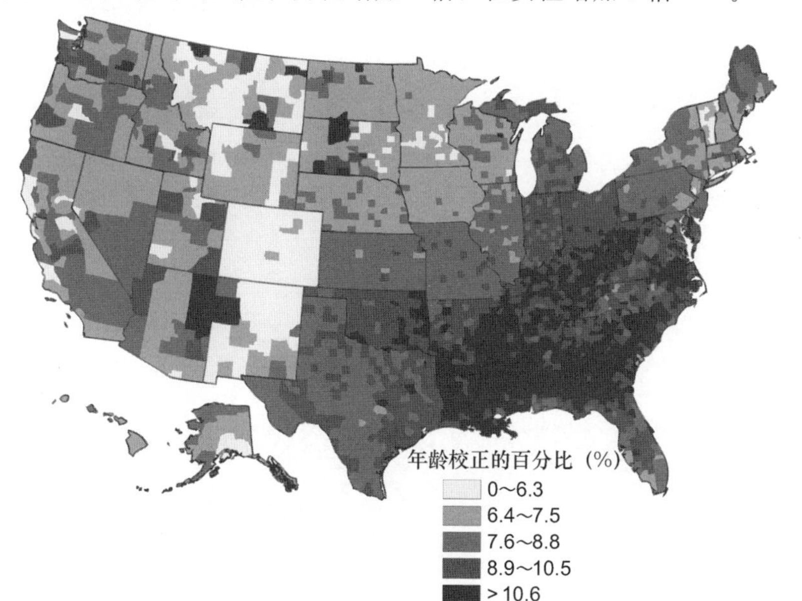

图 3.7　2008 年美国各县糖尿病的患病率[20]。来源：Adapted with permission from the Centers for Disease Control and Prevention.

糖尿病作为心力衰竭的危险因素，与慢性高血糖引起心肌、代谢和血管的改变有关[21]。心肌收缩功能正常的糖尿病患者，运动与左心室收缩力增加迟缓和交感神经支配损害有关[21]。肥胖和糖尿病在射血分数正常和降低的患者中都很常见[22]。≥65岁的糖尿病患者，发生心力衰竭预示着显著不良的预后。与无心力衰竭的糖尿病患者相比，心力衰竭的糖尿病患者死亡率更高（死亡率分别为3.7/100人-年 *vs*. 32.7/100人-年）[23]。

肥胖与心力衰竭

肥胖与糖尿病相关，但也与心力衰竭的发生独立相关（图3.8）[24]。基线体重的增加与随后发生的平均血糖值升高和心力衰竭发生频率增加相关（图3.9）[25]。

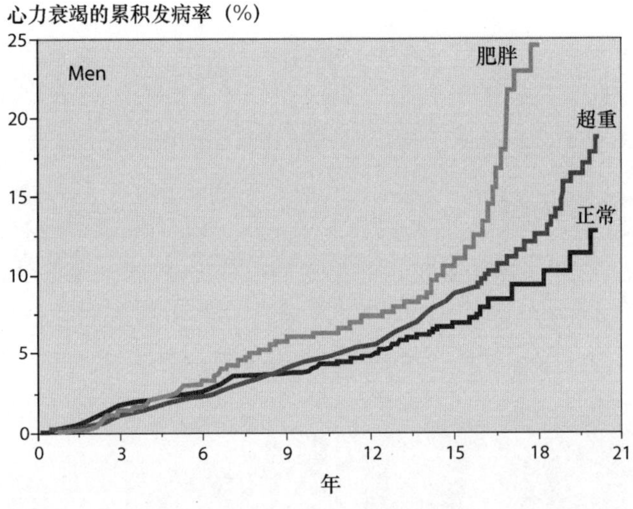

图3.8 在Framingham研究（n=2704）中，随着男性肥胖水平升高心力衰竭的发病率增加。心力衰竭在正常体重（BMI=18.5～24.9）、超重（BMI=25～29.9）和肥胖（BMI≥30）人群中的发病率分别为10.2%、14.2%和15.5%。女性中有相似的趋势。BMI，体重指数（kg/m^2）[24]。来源：Adapted with permission from Kenchaiah et al., *N Engl J Med*. 2002，347（5）：305-313.

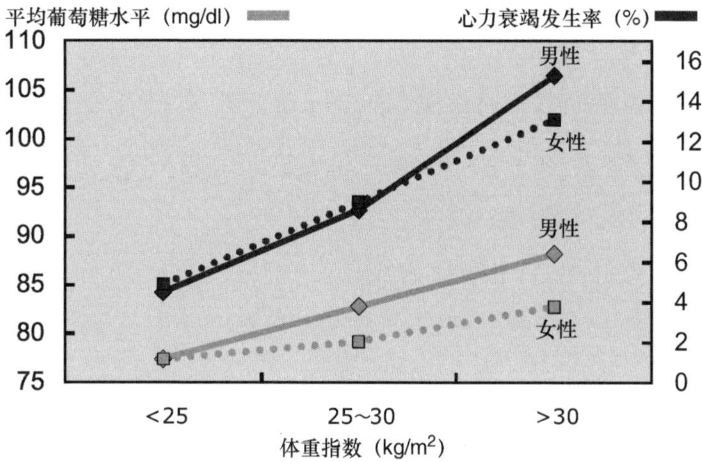

图 3.9　体重指数（BMI）与心力衰竭发生率的相关性。在（13±8）年的随访中，无糖尿病患者中基线 BMI 预测随后的血糖水平和心力衰竭发生率[25]。来源：Adapted with permission from Thrainsdottir et al.，*Eur J Heart Fail*. 2007，9（10）：1051-1057.

过去 20 多年里，肥胖定义为体重指数（BMI）≥30 kg/m^2，在美国肥胖的患病率已增加到 20%以上，并且在某些州超过 30%（图 3.10）[26]。这种现象并不局限于美国，最近的一项世界范围内研究表明，1980—2008 年间，平均 BMI 每 10 年增加 0.4 kg/m^2[27]。

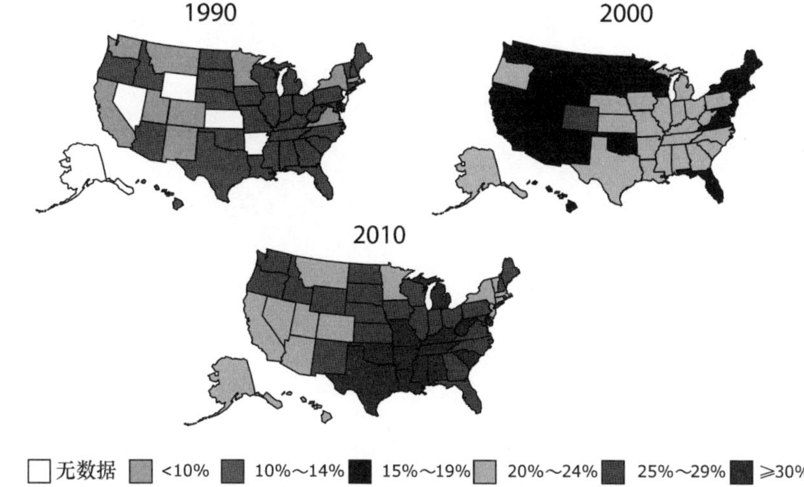

图 3.10（见书后彩图）　美国各州肥胖的患病率（%）。肥胖定义为 BMI＞30 kg/m^2。行为危险因素监测系统[26]。来源：Adapted with permission from the Centers for Disease Control and Prevention.

令人惊讶的是，心力衰竭发生后，体表面积增加预示着急性和慢性心力衰竭患者后期生存率良好[28-29]，被称为“肥胖悖论”。这种现象的原因还不是很清楚，脂肪组织的内分泌作用可能起到有益影响。另外，肥胖患者可能在心力衰竭自然病程的早期阶段就会出现心功能不全。

心力衰竭危险因素的管理目标

国家医疗保健机构已制订出心力衰竭相关危险因素的具体管理目标（表3.1）

表3.1 心力衰竭相关危险因素的管理目标[30]

危险因素	人群	治疗
高血压	高血压患者	<140/90 mmHg，取决于年龄（见正文） 限制钠的摄入（≤1500 mg/d）
糖尿病	参考美国糖尿病协会（ADA）指南[31]	
高脂血症	参照ACC/AHA血胆固醇治疗指南[32]	
缺乏运动	所有人	保持有氧运动20～30 min，每周3～5次
肥胖	BMI>30 kg/m²	基于证据的体重控制项目使BMI<30 kg/m²
过量饮酒	男性	限制饮酒每天1～2次，等量
	女性	限制饮酒每天1次，等量
	滥用乙醇倾向或有乙醇性心肌病	戒酒
吸烟	所有人	戒烟
维生素/矿物质缺乏	所有人	高钾、高钙饮食
不良饮食	所有人	每天4次以上的水果和蔬菜，每周1次以上的谷物早餐

（邓志会）

参考文献

1. Lee DS, Gona P, Vasan RS, et al. Relation of disease pathogenesis and risk factors to heart failure with preserved or reduced ejection fraction: insights from the framingham heart study of the national heart, lung, and blood institute. *Circulation.* 2009;119(24):3070-3077.
2. Roger VL, Go AS, Lloyd-Jones DM, et al. Heart disease and stroke statistics—2012 update: a report from the American Heart Association. *Circulation.* 2012;125(1): e2-e220.

3. *2011 National Diabetes Fact Sheet.* Centers for Disease Control and Prevention. 2011;1-12. Available from: http://www.cdc.gov/diabetes/pubs/factsheet11.htm.

4. Yancy CW, Jessup M, Bozkurt B, et al. 2013 ACCF/AHA Guideline for the Management of Heart Failure: a report of the American College of Cardiology Foundation/ American Heart Association Task Force on Practice Guidelines. *J Am Coll Cardiol.* 2013;62(16):e147-e239.

5. Gheorghiade M, Bonow RO. Chronic heart failure in the United States: a manifestation of coronary artery disease. *Circulation.* 1998;97(3):282-289.

6. Fang J, Shaw KM, Keenan NL. Prevalence of coronary heart disease—United States, 2006-2010. *MMWR Morb Mortal Wkly Rep.* 2011;60(40):1377-1381.

7. Jessup M, Abraham WT, Casey DE, et al. 2009 Focused update: ACCF/AHA Guidelines for the diagnosis and management of heart failure in adults: a report of the American College of Cardiology Foundation/American Heart Association Task Force on Practice Guidelines: developed in collaboration with the International Society for Heart and Lung Transplantation. *Circulation.* 2009;119(14):1977-2016.

8. Go AS, Mozaffarian D, Roger VL, et al. Heart disease and stroke statistics—2013 update: a report from the American Heart Association. *Circulation.* 2013;127(1): e6-e245.

9. Kjekshus J, Pedersen TR, Olsson AG, Faergeman O, Pyörälä K. The effects of simvastatin on the incidence of heart failure in patients with coronary heart disease. *J Card Fail.* 1997;3(4):249-254.

10. Huskey J, Lindenfeld J, Cook T, et al. Effect of simvastatin on kidney function loss in patients with coronary heart disease: findings from the Scandinavian Simvastatin Survival Study (4S). *Atherosclerosis.* 2009;205(1):202-206.

11. *Morbidity and Mortality: 2012 Chart Book on Cardiovascular, Lung, and Blood Diseases.* National Institutes of Health: National Heart Lung and Blood Institute. 2012.

12. Yoon SS, Ostchega Y, Louis T. Recent trends in the prevalence of high blood pressure and its treatment and control, 1999–2008. *NCHS Data Brief.* 2010;(48):1-8.

13. Kostis JB, Davis BR, Cutler J, et al. Prevention of heart failure by antihypertensive drug treatment in older persons with isolated systolic hypertension. SHEP Cooperative Research Group. *JAMA.* 1997;278(3):212-216.

14. The ALLHAT Officers and Coordinators for the ALLHAT Collaborative Research Group. Major outcomes in high-risk hypertensive patients randomized to angiotensin-converting enzyme inhibitor or calcium channel blocker vs diuretic: the Antihypertensive and Lipid-Lowering Treatment to Prevent Heart Attack Trial (ALLHAT). *JAMA.* 2002;288(23):2981-2997.

15. Piller LB, Baraniuk S, Simpson LM, et al. Long-term follow-up of participants with heart failure in the antihypertensive and lipid-lowering treatment to prevent heart attack trial (ALLHAT). *Circulation.* 2011;124(17):1811-1818.

16. James PA, Oparil S, Carter BL, et al. 2014 Evidence-based guideline for the management of high blood pressure in adults: Report from the panel members appointed to the Eighth Joint National Committee (JNC 8). *JAMA.* 2014;311(5):507-520.

17. Mancia G, Fagard R, Narkiewicz K, et al. 2013 ESH/ESC Guidelines for the management of arterial hypertension: the Task Force for the management of arterial hypertension of the European Society of Hypertension (ESH) and of the European Society of Cardiology (ESC). *J Hypertens.* 2013;31(7):1281-1357.

18. Horwich TB, Fonarow GC. Glucose, obesity, metabolic syndrome, and diabetes relevance to incidence of heart failure. *J Am Coll Cardiol.* 2010:55(4):283-293.

19. Nichols GA, Gullion CM, Koro CE, Ephross SA, Brown JB. The incidence of congestive heart failure in type 2 diabetes: an update. *Diabetes Care.* 2004;27(8):1879-1884.

20. *Prevalence and Trends Data: Nationwide (States and DC)—2008.* CDC: Behavioral Risk Factor Surveillance System 2008. 2008; Available from: http://apps.nccd.cdc.gov/brfss/page.asp?yr=2008&state=UB&cat=DB#DB

21. Scognamiglio R, Avogaro A, Casara D, et al. Myocardial dysfunction and adrenergic cardiac innervation in patients with insulin-dependent diabetes mellitus. *J Am Coll Cardiol.* 1998;31(2):404-412.

22. Pieske B. Heart failure with preserved ejection fraction—a growing epidemic or "The Emperor's New Clothes?" *Eur J Heart Fail.* 2011;13(1):11-13.

23. Bertoni AG, Hundley WG, Massing MW, Bonds DE, Burke GL, Goff DC Jr. Heart failure prevalence, incidence, and mortality in the elderly with diabetes. *Diabetes Care.* 2004;27(3):699-703.

24. Kenchaiah S, Evans JC, Levy D, et al. Obesity and the risk of heart failure. *N Engl J Med.* 2002;347(5):305-313.

25. Thrainsdottir IS, Aspelund T, Gudnason V, et al. Increasing glucose levels and BMI predict future heart failure experience from the Reykjavik Study. *Eur J Heart Fail.* 2007;9(10):1051-1057.

26. Prevalence and Trends Data. *CDC: Behavioral Risk Factor Surveillance System 2012.* Accessed January 9, 2012; Available from: http://www.cdc.gov/brfss/

27. Finucane MM, Stevens GA, Cowan MJ, et al. National, regional, and global trends in body-mass index since 1980: systematic analysis of health examination surveys and epidemiological studies with 960 country-years and 9.1 million participants. *Lancet.* 2011;377(9765):557-567.

28. Fonarow GC, Srikanthan P, Costanzo MR, Cintron GB, Lopatin M; ADHERE Scientific Advisory Committee and Investigators. An obesity paradox in acute heart failure: analysis of body mass index and inhospital mortality for 108,927 patients in the Acute Decompensated Heart Failure National Registry. *Am Heart J.* 2007;153(1):74-81.

29. Curtis JP, Selter JG, Wang Y, Rathore SS, et al. The obesity paradox: body mass index and outcomes in patients with heart failure. *Arch Intern Med.* 2005;165(1):55-61.

30. Heart Failure Society of America, Lindenfeld J, Albert NM, et al. HFSA 2010 Comprehensive Heart Failure Practice Guideline. *J Card Fail.* 2010;16(6): e1-e194.

31. National Diabetes Education Initiative. *American Diabetes Association (ADA) 2014 Guidelines.* 2014 Accessed April 16, 2014; Available from: http://www.ndei.org/ADA-2014-guidelines-diabetes-diagnosis-A1C-testing.aspx

32. Stone NJ, Robinson JG, Lichtenstein AH, et al. 2013 ACC/AHA Guideline on the Treatment of Blood Cholesterol to Reduce Atherosclerotic Cardiovascular Risk in Adults: A Report of the American College of Cardiology/American Heart Association Task Force on Practice Guidelines. *J Am Coll Cardiol.* 2014;63(25 Pt B): 2889-2934.

第四章

结构性心脏病及向心力衰竭 B、C和D期进展

要点快报

- 在心力衰竭各阶段，心脏和机体其他系统的结构、生化和功能异常持续进展。
- 心肌肌节蛋白不断更新。生化和机械信号可以调节心室重构（包括向心性和离心性肥大）的进展或消退。
- 对心脏功能损伤的神经体液反应最初是代偿性，如果损伤持续存在将转变成失代偿。
- SERCA2a 蛋白水平下降影响心肌细胞钙转运。
- 自噬、凋亡和坏死是细胞应激条件下影响细胞存活的三个过程。
- 基因突变可导致肥厚型、扩张型或限制型心肌病。少见的遗传性心肌病包括左心室心肌致密化不全和致心律失常性右心室心肌病。

DNA 既不关心也不知情，DNA 就是 DNA。我们跟着 DNA 的音乐起舞。

—Richard Dawkins，

River Out of Eden：A Darwinian View of Life[1]

心力衰竭的形态学改变

疾病的发生和发展是遗传易感性、环境和概率的综合结果。心脏原发性损伤后，机械负荷和神经体液信号异常共同参与心血管表型的继发性转变，表现为部分胎儿期基因表达重新开启。随着时间推移，调节心肌细胞收缩力和钙稳态的蛋白质在质和量上发生改变，引起心室收缩和舒张功能损伤。

心脏大小

早期结构性心脏损害发展为慢性心力衰竭伴随心脏质量和体积的增加（图 4.1）。虽然心脏质量和体积的增加主要是由于先前存在的心肌细胞增大造成，但心脏内源性和血液循环中外源性干细胞增殖也促进了这一过程的发展[2]。刺激生长因子决定了心肌肥大的不同表型（图 4.2）。与正常对照组和无心力衰竭的高血压患者相比，HF-pEF 患者左心室质量和室壁厚度平均增长 33%，但舒张末期左心室容积无变化[3]。与正常对照组相比，HF-rEF 患者左心室质量和舒张末期心室容积增加 2 倍[4]。

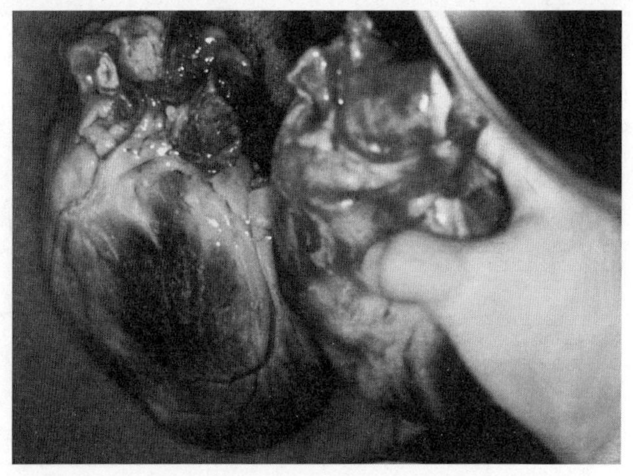

图 4.1（见书后彩图）　心脏大小。缺血性心肌病终末期心力衰竭患者的显著增大的心脏（左）与正常体积的移植供体心脏（右）

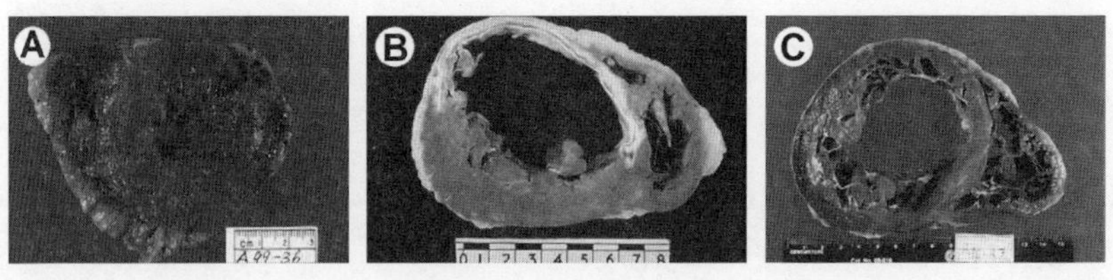

图 4.2（见书后彩图）　心力衰竭重塑的常见病理改变。尸检样本：**A.** 高血压性肥厚型心肌病；**B.** 扩张型缺血性心肌病；**C.** 扩张型非缺血性心肌病。A 图病理改变与 HF-pEF 相关，B 图和 C 图病理改变与 HF-rEF 相关[5]。来源：Adapted with permission from Konstam，*J Card Fail*. 2003，9（1）：1-3.

心室重构

心脏通常被看作结构稳定的机械组织泵，根据负荷条件或收缩状态的变化调节其性能。通过电子显微镜观察，重叠的肌节单位为不变的晶体样结构。事实上，心脏作为动态、不断更新的生物结构，其细胞内收缩相关特殊肌节蛋白处于持续组装和降解状态。通常，肌钙蛋白亚单位（T/I/C）半衰期为3～5 天，肌动蛋白和原肌球蛋白为 7～10 天，肌球蛋白为 5～8 天[6]。心脏的可塑性潜力巨大，所以在周期性机械运动时，心脏可根据机械和分子信号变化进行细胞和结构的调节。

心肌损伤可以改变心肌细胞的负荷和生化环境。无论是内分泌（来自于外部）、旁分泌（作用于邻近细胞）、自分泌（作用于相同细胞）还是胞分泌（作用在同一细胞而无细胞外的分泌）的生化信号，均参与随后的系列生物学反应[7]。在其他组织中，这些介质重启胎儿期基因转录和翻译[8]。随着时间推移，心脏形态特征变化对心室充盈或射血均产生不同影响（图 4.2）。

细胞增殖、凋亡、肥大、萎缩可以改变心脏的物理特性，这一过程称为心室重构[8]。最初重构可能是心肌异常的修复性反应，但如果重构持续存在，最终可导致心功能不全。这种现象的机制还未完全阐明，相对由常见病因（如冠心病和高血压）引起的持续性心功能障碍机制的深入研究而言，对短暂的细胞应激反应机制的研究较局限。这种悖论可以用有限的机制来解释，即能够对短暂的细胞应激做出反应。目前还没有涉及由冠心病和高血压引起的持续性心功能障碍机制方面的研究。

非适应性肥大的模式

心室功能不全发生的部分原因是由非适应性肥大引起。左心室负荷和细胞外环境均参与心室重构过程，由此产生两种类型的心脏肥大。

向心性肥大和离心性肥大

> **相对室壁厚度**
>
> 左心室壁厚度与舒张末期左心室内腔直径之比

正常情况左心室为椭圆形或橄榄形腔室，舒张末期室壁厚度≤11 mm，直径≤56 mm。收缩时，室壁增厚并射血，左心室底部（包括二尖瓣和主动脉瓣）均移向相对固定的顶点[9]。心室充盈早期，超声心动图测量左心室底部复位移动可进行舒张功能评估（第 7 章，图 7.3）。

向心性肥大

长期左心室收缩压升高（如高血压或主动脉瓣狭窄）可引起向心性肥大。此时，舒张末期室壁厚度和相对室壁厚度（左心室壁厚度与舒张末期左心室内腔直径之比）增加[10]。根据 Laplace 方程导出室壁厚度的增加导致收缩末期后负荷壁应力（压力×半径/室壁厚度）降低，这意味着早期射血分数和每搏量可能会保持稳定。长期压力超负荷导致左心室扩张，形成离心性肥大，射血分数和每搏量下降（图 4.3）。

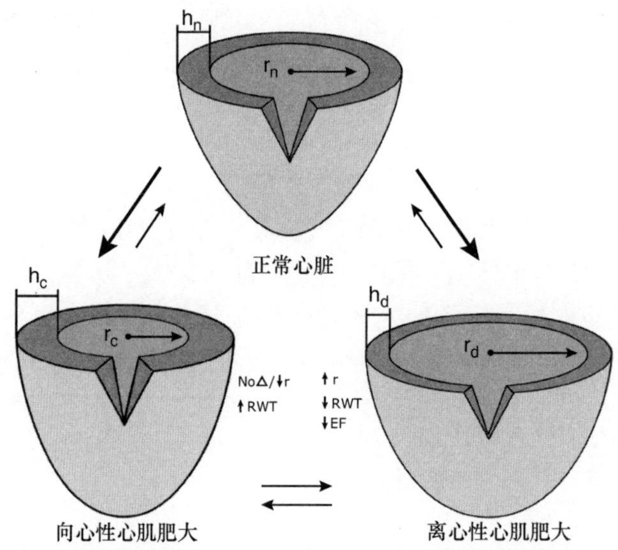

图 4.3　向心性和离心性心肌肥大。缩写：r，室腔半径；h，室壁厚度；σ，室壁应力（力/肌肉面积）；EF，射血分数；RWT，相对室壁厚度[11]。来源：Adapted with permission from Jaski BE, *Basics of Heart Failure*. Springer Science＋Business Media B. V.；2000：61.

离心性肥大（左心室扩张）

心肌损伤（如心肌梗死、遗传性心肌病或心肌炎）、慢性容量超负荷（如三尖瓣或二尖瓣关闭不全）或向心性肥大失代偿时可发生离心性肥大（图 4.3）。例如，原发心肌梗死后，通过 Frank-Starling 机制被动拉伸的心肌有助于稳定每搏量。梗死部位纤维化，并变薄、变长，进一步增加心脏尺寸（图 4.4）[10]。最后，室壁应力增加和神经内分泌激活，影响心肌梗死区和非梗死区心室重构，室腔尺寸增加，相对室壁厚度降低，射血分数降低。

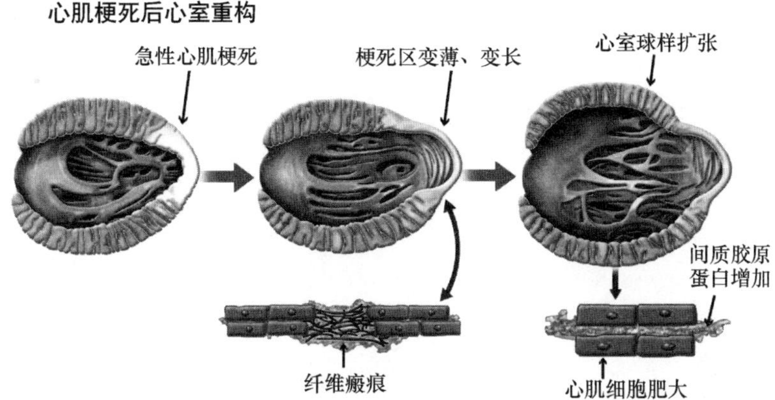

图 4.4 心肌梗死后左心室重构示意图。早期阶段（中图）特点为心肌梗死区内纤维瘢痕变薄、变长。随后，神经内分泌激活和收缩期室壁应力的增加导致弥漫性心肌细胞肥大伴凋亡增加（未显示）和间质胶原蛋白增多，引起左心室扩张，从椭圆形过渡到球形结构（右图）[10]。来源：Adapted with permission from Konstam et al. *JACC*：*Cardiovasc Imaging*. 2011，4（1）：98-108.

负荷条件和心肌细胞表型

1975 年，Grossman 及其同事提出假说：收缩期或舒张期室壁应力的增加可引起向心性或离心性（扩张）肥大（图 4.5）[12]。从此，该调控通路的分子机制及组成得到确认。一个机制涉及可变形肌节蛋白磷酸化水平的差异与应力方向有关[13]。其他与心肌肥大发展有关的分子信号包括跨肌节蛋白肌联蛋白（titin）的伸缩和局部生长因子的释放[14]。

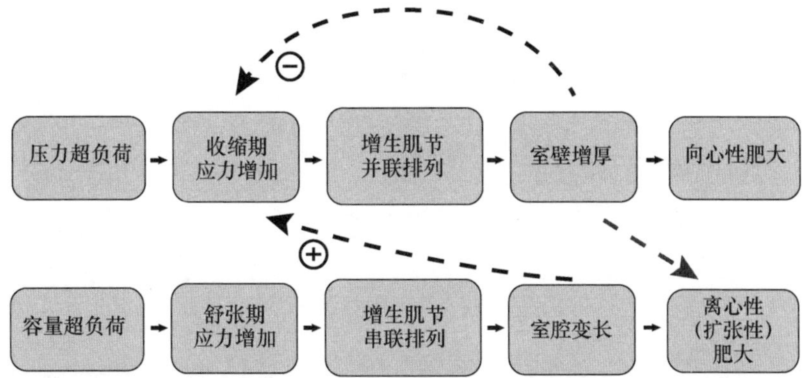

图 4.5 负荷状态和肌节生长模式。图示室壁应力增加引起向心性与离心性（扩张）肥大的假设机制。假设认为压力和容量超负荷时，心脏能够分别“检测”收缩期和舒张期室壁应力，并选择性地以并联或串联方式加入新的肌节，使室壁应力恢复至正常水平。如果压力超负荷长期存在，最终可导致离心性肥大[12]。来源：Adapted with permission from Grossman W et al. *J Clin Invest*，1975，56（1）：56-64.

细胞外环境

细胞外环境为心肌和非心肌细胞提供支持，同时参与心肌和非心肌细胞的分化[15]。细胞内成分变化的同时，细胞外基质修饰[16]也参与心室重构（图 4.6）。缺血性或非缺血性损伤后，包括胶原蛋白[17]和纤连蛋白[18]在内的纤维蛋白沉积增加，进一步调整了左心室重构的力学特性。

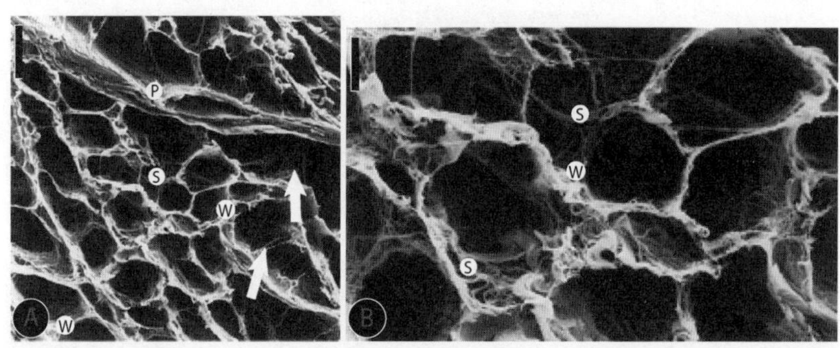

图 4.6　结构类似蜂窝的人心脏结缔组织骨架。肌束膜（P）包裹心肌细胞束。作为肌束膜的树枝状末端，肌内膜组织（W）支持和连接单个细胞，并通过横向支撑物（S）连接相邻心肌细胞。胶原蛋白支撑物还连接心肌细胞和间质微血管（下箭头）或肌束膜（上箭头）。A 图：低倍镜×1415、比例尺＝20 μm；B 图：高倍镜×2830，比例尺＝10 μm[19]。来源：Adapted with permission from Rossi MA et al. *Circulation*. 1998，97（9）：934-935.

神经体液循环反应

复杂的神经体液反应促进非适应性心室重构，同时对心脏损伤引起的循环变化有放大作用。

急性与慢性神经体液反应

对于循环血容量减少（如出血）引起的急性灌注量降低和低血压，钠潴留和血管收缩的调节有利于保持机体稳态（表 4.1）。然而，这些反应可能促进慢性心功能不全的发展，并进一步引起恶化，成为治疗靶点[20]。

表 4.1　心功能受损的神经体液反应以及对循环的影响[20]

反应	短期效应	长期效应
钠水潴留	前负荷增加	肺充血、水肿（全身性水肿）
血管收缩	保持重要器官（心和脑）的灌注压	加重心脏泵功能障碍（后负荷超量、增加心肌能量消耗）
交感神经激活	增加心率和心肌收缩性	增加心肌能量消耗

不良心脏重构的神经体液介质

急性心肌梗死或病毒性心肌炎等原发性心肌损伤后，心脏泵功能衰竭的症状可立即出现，液体潴留数天后出现，或非适应性心室重构数月至数年后出现。神经体液介质（如血管收缩剂或钠水潴留介质）若长期存在，可作为生长因子，促使心室肥大恶化（图 4.7）。

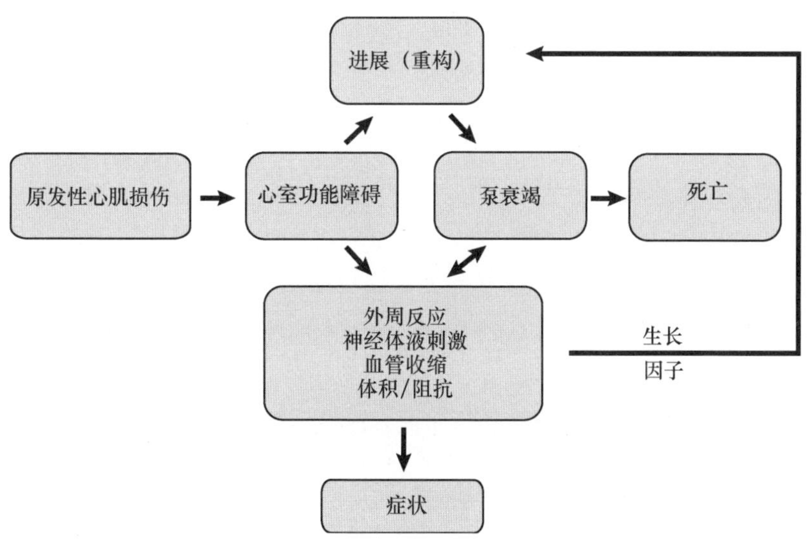

图 4.7　不良心脏重构级联反应。心力衰竭时，神经激素和细胞因子对心脏和全身血管的影响[11]。来源：Adapted with permission from Jaski BE, *Basics of Heart Failure*. Springer Science+Business Media B, V；2000：45.

血浆去甲肾上腺素预测预后

神经体液系统激活预示心力衰竭患者的预后不良。在 VA 心力衰竭试验中，血液循环中去甲肾上腺素（交感神经系统主要的神经递质）水平可以作为慢性充血性心力衰竭患者最显著的存活预测因子（图 4.8）[21]。

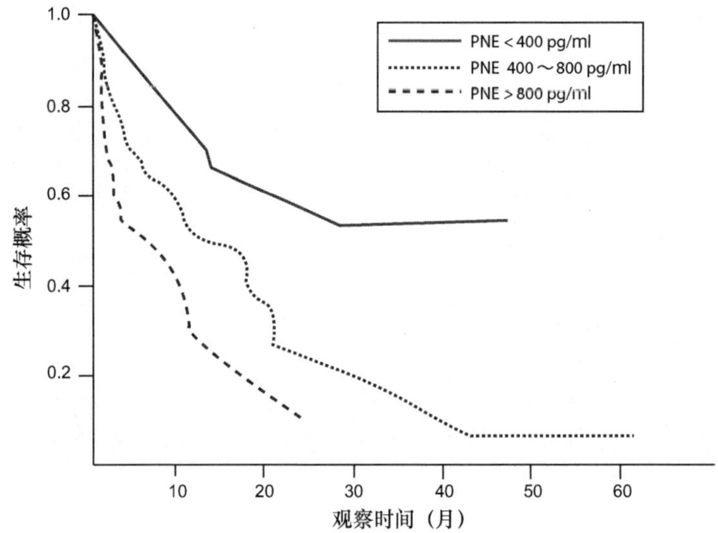

图 4.8 血浆去甲肾上腺素（plasma norepinephrine，PNE）水平和心力衰竭生存率。 VA 心力衰竭试验（106 名受试者）表明，PNE 基线水平增加预示患者逐步恶化。三个 Kaplan-Meier 生存曲线（如上所示）差异有统计学意义[21]。来源：Adapted with permission from Cohn et al. *N Engl J Med*. 1984，311（13）：819-823.

多种神经体液机制可能在心脏功能受损时激活。Cournot 等发现，出院前脑钠尿肽（BNP）水平≥360 pg/ml，并且入院和出院水平下降<50%的患者复发率较高（图 4.9）[22]。正如神经体液系统激活提示较差的预后，阻断神经激素介质可以改善预后[23-24]。

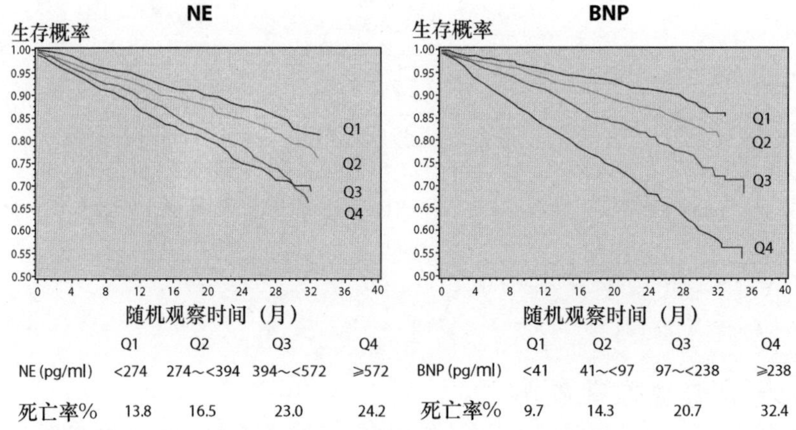

	Q1	Q2	Q3	Q4
NE (pg/ml)	<274	274～<394	394～<572	≥572
死亡率%	13.8	16.5	23.0	24.2

	Q1	Q2	Q3	Q4
BNP (pg/ml)	<41	41～<97	97～<238	≥238
死亡率%	9.7	14.3	20.7	32.4

图 4.9 神经激素水平和心力衰竭患者死亡率。 住院患者脑钠尿肽（BNP）和去甲肾上腺素（NE）水平在预测心力衰竭患者死亡率方面的比较。与 NE 相比，BNP 与心力衰竭发病率和死亡率的相关性更强（$P<0.0001$）。这些患者中，BNP 被看作神经内分泌激活的生物标志物[25]。来源：Adapted with permission from Anand et al. *Circulation*. 2003，107（9）：1278-1283.

醛固酮实例

除了介导远端肾小管钠的重吸收，存在于心肌成纤维细胞的醛固酮受体也参与心肌纤维化[26]。心力衰竭时颈动脉压力感受器的激活反应受抑制也有醛固酮参与[27]。醛固酮阻断对 ST2（一种肌细胞壁应激的循环生物标志物）水平增高的患者可能更有益（见第 2 章，图 2.17）。醛固酮受体阻断药螺内酯或依普利酮可改善心力衰竭患者的生存率，表明其可以减弱醛固酮综合效应（见第 8 章）[29-31]。

心力衰竭发展的细胞内机制

细胞内机制也决定了心力衰竭的进展，包括心肌应激的化学副产物作用于肌质网和线粒体，影响钙的摄取和释放。

肌质网和钙离子交换

人和实验动物心力衰竭模型均会出现肌质网功能缺陷，肌质网功能缺陷又可导致细胞内钙离子转运障碍[32]。从细胞质中摄取钙进入肌质网的主要酶为肌质网钙 ATP 酶 2a（SERCA2a）（图 4.10）。

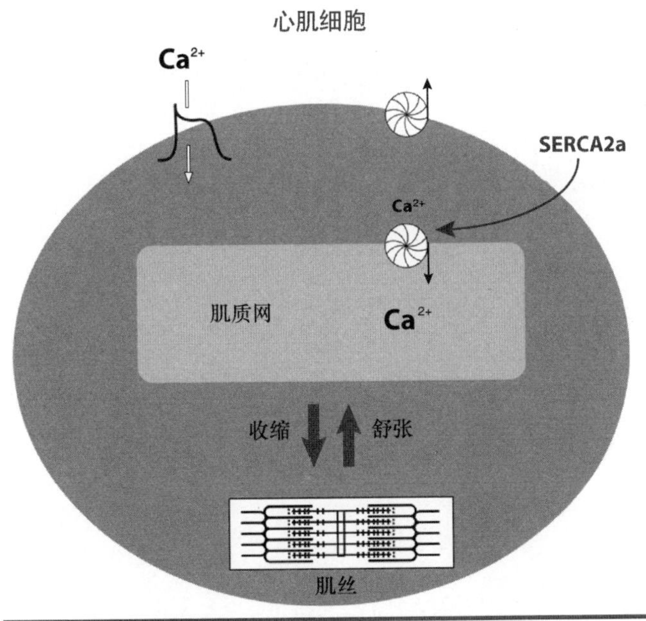

图 4.10　SERCA2a 在心肌细胞作用的示意图[11]。来源：Adapted with permission from Jaski BE, *Basics of Heart Failure*. Springer Science + Business Media B. V., 2000: 73.

各种病因引起的心力衰竭，SERCA2a 表达均下降（图 4.11）[33]。SERCA2a 活化因子受磷蛋白（phospholamban）的磷酸化降低，进一步降低了 SERCA2a 的活性[34]。细胞钙泵障碍导致舒张期细胞质钙水平增高，而收缩期细胞质钙水平降低。钙离子浓度决定了整个心动周期中肌动蛋白和肌球蛋白机械力的产生，因此这些缺陷同时引起心脏舒张和收缩功能障碍（图 4.11）[34]。

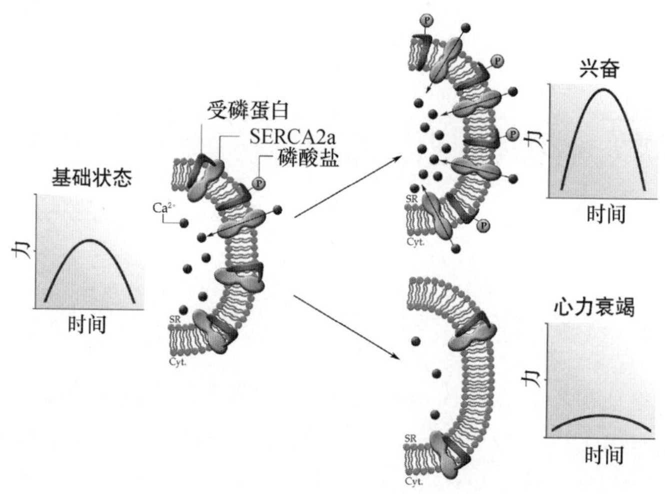

图 4.11　受磷蛋白磷酸化和心肌力。 基础状态下，未磷酸化的受磷蛋白结合并抑制肌质网钙 ATP 酶 2a（SERCA2a）。心肌兴奋时（右上图），磷酸化的受磷蛋白与 SERCA2a 分离，并使 SERCA2a 介导的 Ca^{2+} 向肌质网内转运增强。心力衰竭时，SERCA2a 蛋白的表达和受磷蛋白磷酸化均下降（右下图），导致 SERCA2a 转运 Ca^{2+} 活性降低。缩写：SR，肌质网；Cyt，细胞质[34]。来源：Adapted with permission from MacLennan & Kranias，*Nat Rev Molec Cell Biol*. 2003，4（7）：566-577.

儿茶酚胺相关的蛋白因子

心力衰竭发展过程中，细胞内多个系统可促进心肌不良重构[35]，包括心肌儿茶酚胺信号级联的多个组分调节障碍，如β-肾上腺素能受体、β-肾上腺素能受体激酶（BARK）和磷酸激酶 A（PKA）。目前药物作用靶点是影响细胞外去甲肾上腺素与细胞膜受体的结合。未来的治疗可能针对具体的细胞内通路和其他神经体液系统，以优化逆转心肌重构效应[36]。

线粒体途径影响心肌细胞的存活

不同程度的应激（缺氧、炎症、机械超负荷）条件下，心肌细胞表现出不同程度的自噬、凋亡和坏死（图 4.12）[37-41]。每个过程都对细胞生存和死亡平衡产生影响，并对心脏重构发挥作用。亚细胞水平线粒体的分子活动，如通透性转换孔（permeability transition pore，mPTP）的开放，影响以上三种细胞进程。细胞凋亡和坏死导致细胞不可逆损伤，而自噬（至少在最初）可作为细胞生存的保护机制。

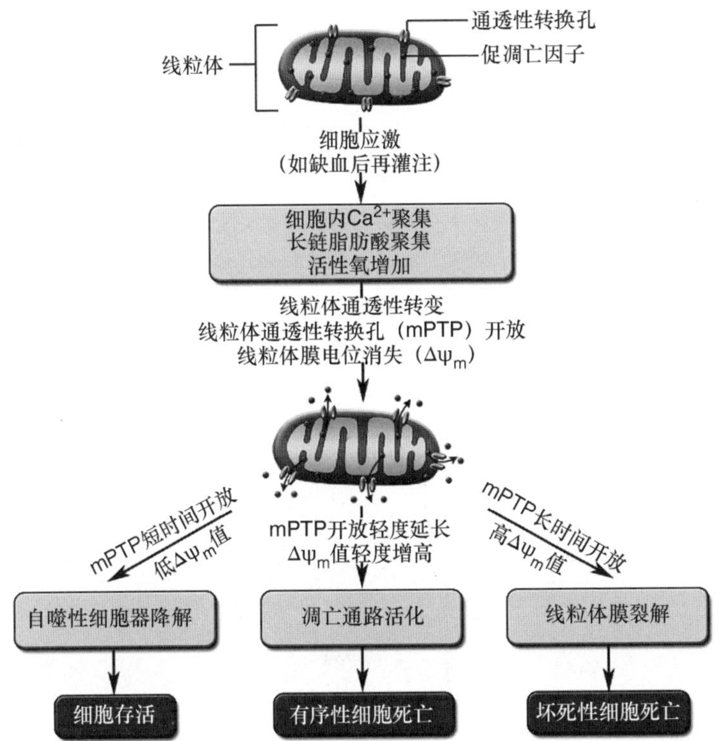

图 4.12 心肌细胞应激反应时线粒体的作用机制。应激诱导因素作用下通透性转换孔（mPTP）开放，蛋白质和离子从线粒体内腔漏出进入细胞质。mPTP 孔隙开放增大也可导致线粒体跨膜电位的变化和高级形式的细胞死亡。最初，细胞试图通过自噬消化去吞噬受损的线粒体而促进细胞存活。当细胞质中自身线粒体成分堆积到一定水平，细胞凋亡途径被激活，从而启动细胞凋亡的细胞死亡过程。如果线粒体膜破裂，线粒体裂解，最终导致无序的坏死性细胞死亡，细胞膜电位消失[41]。来源：Adapted with permission from Nishida et al. *Circ Res*. 2008，103（4）：343-351.

细胞自噬

缺血性应激过程中，细胞自噬（来源于希腊语“auto”和“phagein”，分别意味着“自”和“吃”）试图通过隔离细胞内成分而保持稳态[42]。回收变性蛋白质和受损细胞器可以为新合成的蛋白质提供氨基酸，并减少氧自由基引起的应激（图 4.13）[43]。虽然可能避免心肌细胞严重损伤如心肌缺血[44]，但连续和持续的自噬途径激活可因自噬体堆积过多而导致细胞死亡（图 4.14）[43]。

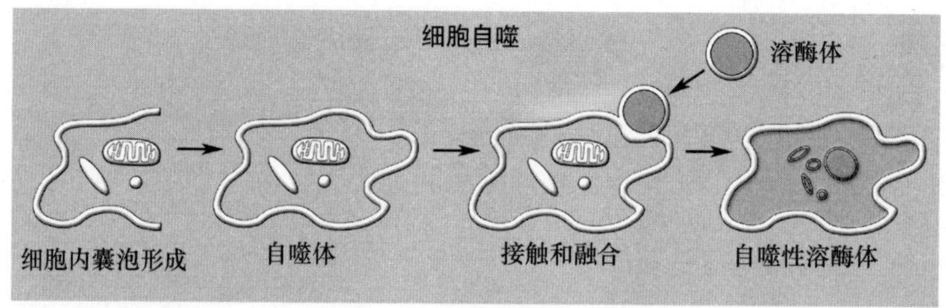

图 4.13 细胞自噬机制。自噬起始于细胞质内隔离膜的形成。囊泡延伸，包裹和隔离胞质成分如蛋白质和细胞器，形成自噬体。自噬体与溶酶体融合形成自噬性溶酶体，降解其所包裹的内容物为细胞所用[41]。来源：Adapted with permission from Nishida et al. *Circ Res*. 2008，103（4）：343-351.

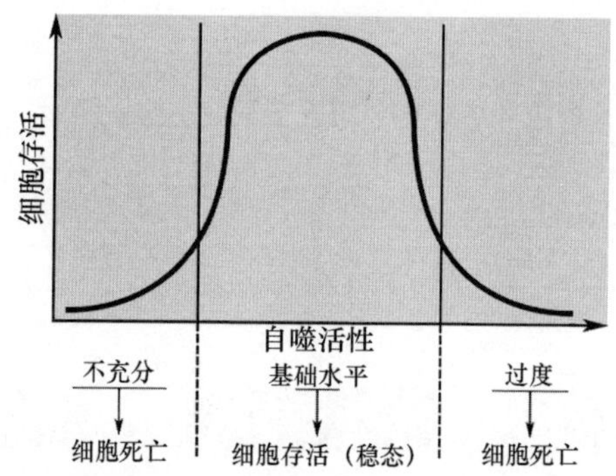

图 4.14 细胞自噬活性与细胞存活。基础水平的自噬活性促进细胞存活，而自噬活性不足或过量均可导致细胞死亡[41]。来源：Adapted with permission from Nishida et al.，*Circ Res*. 2008，103（4）：343-351.

细胞凋亡和坏死

细胞凋亡来自希腊语（有堕落、死亡之意），是受高度调节、有序的程序性细胞死亡过程[42,45]。针对中等水平的细胞应激，心肌细胞发生凋亡性细胞死亡，表现为细胞皱缩和染色体 DNA 有序断裂（图 4.15）。细胞成分和 DNA 片段被包裹成膜样凋亡小体，随后被周围的巨噬细胞和中性粒细胞吞噬。

细胞凋亡可使周围组织炎症反应最小化[46-47]。心肌细胞凋亡可通过降低心肌细胞收缩数量、减少非心肌细胞和适应不良心室重构促进充血性心力衰竭的发展[48]。利用转基因小鼠模型，Wencker 及其同事发现心肌细胞凋亡率轻度增加即可引起心脏肥大；同时，在这些模型中抑制细胞凋亡可防止心脏扩张和收缩功能障碍[46]。

相对于细胞凋亡，坏死是无序的细胞死亡过程，并伴随着严重应激引起的炎症反应，如心肌梗死。缺血诱导因子（如细胞内钙离子、长链脂肪酸和活性氧增加）可以诱导线粒体膜通透性改变，引发细胞凋亡或坏死性细胞死亡（图 4.15）。具体过程取决于线粒体膜电位消失、线粒体内组分和其他因素引起的线粒体功能障碍程度[38]。

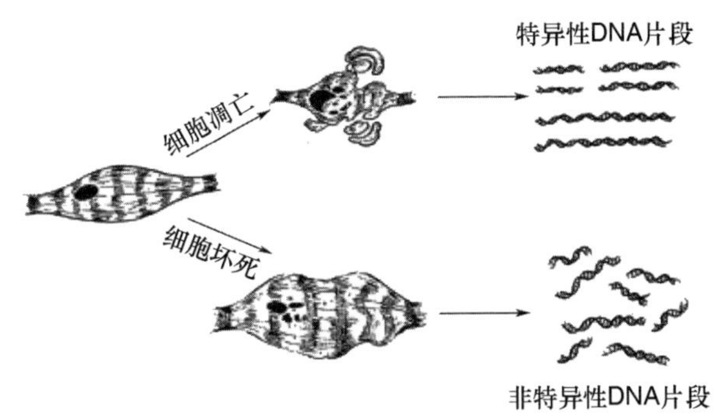

图 4.15　凋亡和坏死的细胞变化比较。凋亡性细胞死亡以细胞皱缩、有序的 DNA 碎片和包裹细胞内成分的囊泡为特点，囊泡以"质膜出胞"的形式脱离细胞。相比之下，坏死性细胞死亡表现为因细胞膜完整性破坏导致的细胞肿胀和溶解，细胞成分未被膜包裹，未形成碎片，周围组织有炎症反应[45]。来源：Adapted with permission from Khoynezhad et al. *Tex Heart Inst J*. 2007，34（3）：352-359.

心力衰竭的基因突变

已知心力衰竭具有遗传学基础（图 4.16）。然而，遗传因素对心脏结构和功能的影响非常复杂（图 4.17）。单个基因中不同的核苷酸替换可能会导致相似或不同的临床表型[49-50]。例如，肥厚型心肌病（hypertrophic cardiomyopathy，HCM）相关的 9 个基因中，发现的基因突变超过 400 个[51]。其他遗传、表观遗传和环境因素可以进一步调节基因型和表型之间的关系，导致与已知基因突变不同的外显率。因此，具有相同核苷酸基因突变的家庭成员可能会表现出不同的临床表型。因此，不能简单地通过鉴定与特定疾病状态相关的基因指导患者治疗。然而，一旦受累家庭中异常基因确定，它可能作为标志物以确定受累家庭成员的其他表型特征。

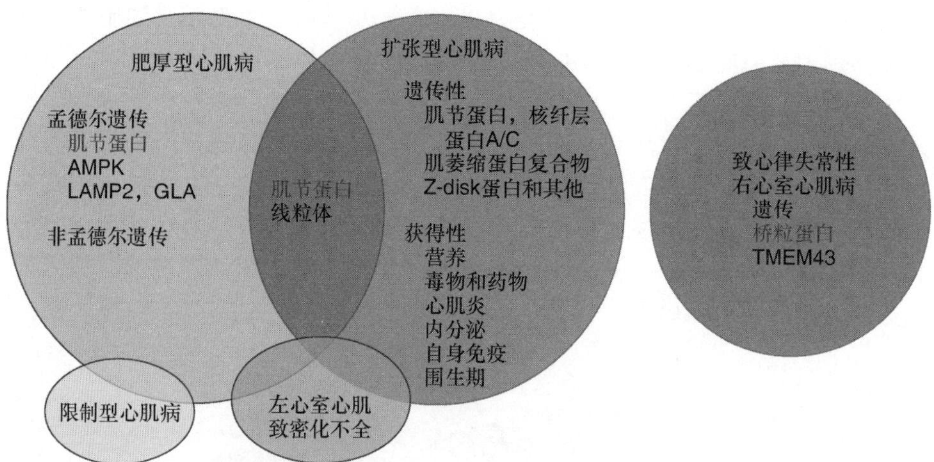

图 4.16 遗传性心肌病和遗传学基础。红色标记的基因类型表示突变最常见的位置。缩写：AMPK，AMP激活的蛋白激酶；GLA，α-半乳糖苷酶A；LAMP2，溶酶体相关膜蛋白2；TMEM43，跨膜蛋白43[51]。来源：Adapted with permission from Watkins et al. *N Engl J Med*. 2011，364（17）：1643-1656.

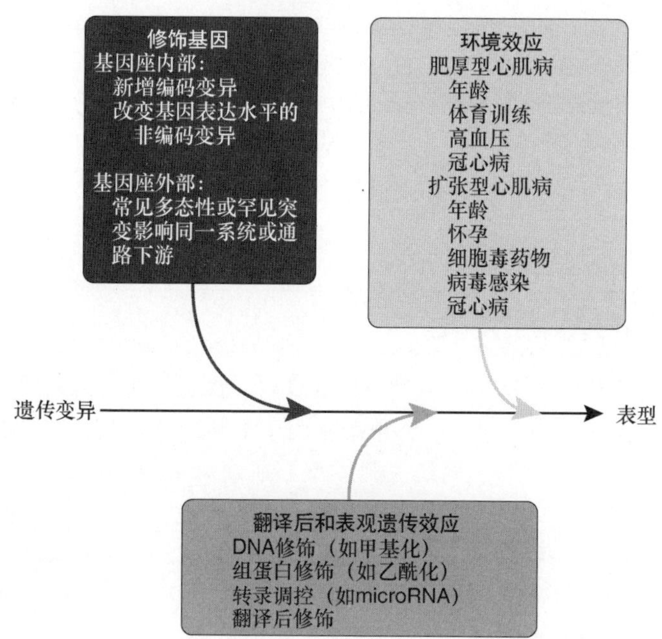

图 4.17 基因型与表型的关系与许多复杂因素有关，包括遗传突变、分子反应和环境效应[51]。来源：Adapted with permission from Watkins H et al. *N Engl J Med*. 2011，364（17）：1643-1656.

肥厚型心肌病

肥厚型心肌病（HCM），又称为“肌节病”，通常源于特定的肌节蛋白基因突变，引起心肌能量利用增加（图 4.18）[51]。肥厚型心肌病患者可出现局部（尤其是间隔）或广泛性左心室肥厚（见第 7 章）。由线粒体缺陷和心脏能量传感装置基因突变引起相似的左心室形态改变并不常见。肌节蛋白的基因突变为常染色体显性遗传，外显率较高，携带此基因突变的患者患肥厚型心肌病的终身风险超过 95％[52]。

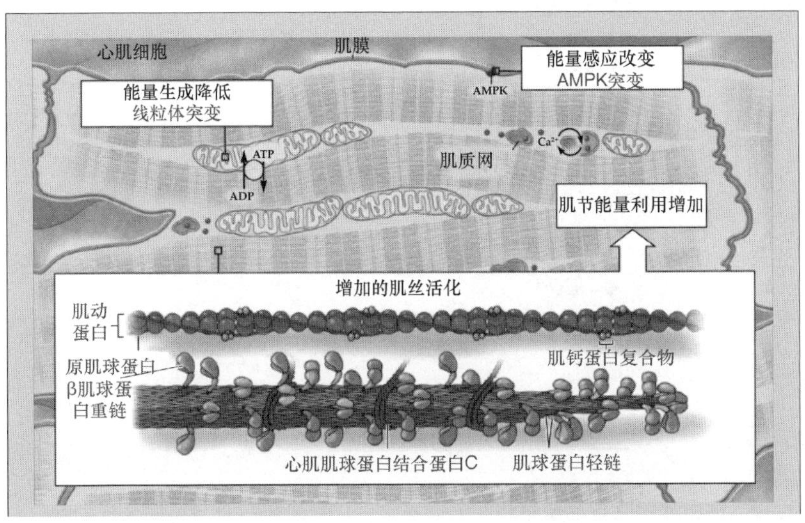

图 4.18　肥厚型心肌病。细胞示意图提示受肥厚型心肌病相关遗传异常影响的区域[51]。来源：Adapted with permission from Watkins et al. *N Engl J Med*. 2011，364（17）：1643-1656.

家族性扩张型心肌病

家族性非缺血性扩张型心肌病特征为左心室扩张和收缩功能障碍，突变的基因包括肌节蛋白和非肌节蛋白基因（图 4.19）。肌节蛋白基因突变机制不同于肥厚型心肌病，涉及肌丝活化下降[53]。非肌节蛋白基因突变有不同的分子机制，包括细胞结构完整性缺失导致心肌细胞损伤。当一个家庭有多个成员确诊心肌病，受累的家庭成员遗传模式可能为：常染色体显性或隐性遗传、X 或 Y 连锁遗传，或线粒体遗传（图 4.20）。

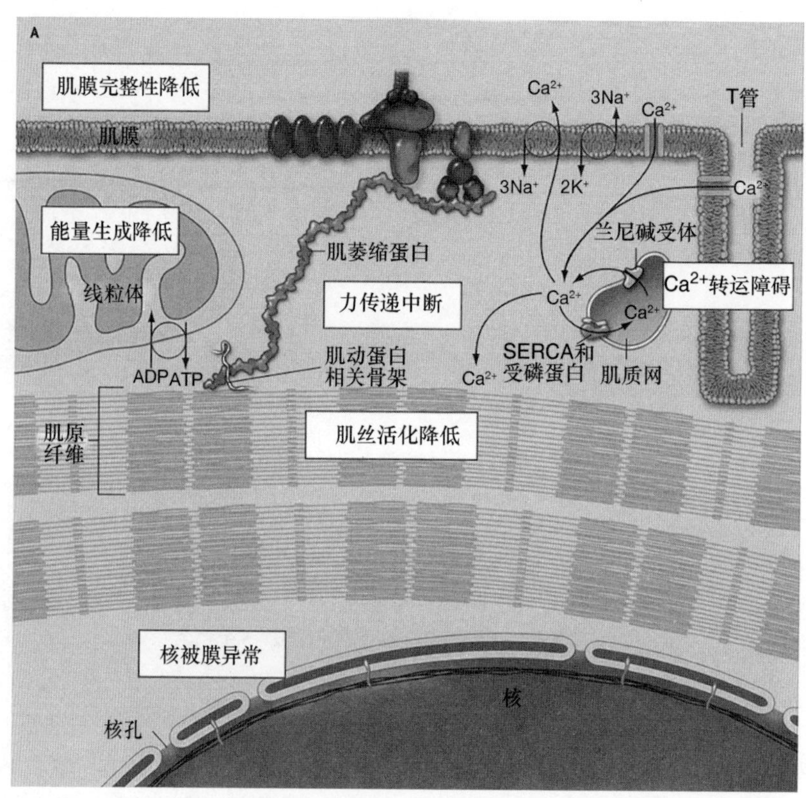

图 4.19　家族性扩张型心肌病相关基因异常。 示意图显示受一些家族性扩张型心肌病基因异常影响的分子机制[51]。来源：Adapted with permission from Watkins et al. *N Engl J Med*. 2011，364（17）：1643-1656.

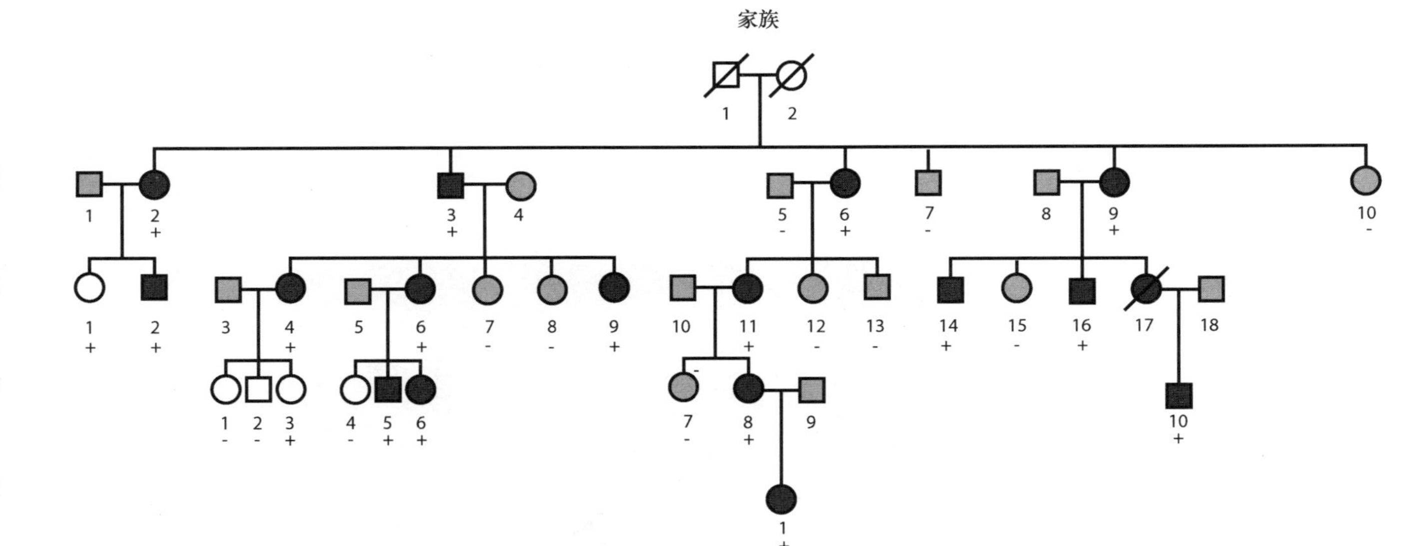

图 4.20　遗传家系图谱示例。常染色体显性遗传 β 肌球蛋白重链基因突变的家族性扩张型心肌病。符号：方框(□)代表男性，圆(○)代表女性，有斜杠(/)的符号代表已死亡，黑色代表患病成员，灰色代表正常成员，白色代表未做诊断成员[53]。来源：Adapted with permission from Kamisago et al. *N Engl J Med*. 2000,343(23):1688-1696.

其他遗传性心肌病

限制型心肌病（restrictive cardiomyopathy，RCM）在家族性心肌病中最少见。限制型心肌病的特征是舒张功能障碍，心室腔和收缩功能正常，心房扩张。常见室壁厚度轻度增加，与肥厚型心肌病的表型相似。

左心室心肌致密化不全，又称海绵状心肌病，是由于心脏发育过程中，基因突变导致心肌小梁向心室肌致密化转化失败而引起[54]。超声心动图或心脏磁共振成像（MRI）显示心内膜小梁厚度是致密的心外膜室壁厚度的 2 倍以上，即可诊断为左心室心肌致密化不全（图 4.21）。通常患者无症状，但可发展为心力衰竭、心律失常、血栓栓塞以及心脏性猝死[55]。这种心肌病可表现为 HF-pEF 或 HF-rEF。

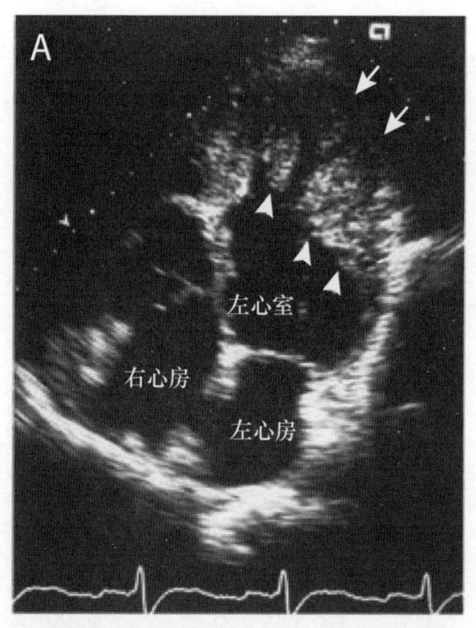

图 4.21　心肌致密化不全。超声心动图显示明显的顶部心肌小梁和凹槽（无尾箭头）。注意薄层心外膜层（箭头）。缩写：RA，右心房；LV，左心室；LA，左心房[55]。来源：Adapted with permission from Oechslin et al. *J Am Coll Cardiol*. 2000，36（2）：493-500.

致心律失常性右心室心肌病是一种不同类型的心肌病，表现为室性心动过速、左心室功能不全，偶尔表现为右心室明显扩张。该病明确诊断后，患者可进行埋藏式心脏复律除颤器（ICD）评估[51]。对于无心脏起搏器或 ICD 患者，磁共振成像适合检测形态学及组织特征变化。超声心动图对于这种心肌病的检测和监测也很有帮助。极少数情况，严重的右心衰竭需要进行心脏移植。

表观遗传学

表观遗传效应包括 DNA、RNA 或相关组蛋白潜在的遗传性生物化学修饰，不包括核苷酸序列的变化。这些化学变化，如特定位点的 DNA 甲基化和组蛋白乙酰化，可能会引起不同的基因表达（图 4.22）。基因表达中的这些修饰可由包括饮食在内的环境因素变化引起[56]，通常认为其存在时间长于一般转录因子结合过程，但比核苷酸序列发生突变的时间短。例如，正常与终末期心肌病组织中，人类心肌细胞的基因组显示出不同的甲基化谱，这些区域与调控转录增加或减少的特异性位点相关[57]。

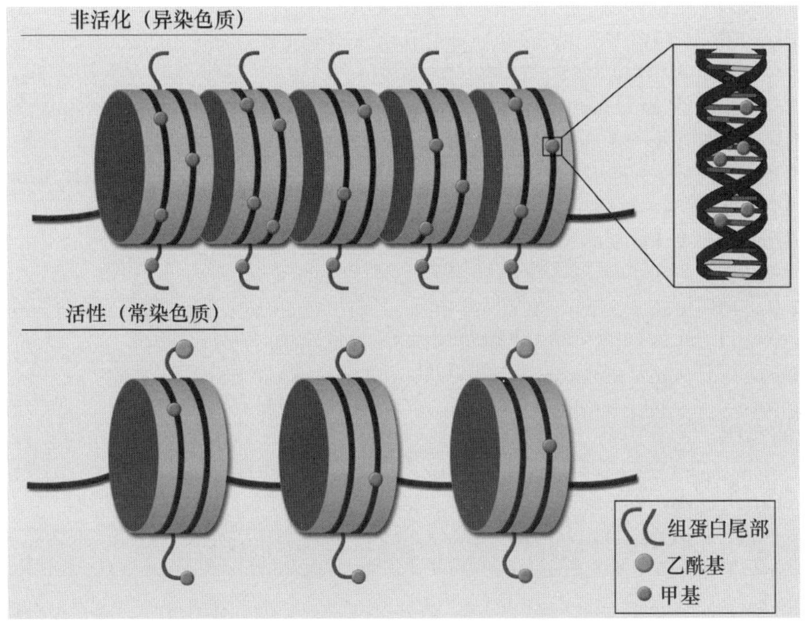

图 4.22　表观遗传学修饰示例。 DNA 相关组蛋白的乙酰化或 DNA 胞嘧啶残基的甲基化影响着 DNA 向 RNA 的转录

（邓志会　李春峰）

参考文献

1. Dawkins R. *River Out of Eden: A Darwinian View of Life.* Science masters series. New York, NY: Basic Books; 1995: 172.
2. Leri A, Kajstura J, Anversa P. Role of cardiac stem cells in cardiac pathophysiology: a paradigm shift in human myocardial biology. *Circ Res.* 2011;109(8):941-961.

3. Mohammed SF, et al. Comorbidity and ventricular and vascular structure and function in heart failure with preserved ejection fraction: a community-based study. *Circ Heart Fail.* 2012;5(6):710-719.
4. Popescu BA, et al. Left ventricular remodelling and torsional dynamics in dilated cardiomyopathy: reversed apical rotation as a marker of disease severity. *Eur J Heart Fail.* 2009;11(10):945-951.
5. Konstam MA. "Systolic and diastolic dysfunction" in heart failure? Time for a new paradigm. *J Card Fail.* 2003;9(1):1-3.
6. Willis MS, et al. Build it up-tear it down: protein quality control in the cardiac sarcomere. *Cardiovasc Res.* 2009;81(3):439-448.
7. Lionetti V, et al. Control of autocrine and paracrine myocardial signals: an emerging therapeutic strategy in heart failure. *Heart Fail Rev.* 2010;15(6):531-542.
8. Mann DL,Bristow MR. Mechanisms and models in heart failure: the biomechanical model and beyond. *Circulation.* 2005;111(21):2837-2849.
9. Jaski BE, Serruys PW. Epicardial wall motion and left ventricular function during coronary graft angioplasty in humans. *J Am Coll Cardiol.* 1985;6(3):695-700.
10. Konstam MA, et al. Left ventricular remodeling in heart failure: current concepts in clinical significance and assessment. *JACC Cardiovasc Imaging.* 2011;4(1):98-108.
11. Jaski BE. *Basics of Heart Failure: A Problem Solving Approach.* Boston: Kluwer Academic Publishers; 2000.
12. Grossman W, Jones D, McLaurin LP. Wall stress and patterns of hypertrophy in the human left ventricle. *J Clin Invest.* 1975;56(1):56-64.
13. Russell B, et al. Mechanical stress-induced sarcomere assembly for cardiac muscle growth in length and width. *J Molec Cell Cardiol.* 2010;48(5):817-823.
14. Linke WA. Sense and stretchability: the role of titin and titin-associated proteins in myocardial stress-sensing and mechanical dysfunction. *Cardiovasc Res.* 2008;77(4): 637-648.
15. Deschamps AM, Spinale FG. Disruptions and detours in the myocardial matrix highway and heart failure. *Curr Heart Fail Rep.* 2005;2(1):10-17.
16. Weber KT. Extracellular matrix remodeling in heart failure: a role for de novo angiotensin II generation. *Circulation.* 1997;96(11):4065-4082.
17. Jugdutt BI. Ventricular remodeling after infarction and the extracellular collagen matrix: when is enough enough? *Circulation.* 2003;108(11):1395-1403.
18. Borer JS, et al. Myocardial fibrosis in chronic aortic regurgitation: molecular and cellular responses to volume overload. *Circulation.* 2002;105(15):1837-1842.
19. Rossi MA, Abreu MA, Santoro LB. Images in cardiovascular medicine. Connective tissue skeleton of the human heart: a demonstration by cell-maceration scanning electron microscope method. *Circulation.*1998;97(9):934-935.
20. Katz AM. *Heart Failure. Pathophysiology, Molecular Biology, and Clinical Management.* 2000, Philadelphia: Lippincott Williams & Wilkins. 109-110; 319-324.
21. Cohn JN, et al. Plasma norepinephrine as a guide to prognosis in patients with chronic congestive heart failure. *N Engl J Med.* 1984;311(13):819-823.
22. Cournot M, et al. Optimization of the use of B-type natriuretic peptide levels for risk stratification at discharge in elderly patients with decompensated heart failure. *Am Heart J.* 2008;155(6):986-991.
23. Effect of enalapril on survival in patients with reduced left ventricular ejection frac-

tions and congestive heart failure. The SOLVD Investigators. *N Engl J Med.* 1991;325(5):293-302.

24. Packer M, et al. The effect of carvedilol on morbidity and mortality in patients with chronic heart failure. U.S. Carvedilol Heart Failure Study Group. *N Engl J Med.* 1996;334(21):1349-1355.

25. Anand IS, et al. Changes in brain natriuretic peptide and norepinephrine over time and mortality and morbidity in the Valsartan Heart Failure Trial (Val-HeFT). *Circulation.* 2003;107(9):1278-1283.

26. MacFadyen RJ, Barr CS, Struthers AD. Aldosterone blockade reduces vascular collagen turnover, improves heart rate variability and reduces early morning rise in heart rate in heart failure patients. *Cardiovasc Res.* 1997;35(1):30-34.

27. Wang W, McClain JM, Zucker IH. Aldosterone reduces baroreceptor discharge in the dog. *Hypertension.* 1992;19(3):270-277.

28. Weir RA, et al. Serum soluble ST2: a potential novel mediator in left ventricular and infarct remodeling after acute myocardial infarction. *J Am Coll Cardiol.* 2010;55(3): 243-250.

29. Pitt B, et al. The effect of spironolactone on morbidity and mortality in patients with severe heart failure. Randomized Aldactone Evaluation Study Investigators. *N Engl J Med.* 1999;341(10):709-717.

30. Pitt B, et al. The EPHESUS trial: eplerenone in patients with heart failure due to systolic dysfunction complicating acute myocardial infarction. Eplerenone Post-AMI Heart Failure Efficacy and Survival Study. *Cardiovasc Drugs Ther.* 2001;15(1):79-87.

31. Zannad F, et al. Eplerenone in patients with systolic heart failure and mild symptoms. *N Engl J Med.* 2011;364(1):11-21.

32. Kranias EG, Hajjar RJ. Modulation of cardiac contractility by the phospholamban/ SERCA2a regulatome. *Circ Res.* 2012;110(12):1646-1660.

33. Periasamy M, Bhupathy P, Babu GJ. Regulation of sarcoplasmic reticulum Ca2+ ATPase pump expression and its relevance to cardiac muscle physiology and pathology. *Cardiovasc Res.* 2008;77(2):265-273.

34. MacLennan DH, Kranias EG. Phospholamban: a crucial regulator of cardiac contractility. *Nat Rev Mol Cell Biol.* 2003;4(7):566-577.

35. Mann DL. Mechanisms and models in heart failure: A combinatorial approach. *Circulation.* 1999;100(9):999-1008.

36. Rengo G. Lymperopoulos A, Koch WJ. Future g protein-coupled receptor targets for treatment of heart failure. *Curr Treat Options Cardiovasc Med.* 2009;11(4):328-338.

37. Weiss JN, et al. Role of the mitochondrial permeability transition in myocardial disease. *Circ Res.* 2003;93(4):292-301.

38. Nakayama H, et al. Ca2+- and mitochondrial-dependent cardiomyocyte necrosis as a primary mediator of heart failure. *J Clin Invest.* 2007;117(9):2431-2444.

39. Di F, et al. Mitochondria and cardioprotection. *Heart Fail Rev.* 2007;12(3-4):249-260.

40. Lodish H, et al. in *Molecular Cell Biology.* 2007, W. H. Freeman.

41. Nishida K, Yamaguchi O, Otsu K. Crosstalk between autophagy and apoptosis in heart disease. *Circ Res.* 2008;103(4):343-351.

42. Depre C, Vatner SF. Cardioprotection in stunned and hibernating myocardium. *Heart Fail Rev.* 2007;12(3-4):307-317.

43. Nishida K, Otsu K. Cell death in heart failure. *Circ J.* 2008;72 (suppl A):A17-A21.

44. Cao DJ, Gillette TG, Hill JA. Cardiomyocyte autophagy: remodeling, repairing, and reconstructing the heart. *Curr Hypertens Rep.* 2009;11(6):406-411.

45. Khoynezhad A, Jalali Z, Tortolani AJ. A synopsis of research in cardiac apoptosis and its application to congestive heart failure. *Tex Heart Inst J.* 2007;34(3):352-359.

46. Wencker D, et al. A mechanistic role for cardiac myocyte apoptosis in heart failure. *J Clin Invest.* 2003;111(10):1497-1504.

47. Nakagawa T, et al. Cyclophilin D-dependent mitochondrial permeability transition regulates some necrotic but not apoptotic cell death. *Nature.* 2005;434(7033): 652-658.

48. van Empel VP, et al. Myocyte apoptosis in heart failure. *Cardiovasc Res.* 2005;67(1): 21-29.

49. Jacoby D, McKenna WJ. Genetics of inherited cardiomyopathy. *Eur Heart J.* 2012. 33(3):296-304.

50. Creemers EE,Wilde AA, Pinto YM. Heart failure: advances through genomics. *Nat Rev Genet.* 2011;12(5):357-362.

51. Watkins H, Ashrafian H, Redwood C. Inherited cardiomyopathies. *N Engl J Med.* 2011;364(17):1643-1656.

52. American College of Cardiology Foundation/American Heart Association Task Force on, et al. 2011 ACCF/AHA guideline for the diagnosis and treatment of hypertrophic cardiomyopathy: a report of the American College of Cardiology Foundation/ American Heart Association Task Force on Practice Guidelines. *J Thorac Cardiovasc Surg.* 2011;142(6):e153-203.

53. Kamisago M, et al. Mutations in sarcomere protein genes as a cause of dilated cardiomyopathy. *N Engl J Med.* 2000;343(23):1688-1696.

54. Klaassen S, et al. Mutations in sarcomere protein genes in left ventricular noncompaction. *Circulation.* 2008;117(22):2893-2901.

55. Oechslin EN, et al. Long-term follow-up of 34 adults with isolated left ventricular noncompaction: a distinct cardiomyopathy with poor prognosis. *J Am Coll Cardiol.* 2000;36(2):493-500.

56. Cooney CA, Dave AA, Wolff GL. Maternal methyl supplements in mice affect epigenetic variation and DNA methylation of offspring. *J Nutr.* 2002;132(8 Suppl): 2393S-2400S.

57. Movassagh M, et al. Distinct epigenomic features in end-stage failing human hearts. *Circulation.* 2011;124(22):2411-2422.

第五章

B 期：无症状结构性心脏病

要点快报

- B 期包括有心肌梗死病史但无心力衰竭症状的患者。
- B 期患者无心力衰竭临床表现，但多普勒超声心动图表现为左心室肥大、心脏收缩或舒张功能障碍。
- 高血压药物治疗能逆转已增厚的左心室壁。
- 合并肾功能障碍、贫血以及慢性阻塞性肺疾病促使心力衰竭患者从 B 期发展为有症状的 C 期。
- 由于受经济条件的限制，对 B 期患者人群未进行大规模的筛查。
- 当癌症治疗影响心肌功能时，化疗常导致心脏收缩功能障碍而放疗则导致心脏舒张功能障碍。
- B 期无症状的心脏收缩功能障碍患者，可以使用 β 受体阻滞剂、血管紧张素转化酶抑制剂、血管紧张素受体阻滞剂或埋藏式心脏复律除颤器进行治疗。

“心力衰竭发生前，通常心肌肥厚已经形成，而这个过程是由特殊的压力刺激形成。”

—William Grossman，1975[1]

B 期心力衰竭前期患者

B 期心力衰竭是由具有继发性心力衰竭风险的结构性心脏病患者组成。根据定义，心力衰竭从 A 期发展到 B 期常不易察觉，尤其是由非心脏因素引起的体力活动受限患者。因此，往往很难给 B 期患者一个比较确切的临床定义。例如，梅奥诊所（Mayo Clinic）的评判标准包括对患者体力活动的评估（见下面完整的诊断标准）。

B 期临床定义

AHA/ACC 指南[2]

无心力衰竭症状和体征的结构性心脏病患者，与心力衰竭发展密切相关。

梅奥诊所[3]

陈旧性心肌梗死；超声心动图或心电图表现为左心室肥大；左心室扩张或心肌收缩力下降；中度到重度的瓣膜性心脏病。

无症状的身体承载能力>7 mets*。

>7 mets* 活动，例如：携带 24 磅重物走一段 8 个台阶的楼梯。

（1met=休息时的氧耗量=3.5 ml O_2/(kg · min)）

B 期心脏收缩功能障碍

B 期患者的转归与研究人群和结构性心脏病的标准有关。左心室收缩功能障碍（left ventricular systolic dysfunction，LVSD）患者中，无症状的 B 期患者大约是有症状的 C 期和 D 期患者数量总和的 4 倍[4]。

Framingham 心脏研究评估了 4257 名无症状参与者（年龄≥40 岁），发现 6%男性和 0.8%女性的心脏射血分数（ejection fraction，EF）<50%。随着心脏收缩功能减退，患者预后与有症状的心肌收缩功能障碍患者接近（图 5.1）[5]。

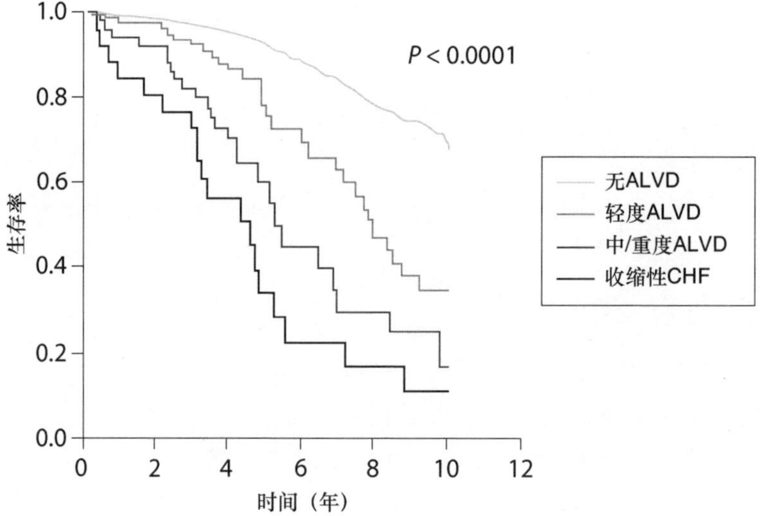

图 5.1 生存曲线与心脏收缩功能障碍的关系。 Kaplan-Meier 生存曲线（n=4257）。ALVD 代表无症状左心室（收缩）功能障碍。无 ALVD 是指左心室收缩功能正常（EF>50%）并且没有充血性心力衰竭（CHF）病史。轻度 ALVD 指心脏射血分数在 40%~50%之间。中/重度 ALVD 指心脏射血分数<40%。收缩性 CHF 指有心脏收缩功能障碍症状的患者[4]。来源：Adapted with permission from Goldberg & Jessup，*Circulation*. 2016，113（24）：2851-2860.

随后，Lam 等对 Framingham 心脏研究人群中的老年群体（平均年龄 76±5 岁）左心室收缩和舒张功能障碍进行了评估。心脏收缩功能障碍指超声心动图中 EF≤45%；舒张功能障碍指多普勒超声显示二尖瓣流入模式异常，即舒张异常、假性正常或限制性充盈（见第 7 章）。根据这些标准，他们发现无症状性心脏收缩功能障碍的患病率为 5%，而无症状性舒张功能障碍的患病率为 36%[6]。

B 期心脏收缩和舒张功能障碍

梅奥诊所对明尼苏达州 Olmsted 县年龄≥45 岁的 2029 名居民进行抽样调查。当采用包括陈旧性心肌梗死、心脏收缩功能障碍、瓣膜性心脏病及左心室肥大（心电图或超声心动图检测）的临床诊断标准时，发现 B 期心力衰竭的患病率为 23%。当增加了多普勒检测的心脏舒张功能障碍（表 5.1）时，则患病率上升到 34%（图 5.2）[3]。

表 5.1　梅奥诊所心力衰竭 B 期超声心动图异常的诊断标准。心脏收缩期或舒张期功能障碍可以引起超声心动图的异常改变。E/A 比率是指舒张早期二尖瓣多普勒血流速度（E）与期间心房流量（A）的比值[3]（见第 7 章，图 7.2）

心脏收缩功能障碍：EF<50%	
舒张期功能障碍	**E/A 比率**
正常	E/A 比率正常
轻度舒张期功能障碍	E/A 比率下降<0.75
中度/“假正常型”舒张期功能障碍，伴有左心室舒张末期充盈压升高的其他多普勒检测指标	E/A 比率在 0.75～1.5 之间
严重舒张期功能障碍	E/A 比率增加>1.5，减速时间<140 ms，多普勒检查提示左心室舒张末期充盈压升高

从 B 期到 C 期收缩功能障碍的神经体液介质

结构性心脏病患者几乎所有的神经体液介质都呈渐进性增长[7]。这些激活的神经体液系统对心血管细胞有急性循环反应和长期基因表达影响。高水平介质可能减弱循环应激急性调节的代偿储备能力。

神经体液系统激活可先于有症状的 HF-rEF

左心室功能不全研究（The Studies of Left Ventricular Dysfunction，SOLVD）试验包括无心脏疾病的正常受试者（对照组）、左心室 EF 低于 35%但未进展为心力衰竭的患者（B 阶段预防组）和近期出现心力衰竭症状的患者（C 阶段治疗组）[8]。结果显示随着病情加重，患者体内去甲肾上腺素、血浆肾素活性和加压素水平增高。

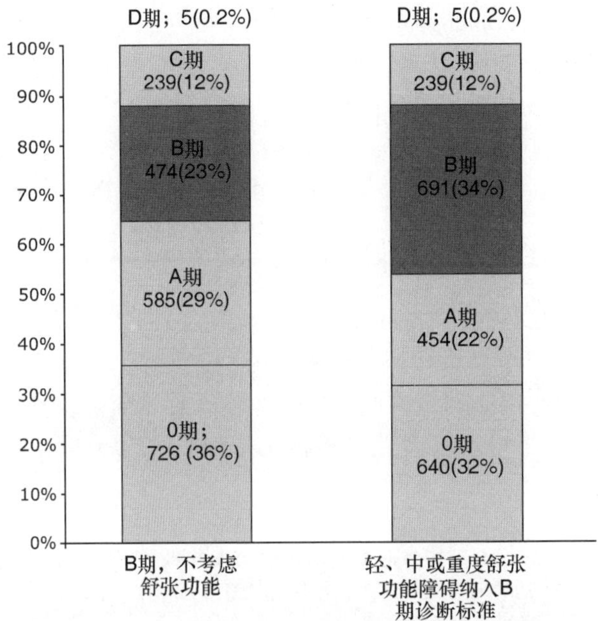

图 5.2 以有或无舒张期功能障碍为 B 期诊断标准的心力衰竭患病率。所有受试对象年龄均≥45岁，0期指无任何A期的风险因素。根据梅奥诊所标准，舒张期心室功能障碍被纳入B期心力衰竭诊断标准（表5.1），使B期心力衰竭的患病率增加[3]。来源：Adapted with permission from Ammar et al. *Circulation*. 2007，115（12）：1563-1570.

去甲肾上腺素

与正常对照组相比，伴有收缩功能障碍的B期心力衰竭患者体内血浆去甲肾上腺素水平增高，但仍低于C期心力衰竭患者（图5.3）。

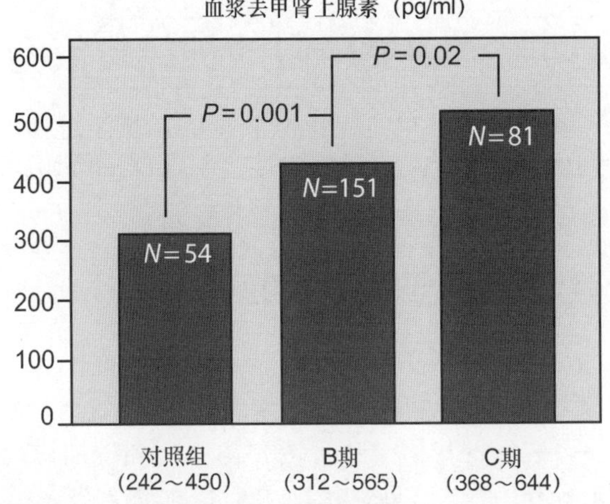

图 5.3 SOLVD 试验患者组血浆去甲肾上腺素活性[7]。来源：Adapted with permission from Francis et al. *Circulation*. 1990，82（5）：1724-1729.

血浆肾素活性

三组 SOLVD 患者血浆肾素（调节血管紧张素Ⅱ生成）活性也增高（图 5.4）。

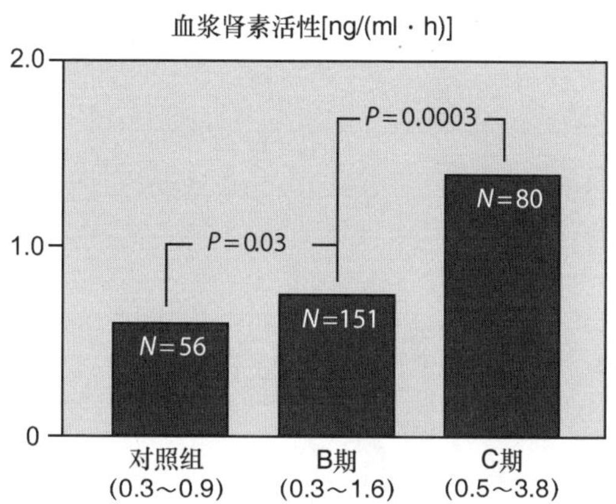

图 5.4　SOLVD 试验患者组血浆肾素活性[7]。来源：Adapted with permission from Francis et al. *Circulation*. 1990，82（5）：1724-1729.

加压素/抗利尿激素

血浆渗透压升高是刺激垂体加压素释放的主要因素，心排血量降低引起压力感受器的激活和血管紧张素Ⅱ生成均可触发加压素的释放（图 5.5）。C 期晚期和 D 期心力衰竭患者，高水平的加压素可导致低钠血症（见第 10 章）。

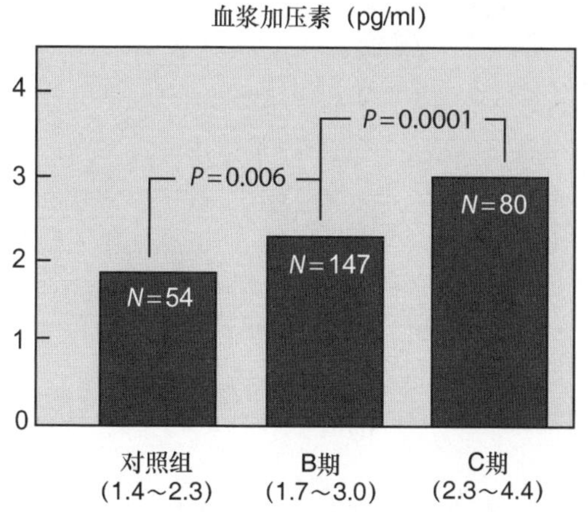

图 5.5　SOLVD 试验患者组血浆加压素/抗利尿激素活性[7]。来源：Adapted with permission from Francis et al. *Circulation*. 1990，82（5）：1724-1729.

高血压到 HF-pEF 的发展过程

与神经内分泌激活模式相似，多普勒超声心动图分别检测正常对照组、超声心动图确诊左心室肥大但无心力衰竭症状的高血压患者组、C 期伴 HF-pEF 的高血压患者组，观察到与舒张期功能障碍相关的连续性异常变化（图 5.6）。

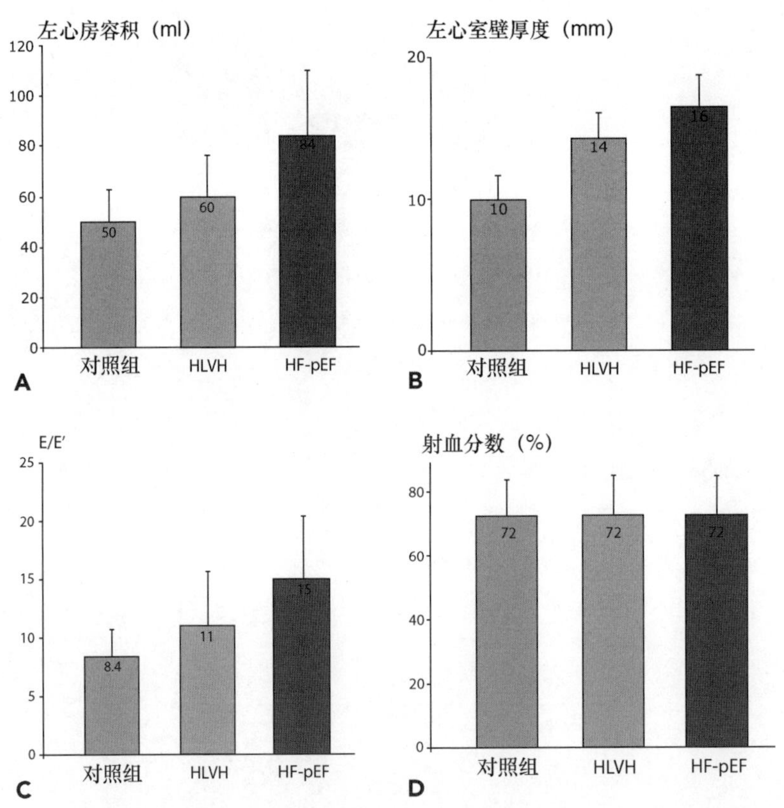

图 5.6　超声心动图显示进展期心力衰竭患者的连续性异常变化。数据来源于血压正常并且无左心室肥大（LVH）的正常对照组（n=56）、高血压伴左心室肥大但无心力衰竭组（n=40）和 HF-pEF 组（n=37）的横向比较研究。心脏舒张功能不全的参数在图 A、B、C 中分别是左心房（LA）容积、左心室壁厚度和 E/E%（见第 7 章），图 D 显示了相同研究人群的 EF%。心脏舒张功能障碍加剧时总 EF% 无变化[9]。来源：Adapted with permission from Melenovsky et al. *J Am Coll Cardiol*. 2007，49（2）：198-207.

高血压左心室肥厚可作为治疗靶点

多种降压药治疗与左心室肥厚的逆转密切相关，药物治疗后 3 个月即可通过超声心动图观察到改善[10]。左心室壁厚度或重量作为抗高血压治疗的评价标准是否合理尚未明确[11]。目前，只有血压目标与改善患者预后密切相关，而心肌肥大的逆转目标并未纳入治疗指南。尽管高血压是导致左心室肥厚的最常见原因，但仍有许多其他影响因素（表 5.2、表 5.3 和表 5.4）。

表 5.2　左心室肥厚的常见原因

疾病： 临床要点和特征	诊断要点
高血压： 成人中 5%～10%由继发病因引起	**ECG：** 存在 LVH 的患者（患病率在 30%左右）可判断预后 **超声心动图：** 向心性 LVH **MRI：** 可确定主动脉狭窄
主动脉瓣狭窄： • 在低心输出状态下可能无喷射性收缩期杂音 • 区分左心室流出道梗阻	**ECG：** LVH **超声心动图：** 射血分数降低的患者瓣膜压力梯度降低和瓣膜面积减少
肥胖： • BMI>30 kg/㎡ • 腰围增加	**ECG：** 体型变化引起 ECG 的 LVH 减轻（患病率大约 10%）
生理性 LVH **运动型心脏：** • 高水平的耐力训练 • 静息性心动过缓 • 去适应作用使 LVH 逆转	**ECG：** LVH **超声心动图：** • 轻度向心性 LVH（罕见>13 mm） • 容量负荷（扩张）的左心室腔 • 保留的舒张和长轴功能 **MRI：** 无晚期钆增强

缩写：BMI，体重指数；ECG，心电图；LVH，左心室肥厚；MRI，磁共振成像[12]。来源：Adapted from Yousef et al. *Eur Heart J*, 2013, 34 (11): 802-808.

表 5.3 左心室肥厚的非常见原因

疾病：临床要点和特征	诊断要点
肌小结蛋白疾病/肥厚型心肌病： • 家族史（人群患病率 1∶500） • 年轻运动员猝死的主要原因 • 心源性猝死的风险分层	ECG：如果 LVH 伴有前壁的 T 波倒置，考虑心尖部 LVH **超声心动图：** • 常见非对称性室间隔肥大（但也常表现为向心性或心尖部 LVH，及右心室病变） • 在疾病早期左心室大小正常 • 二尖瓣收缩期前向运动，左心房扩张，舒张功能不全，动态左心室流出道梗阻 **MRI：**心肌钆延迟增强影像 **遗传学：**常染色体显性遗传
淀粉样变性： • 老年性淀粉样变性相对常见（超过 80 岁人群中有 20%会出现） • 累及多个系统的多种表现：蛋白尿、瘀点、外周和自主神经病变、肝脾大和巨舌	**ECG：**低电压 QRS 波，心脏传导阻滞，心房颤动 **超声心动图：** • 左心室容积不变伴双心房扩张的 LHV • 左心室间隔斑点状强回声 • 生理功能受限 • 心房间隔和瓣膜增厚 **MRI：**心内膜下钆延迟增强影像 **其他：**靶器官活检刚果红染色阳性
血色素沉着病： • 女性晚期表现 • 超负荷输血 • 临床体征包括：古铜色皮肤、关节炎、糖尿病（和其他内分泌异常）、肝硬化	**ECG：**LVH **超声心动图：**伴有双心房和双心室扩张的 LVH，生理功能受限 **MRI：**当 T2* 影像信号迅速下降（<20 ms），建议静脉切开术和（或）铁螯合物治疗法 **遗传学：**人类血色素蛋白（HFE）基因检测（常染色体隐性遗传）
左心室心肌致密化不全： • 射血分数正常或减少 • 华法林可有效预防体循环栓塞	**超声心动图：**非致密化心肌与致密化心肌的比率>2∶1。彩色血流多普勒显示肌小梁血窦血流影像 **MRI：**存在过度诊断疾病的倾向 **遗传学：**家族性常染色体显性遗传

缩写：ECG，心电图；LVH，左心室肥厚；MRI，磁共振成像[12]。来源：Adapted with permission from Yousef et al. *Eur Heart J*，2013，34（11）：802-808.

表 5.4　左心室肥厚的罕见遗传因素

疾病：临床要点和特征	诊断要点
Fabry 病： ● α-半乳糖苷酶 A 缺乏 ● 酶替代疗法	**ECG：** LVH，P-R 间期缩短，心脏传导阻滞 **实验室检查：** 蛋白尿 **遗传学：** 由于 X-连锁遗传，男性患者不会将 Fabry 病传递给子代男性。女性常较晚出现临床表现
Pompe 病： ● 酸性麦芽糖酶缺乏症 ● 肢带型和呼吸肌无力	**ECG：** LVH，P-R 间期缩短，旁路形成 **实验室检查：** 血浆 CK 活性升高，空腹血糖不低 **超声心动图：** 向心性 LVH 伴心室生理功能受限 **遗传学：** 常染色体隐性遗传
Danon 病： ● 溶酶体相关膜蛋白 2（LAMP2）缺乏 ● 骨骼肌无力和智力发育迟滞	**ECG：** LVH，P-R 间期缩短，旁路形成 **实验室检查：** LAMP2 活性降低（膜蛋白测定） **超声心动图：** 向心性 LVH 伴心室生理功能受限 **遗传学：** 常染色体隐性遗传
PRKAG2 心肌病： ● AMP 活化蛋白激酶 γ2 基因突变	**ECG：** LVH，P-R 间期缩短，旁路形成 **超声心动图：** 向心性 LVH 伴心室生理功能受限 **遗传学：** 常染色体显性遗传
原发性肉碱缺乏症： ● 功能性肉碱转运蛋白缺乏 ● 骨骼肌无力、肝大、脂肪酸代谢异常	**ECG：** LVH **超声心动图：** 向心性 LVH 伴心室生理功能受限 **实验室检查：** 低血糖症、高氨血症、血浆肉碱水平降低 **遗传学：** 常染色体隐性遗传
线粒体损伤： ● 骨骼肌无力 ● 神经系统异常	**ECG：** LVH **实验室检查：** 血清 CK 和血糖正常或升高 **超声心动图：** 向心性 LVH 伴心室生理功能受限 **肌肉活检：** 典型破碎红纤维 **遗传学：** 线粒体 DNA 突变分析

来源：Adapted with permission from Yousef et al. *Eur Heart J*，2013，34（11）：802-808[12].

心脏与非心脏器官的相互影响

根据 Framingham 数据库统计，Lam 及其同事发现心脏功能障碍与非心脏器官功能障碍共同促进心力衰竭的发生与发展。B 期心力衰竭（收缩或舒张功能障碍）、贫血、肾或肺功能障碍共存，促进心力衰竭由 B 期进展为 C 期（图 5.7）。而肝功能障碍和白细胞计数异常与心力衰竭风险无关。

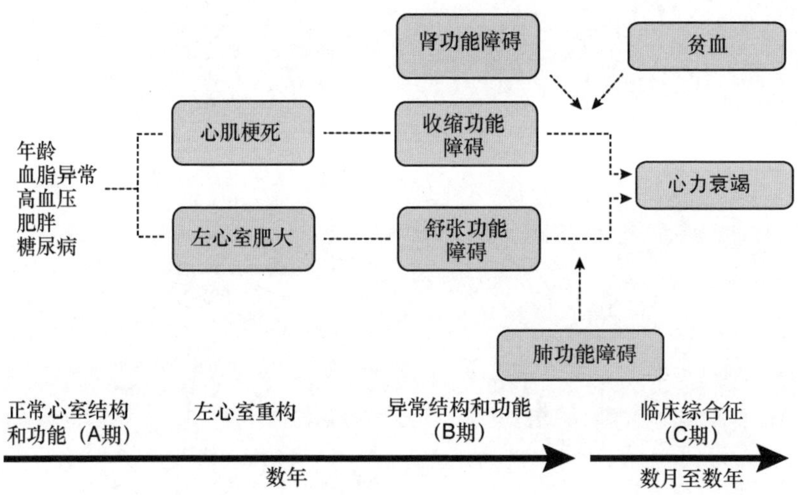

图 5.7 心脏功能障碍与非心脏功能障碍相互影响，及心力衰竭进展[13]。来源：Adapted with permission from Klein，*Circulation*，2011，124（1）：4-6.

多变量分析中，校正确定性影响因素后，C 期心力衰竭可分为射血分数降低心力衰竭（HF-rEF）和射血分数正常心力衰竭（HF-pEF）。HF-rEF 与既往的左心室收缩功能障碍、血清肌酐升高、血红蛋白浓度降低相关；HF-pEF 与既往存在的左心室舒张功能障碍有关，肺功能测试显示第 1 秒用力呼气量与用力肺活量比值（FEV_1∶FVC）降低[6]。这些非心脏器官功能障碍的影响因素与心力衰竭累积发病率的关系如图 5.8 所示。

当 3 个重要的非心脏器官功能障碍中任何一个出现时，症状性心力衰竭的发病风险增加 30%。当存在 2 个或 3 个器官功能障碍时，发病风险会叠加（表 5.5 和图 5.8）[6]。因此，心力衰竭综合征表现为多种器官对心脏累积损害的最终结果，同时也反映重要非心脏器官对循环平衡的影响。这种复杂模式包括了除心血管系统以外其他可能影响心力衰竭发展的潜在因素，因此扩大了干预的范围。

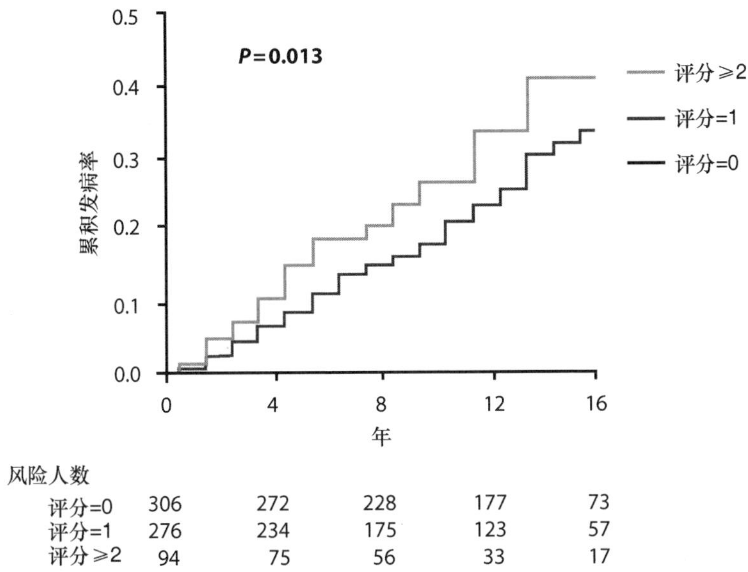

图 5.8　基于非心脏主要器官系统功能障碍的非心肌风险评分与症状性心力衰竭的累积发病率。非心肌风险评分标准：风险评分范围 0～3 分，每存在下述三个指标之一评 1 分：血清肌酐>1.05 mg/dl（92.8 μmol/L），FEV_1：FVC 预测值<91%，血红蛋白浓度<13 g/dl[6]。来源：Adapted with permission from Lam et al. *Circulation*，2011，124（1）：24-30.

表 5.5　心脏和非心脏功能障碍与症状性心力衰竭的联系[6]。* 左心室收缩功能障碍被定义为 EF<50%。** 左心室舒张功能障碍被定义为心力衰竭伴 EF>50%。† 非心脏风险评分（范围 0～3）：血清肌酐>1.05 mg/dl（92.8 μmol/L）（1 分），FEV_1：FVC<91%预计值（1 分），血红蛋白浓度<13 g/dl（1 分）。CI=可信区间。

特征	风险比（95%CI）	P 值
所有心力衰竭（HF-rEF 和 HF-pEF）		
LV 收缩功能障碍*	1.97（1.05～3.68）	0.034
LV 舒张功能障碍**	1.40（1.02～1.93）	0.039
非心脏风险评分†（风险增加/增加 1 单位）	1.30（1.06～1.60）	0.013
HF-rEF		
LV 收缩功能障碍*	3.93（1.86～8.30）	<0.01
血清肌酐>1.05 mg/dl	1.32（1.04～1.69）	0.025
血红蛋白浓度/降低 1 单位	1.31（1.10～1.55）	0.002
HF-pEF		
LV 舒张功能障碍**	1.88（1.13～3.13）	0.016
FEV_1：FVC<91%预计值	1.38（1.04～1.83）	0.024

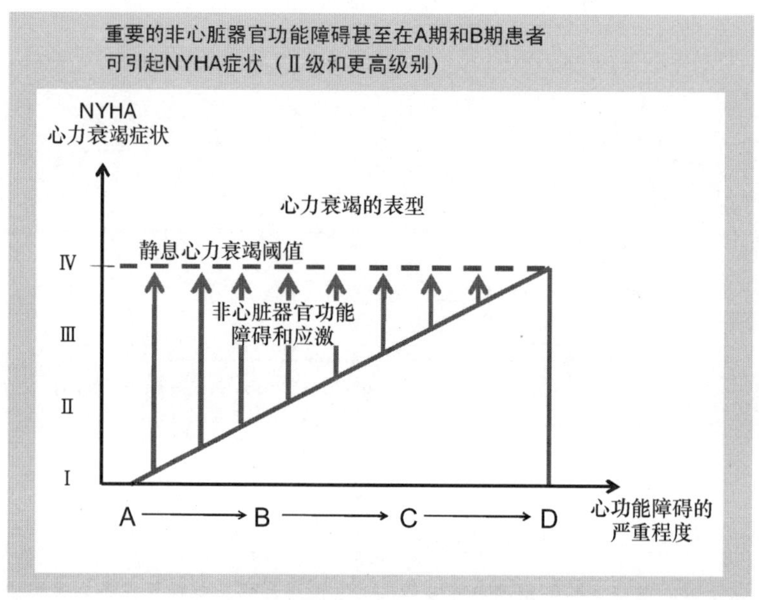

B期心力衰竭的筛查试验

根据定义B期患者未出现明显临床表现，因此对B期患者筛查，选择适当的检查方法非常重要。BNP和超声心动图是常用的两种候选方法。

BNP用于B期筛查

Redfield及其同事用单一的BNP水平去预测无症状性心力衰竭患者是否有多普勒超声心动图异常。正常组、轻度异常组和重度异常组之间比较，心脏舒张或收缩功能障碍加重与BNP水平升高之间无统计学差异。因此，结论为应用BNP对于B期心力衰竭的筛查并非最佳选择（图5.9）[14]。

多普勒超声心动图用于B期筛查

如果B期心力衰竭患者依靠多普勒超声心动图异常来诊断，则其进展为有症状C期的预测值也相对很低，因此也不适合进行筛查。心血管健康研究中，Aurigemma及其同事通过多普勒超声心动图分析心脏收缩和舒张功能参数，进行心力衰竭后期进展的评估[15]。受试者在首次超声心动图检查时明确是否患冠心病、心力衰竭或心房颤动。平均随访5.2年后，6.4%发展为心力衰竭，并且这些患者中57%患有HF-pEF。尽管多变量模型确定了与心力衰

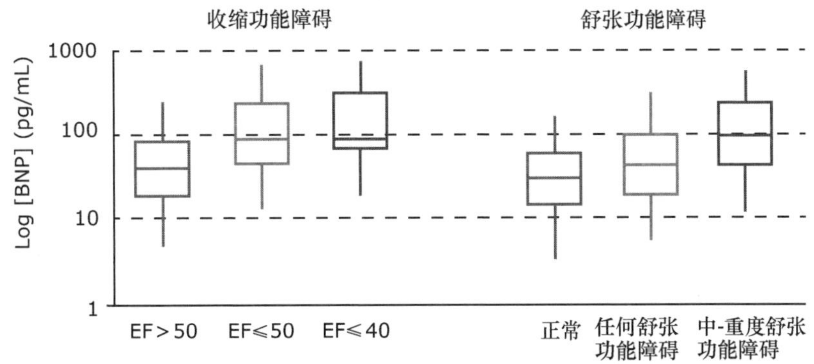

图 5.9　正常对照组（EF>50 或无舒张功能障碍）、无心力衰竭 B 期患者伴心室收缩功能障碍或舒张功能障碍组中 BNP 的分布。左图：射血分数相关 BNP 值。右图：多普勒舒张功能相关 BNP 值（见表 5.1）。N=817，年龄≥65 岁。B 期临床前期心力衰竭（橙色或红色框线图）和正常对照组（绿色框线图）受试者中 BNP 值有重叠范围，说明单独的 BNP 检测用于人群筛查是不敏感的。Log BNP 记录的框线图显示：垂直线从 5%延伸到 95%。框体表明四分位数：水平线分别为 25%、50%（中线）和 75%[14]。来源：Adapted with permission from Redfield et al. *Circulation*，2004，109（25）：3176。

竭后期进展有关的变量，但是临床心力衰竭进展的低发生率导致较低的阳性预测值（表 5.6）。

联合筛查测试

Cohn 及其同事提出联合应用 10 种测试评估心血管风险因素，在他们的心血管中心这些测试可在 1 h 内完成。这些预测风险的测试组合在大规模人群筛查中的成本效益还未确定[16]。

表 5.6　基于超声心动图（ECHO）参数得出的症状性心力衰竭发展的预测值。数字为百分数。左心室肥大（LVH）的标准是左心室重量指数超过 95%的健康参照人群。左心室缩短分数是指收缩期左心室内径的缩短分数。低缩短分数是指低于 5%的健康参照人群数值。E/A 是指早期和晚期多普勒二尖瓣血流速度的比值[15]

ECHO 参数	敏感度	特异度	阳性预测值	阴性预测值
LVH	24	92	18	95
低左心室缩短分数	13	95	15	94
E/A>1.5 或<0.7	40	83	14	95

癌症患者和生存者的心力衰竭B期

化疗和放疗虽然提高了癌症患者的存活率，然而一些治疗可能会导致可逆或不可逆的结构性心脏病。化疗和放疗的心脏毒性会影响心脏的任何部分，包括瓣膜、心肌、心脏传导系统、冠状动脉或心包。化疗和放疗的联合应用可能会出现毒性累积作用。尽管在癌症治疗过程中可能会出现急性心脏功能损伤[17]，但有些心脏损害在治疗后几年或几十年首次发现，这一现象促成了心脏肿瘤学学科的形成[18]。

应用已知心脏毒性的化疗药物（如蒽环类药物、曲妥珠单抗）治疗过程中，患者需进行超声心动图监测是否有心脏收缩功能障碍。从前接受过这类治疗的无症状的癌症生存者后期应归为B期患者，受某些不确定因素影响将来则进展为C期心力衰竭[19]，最终一些患者可能发展成D期心力衰竭，并且成为左心室辅助装置和（或）心脏移植的候选人群（见第11章）。在任何阶段，如果患者已明确出现左心室收缩功能障碍，应及时治疗（见下文）。

左侧乳腺癌、霍奇金或非霍奇金淋巴瘤的生存者，因接受过胸部放射治疗（尽管进行了心脏防护），心力衰竭的发生率增加[20]。当开始对冠心病或心脏瓣膜病治疗时可能会发现潜在的、辐射相关的伴舒张功能障碍的限制型心肌病。因此，这些病例应该在心脏介入治疗之前仔细评估所有的HF-pEF诱发因素（见第7章），包括可能由放射治疗毒性引起的肺、肾或胃肠道的相关症状。

B期心力衰竭患者的管理

目前，确诊舒张功能障碍时，指南中支持采取A期建议的一级预防措施。然而，当确诊为无症状性收缩功能障碍时，循证指南建议采取药物治疗，甚至在有指征时，采取预防性除颤器同步治疗（图5.10）。

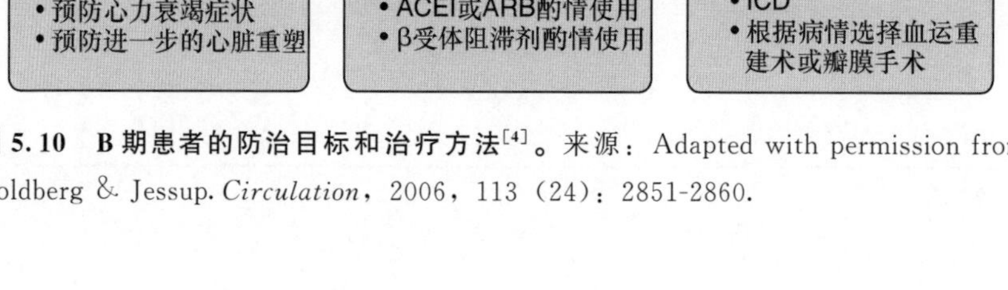

B期
目标：
• 预防心力衰竭症状
• 预防进一步的心脏重塑
药物：
• ACEI或ARB酌情使用
• β受体阻滞剂酌情使用
在选择的患者中：
• ICD
• 根据病情选择血运重建术或瓣膜手术

图5.10 B期患者的防治目标和治疗方法[4]。来源：Adapted with permission from Goldberg & Jessup. *Circulation*，2006，113（24）：2851-2860.

JAY COHN
（1930—至今）

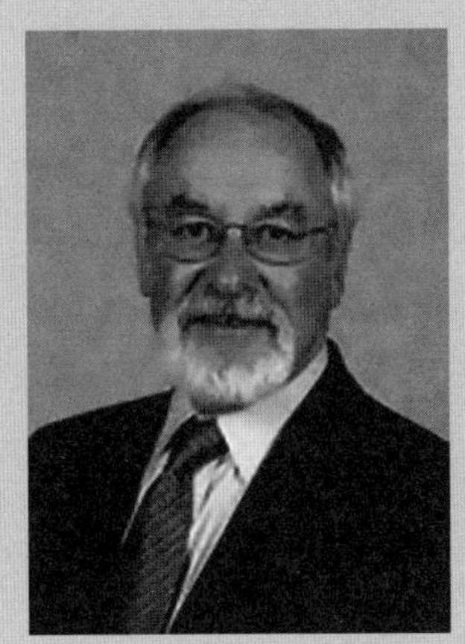

Jay Cohn 博士的贡献对深入理解结构性心脏病导致心力衰竭及相关治疗有着深远影响。他的实验和临床研究证实，左心室重塑是心力衰竭进展的基础，他也是第一位评估神经体液激活是导致心力衰竭进展关键因素的学者。

除了作为一名科学工作者，Jay Cohn 博士还在美国和国际成立了心力衰竭研究机构和组织。他组织并主持了 V-HeFT 系列研究（血管扩张心力衰竭试验），帮助开发了 Val-HeFT 研究（缬沙坦心力衰竭试验）和 A-HeFT 研究（非洲裔美国人心力衰竭试验）。Cohn 博士创立美国心力衰竭学会，并出任第一届主席，同时兼任学会的《心力衰竭杂志》（*Journal of Cardiac Failure*）主编。

（于秀文）

参考文献

1. Grossman, W, Jones D, McLaurin LP. Wall stress and patterns of hypertrophy in the human left ventricle. *J Clin Invest.* 1975;56(1):56-64.
2. Hunt SA, Abraham WT, Chin MH, et al. ACC/AHA 2005 Guideline Update for the Diagnosis and Management of Chronic Heart Failure in the Adult: a report of the American College of Cardiology/American Heart Association Task Force on Practice Guidelines (Writing Committee to Update the 2001 Guidelines for the Evaluation and Management of Heart Failure): developed in collaboration with the American College of Chest Physicians and the International Society for Heart and Lung Transplantation: endorsed by the Heart Rhythm Society. *Circulation.* 2005;112(12):e154-e235.
3. Ammar KA, Jacobsen SJ, Mahoney DW. Prevalence and prognostic significance of heart failure stages: application of the American College of Cardiology/American Heart Association heart failure staging criteria in the community. *Circulation.* 2007;115(12):1563-1570.
4. Goldberg LR, Jessup M. Stage B heart failure: management of asymptomatic left ventricular systolic dysfunction. *Circulation.* 2006;113(24):2851-2860.
5. Wang TJ, Evans JC, Benjamin EJ, Levy D, LeRoy EC, Vasan RS. Natural history of asymptomatic left ventricular systolic dysfunction in the community. *Circulation.* 2003;108(8):977-982.
6. Lam CS, Lyass A, Kraigher-Krainer E, et al. Cardiac dysfunction and noncardiac dysfunction as precursors of heart failure with reduced and preserved ejection frac-

tion in the community. *Circulation.* 2011;124(1):24-30.

7. Francis GS, Benedict C, Johnstone DE, et al. Comparison of neuroendocrine activation in patients with left ventricular dysfunction with and without congestive heart failure. A substudy of the Studies of Left Ventricular Dysfunction (SOLVD). *Circulation.* 1990;82(5):1724-1729.
8. Effect of enalapril on survival in patients with reduced left ventricular ejection fractions and congestive heart failure. The SOLVD Investigators. *N Engl J Med.* 1991;325(5):293-302.
9. Melenovsky V, Borlaug BA, Rosen B, et al. Cardiovascular features of heart failure with preserved ejection fraction versus nonfailing hypertensive left ventricular hypertrophy in the urban Baltimore community: the role of atrial remodeling/dysfunction. *J Am Coll Cardiol.* 2007;49(2):198-207.
10. Liebson PR, Grandits GA, Dianzumba S, Prineas RJ, Grimm RH Jr, Neaton JD, Stamler J. Comparison of five antihypertensive monotherapies and placebo for change in left ventricular mass in patients receiving nutritional-hygienic therapy in the Treatment of Mild Hypertension Study (TOMHS). *Circulation.* 1995;91(3):698-706.
11. James PA, Oparil S, Carter BA, et al. 2014 Evidence-Based guideline for the management of high blood pressure in adults: Report from the panel members appointed to the Eighth Joint National Committee (JNC 8). *JAMA.* 2014;311(5):507-520.
12. Yousef Z, Elliot PM, Cecchi F, et al. Left ventricular hypertrophy in Fabry disease: a practical approach to diagnosis. *Eur Heart J.* 2013;34(11):802-808.
13. Klein L. Omnes viae Romam ducunt: Asymptomatic cardiac and noncardiac organ system dysfunction leads to heart failure. *Circulation.* 2011;124(1):4-6.
14. Redfield MM, Rodeheffer RJ, Jacobsen SJ, et al. Plasma brain natriuretic peptide to detect preclinical ventricular systolic or diastolic dysfunction: a community-based study. *Circulation.* 2004;109(25):3176-3181.
15. Aurigemma GP, Gottdiener JS, Shemanski L, Gardin J, Kitzman D. Predictive value of systolic and diastolic function for incident congestive heart failure in the elderly: the cardiovascular health study. *J Am Coll Cardiol.* 2001;37(4):1042-1048.
16. Cohn JN, Francis GS. Stage B, a pre-cursor of heart failure. *Heart Fail Clin.* 2012;8(1):xvii-xviii.
17. Chaudary S, Song SY, Jaski BE. Profound, yet reversible, heart failure secondary to 5-fluorouracil. *Am J Med.* 1988;85(3):454-456.
18. Ky B, Vejpongsa P, Yeh ET, Force T, Moslehi JJ. Emerging paradigms in cardiomyopathies associated with cancer therapies. *Circ Res.* 2013;113(6):754-764.
19. Yeh ET, Bickford CL. Cardiovascular complications of cancer therapy: Incidence, pathogenesis, diagnosis, and management. *J Am Coll Cardiol.* 2009;53(24):2231-2247.
20. Groarke JD, Nguyen PL, Nohria A, et al. Cardiovascular complications of radiation therapy for thoracic malignancies: the role for non-invasive imaging for detection of cardiovascular disease. *Eur Heart J.* 2014;35(10):612-623.

HF-rEF 患者 C 期评估

要点快报

- 心力衰竭“3F”评估：
  —症状：症状是否符合（fit）心力衰竭的诊断？
  —功能：心室收缩或舒张功能（function）是否异常？
  —病因：是否存在可治愈的心力衰竭病因（factors）？
- 超声多普勒是评估心力衰竭严重程度和病因的最重要的检查手段。
- 伴收缩功能障碍的 HF-rEF 的常见原因包括：
  —冠心病（CAD）
  —慢性压力或容量超负荷
  —扩张型心肌病（特发性/其他）
- 心脏 MRI 可以通过钆剂增强成像对心肌活力、炎症和纤维化程度进行评估。

“在未掌握数据之前就加以推测是最大的错误。”

—Sherlock Holmes（Sir Arthur Conan Doyle）[1]

持续性心力衰竭“3F”评估

C 期心力衰竭患者的诊疗是临床的重复循环过程，包括临床评估、治疗和重新评估。新发症状可能由先前心力衰竭引起，或预示有导致心力衰竭的新病因或其他异常存在。

症状：症状是否符合心力衰竭的诊断？

即使是经验丰富的医生，也可能对心力衰竭误诊或漏诊。患者原有的慢性阻塞性肺疾病或肾功能不全的症状可掩盖由心脏病引起的呼吸困难或乏力。年轻人群中，由心肌炎或心肌病引发的呼吸急促经常归因于哮喘或肺炎。相反，对患者反复出现的心力衰竭症状总是考虑之前的心力衰竭诊断而忽视其他新发疾病。

心力衰竭的三步评估（“3F”评估）

1. 症状：出现的症状是否符合心力衰竭的诊断？
2. 功能：心室是否有收缩功能异常或舒张功能异常？
3. 病因：是否有因素表明存在可治愈的心力衰竭病因？

少数患者有心力衰竭症状，但相关 BNP、心电图和 X 线胸片检查均可显示正常。X 线胸片也可显示心脏肥大或双侧肺部炎性浸润伴水肿征象（见第 2 章）。

病史和症状评估

心力衰竭评估的基本信息

- 病史和体格检查
- 实验室检查：综合代谢功能检查、CBC、BNP、尿液分析
- 心电图
- 胸部 X 片

综合分析患者的主要临床表现、病史、阳性体征和既往史等临床资料，才能正确评估患者心力衰竭的分期。

主要临床表现

呼吸困难、乏力、水肿或胸痛是心力衰竭的主要临床表现；然而，其中任何一种症状也可由其他病因引起。当这些症状出现时，应与其他疾病鉴别诊断（框 6.1）。

除了心力衰竭的主要临床表现，临床医生应注意少见的非典型症状，特别是老年患者（框 6.2）。

心力衰竭的四个主要症状

- 呼吸困难（肺淤血）
- 乏力（心排血量不足）
- 水肿（体循环淤血）
- 胸痛（心肌缺血）

框 6.1 引起心力衰竭主要临床表现的其他病因[2]

呼吸困难	乏力
• 肺部疾病 • 贫血 • 骨骼肌肉疾病 • 功能性疾病	• 贫血 • 骨骼肌肉疾病 • 代谢性疾病 • 功能性疾病
水肿	**胸痛**
• 肾疾病 • 肝疾病 • 营养不良 • 静脉功能不全（静脉曲张） • 阻塞性静脉回流障碍	• 胃肠道疾病 • 肺部疾病 • 骨骼肌肉疾病 • 功能性疾病

框 6.2 心力衰竭的非典型症状

- 早饱，恶心和呕吐，腹部不适
- 气喘或咳嗽
- 未知原因的乏力
- 意识模糊或谵妄
- 抑郁或乏力（特别是老年患者）

既往病史

详细的既往病史、家族史、社会史对心力衰竭的评估非常重要。关于患者个人病史的关键问题包括：

1. 患者以前患有可能导致心力衰竭的疾病吗（框 6.3）？
2. 患者是否存在冠心病的危险因素，包括高血压、高血脂、吸烟和糖尿病？

框 6.3 心力衰竭相关的既往史

- 心肌梗死
- 心脏毒性癌症治疗
- 冠心病
- 自身免疫性疾病
- 高血压
- 严重病毒性疾病
- 糖尿病
- 儿童时曾患风湿热
- 甲状腺疾病

家族史

关于患者家族史的关键问题包括：

1. 是否有心力衰竭或者冠心病的家族史？
2. 家族史中有没有早期不明原因死亡或猝死？

社会史

关于患者社会史的关键问题包括：

1. 是否有不依从药物治疗或饮食治疗的历史？
2. 是否经常饮酒过量？
3. 是否吸食毒品？
4. 是否有足够的家庭或社会支持？
5. 是否有任何不寻常的旅行和（或）异常接触史（如毒素）？

体格检查

大多数有心室功能障碍的患者在休息和缓慢行走时无任何不适感，当进行强体力劳动或有失代偿性心力衰竭的时候，患者才会表现明显的气喘或乏力。

正确评价患者的基本生命体征变化是评估心力衰竭综合征的基础。多种病因均可引起基本生命体征改变，正确找到病因才可进行有针对性的治疗。心动过速提示休息状态下存在心脏储备损伤或患有心律失常性心肌病；心动过缓可能提示药物治疗影响、窦房结功能障碍或房室结传导阻滞。高血压可能是引起心力衰竭的病因或是治疗的目标；低血压可由血容量不足、药物作用或者极低的心脏储备引起。肺淤血、合并肺部疾病或贫血都可引起气喘。发热可能提示有感染或活动性心肌炎。

除了基本的生命体征，体格检查能够帮助确定心力衰竭患者是“湿”性心力衰竭（容量超负荷）还是“干”性心力衰竭（血管内枯竭，血容量不足）。“湿”性心力衰竭标准包括颈静脉怒张（jugular venous distention，JVD）、肺部啰音、S3 奔马律、腹颈静脉回流（abdominojugular reflux，AJR）、肝大和外周性水肿（图 6.1）。以上任何一项体征均提示心室充盈压升高，表明患者可归于“湿”性心力衰竭。体格检查结果发现血管内容量不足，表明患者是“干”性心力衰竭，表现为低血压、体位性低血压或者皮肤张力下降。通常体格检查发现体重减轻、胃肠道综合征的病史或实验室检查发现血尿素氮（BUN）与肌酐（Cr）的比值增高，提示患者存在血管内容量不足。

一些临床医师将床头心脏超声检查作为心血管体格检查之一[3]。

心脏功能异常与患者血容量变化密切相关，不同阳性体征能够反映与之相关的心功能异常（框 6.4）。

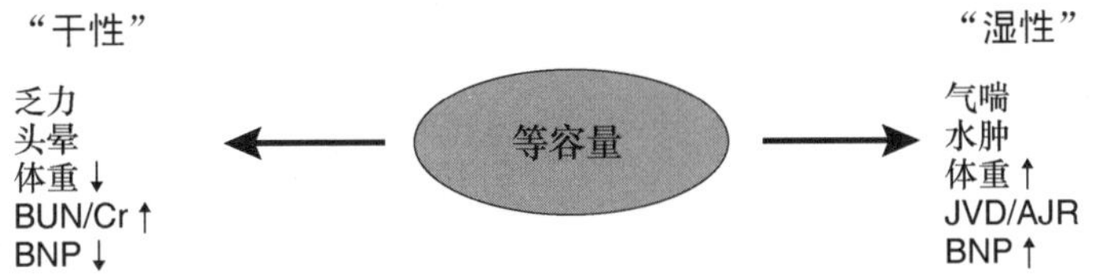
“干性”
乏力
头晕
体重↓
BUN/Cr↑
BNP↓
等容量
“湿性”
气喘
水肿
体重↑
JVD/AJR
BNP↑

图 6.1　评估患者是“干”性还是“湿”性心力衰竭

框 6.4　心脏异常和相关的体检阳性体征

心脏异常	体检征象
心脏充盈压升高和体液超负荷	• 颈静脉压升高 • S3 奔马律 • 啰音 • 腹颈静脉回流 • 腹水 • 水肿
心脏增大	• 心尖搏动横向移位或突出 • 杂音提示瓣膜功能不全
心排血量减少	• 低血压 • 脉压差小 • 四肢凉 • 心动过速伴交替脉
心律失常	• 不规则或快速脉搏提示心房颤动或频繁异位搏动

心力衰竭血流动力学的临床评价

为确定何种临床参数可以预测由右心导管插入术测量获得的肺毛细血管楔压（pulmonary capillary wedge pressure，PCWP）和心排血量[4]，Stevenson 和 Perloff 对不同心力衰竭的临床资料进行了综合分析。50 例符合心脏移植指标或进行规范化药物治疗的 HF-rEF 患者参与了这项调查。当 PCWP≥22 mmHg 时，91%的患者出现端坐呼吸（患者平卧时出现呼吸困难，需要额外增加枕头）（图 6.2）。充血体征对于 PCWP 增高的预测相对不敏感，只有 50%高楔压的患者出现外周性水肿、颈静脉怒张或啰音。然而，无论患者是否出现任何上述临床表现，PCWP≥22 mmHg 是诊断心力衰竭的特异性指标。

Stevenson 和 Perloff 同时也发现当脉压指数（脉压/收缩压）≤25%时可

以作为评估低心脏指数[≤2.2 L/(min · m^2)]的最佳指标（图 6.3）。脉压指数和心脏指数在一定范围内呈线性关系。

肺毛细血管楔压（mmHg）

端坐呼吸	≥22	≤18	
是	39	0	39
否	4	7	11
	43	7	50

敏感性=39/43=91%
特异性=7/7=100%
阳性预测率=39/39=100%
阴性预测率=7/11=64%

图 6.2　端坐呼吸是评估 PCWP 的临床指标。端坐呼吸是心力衰竭晚期患者 PCWP 值增高的敏感特异的指标[4]

心脏指数 [L/(min · m^2)]

脉压指数（%）	≤2.2	>2.2	
≤25	29	3	32
>25	3	15	18
	32	18	50

敏感性=29/32=91%
特异性=15/18=100%
阳性预测率=29/32=91%
阴性预测率=15/18=83%

图 6.3　脉压指数是低心脏指数的临床指标。当脉压指数[（收缩压-舒张压）/收缩压]≤25％时，整体预测准确率可达到 88％[4]

实验室检查

实验室检查是心力衰竭标准化评估的一部分，异常检查结果与心脏病理异常改变密切相关（框 6.5）。

框 6.5　心力衰竭的实验室检查

生化检查

BUN/Cr：

BUN 和 Cr 值增高表明肾灌注不足，心力衰竭或原发性肾疾病经常出现这种改变。BUN/Cr 的比值增高提示肾灌注不足或神经体液系统的激活。

肝功能检测：

肝功能检测包括：胆红素、白蛋白、AST、ALT、GGT 和碱性磷酸酶。这些检测指标异常提示右心衰竭伴被动充血和（或）原发性肝功能障碍。

血清 Na^+：

低血清 Na^+ 浓度与神经体液系统激活有关，包括抗利尿激素（ADH）升高（见第 10 章）

血清 K^+：

利尿剂治疗常引起血清钾浓度的降低，而应用 ACE 抑制剂、盐皮质激素受体阻断剂治疗和肾功能不全时其浓度会升高。

血清 Mg^{2+}：

血清镁的水平可能会随利尿剂的应用而降低，从而导致心律失常。

与致病因素有关的生物标志物

肌钙蛋白（I 或 T）：

肌钙蛋白 I 和肌钙蛋白 T 是急性冠状动脉综合征引起心肌坏死的敏感而特异性的指标。

促甲状腺激素：

促甲状腺激素（thyroid stimulating hormone，TSH）用于明确甲状腺功能状态。低 TSH 表明血清甲状腺激素水平增高（甲状腺功能亢进），而高水平的 TSH 表明血清甲状腺激素水平降低（甲状腺功能低下）。

铁蛋白，铁/铁结合力：

血清铁蛋白浓度＜100 mg/dl 或＜300 mg/dl 同时铁/铁结合力＜20%，表明体内铁缺乏。高水平铁蛋白则提示原发性或继发性血色素沉着病。

BNP/NT-proBNP：

BNP/NT-proBNP 常可用来区分临床心力衰竭和其他原因引起的呼吸困难（见第 2 章）。

全血细胞计数（CBC）

贫血：

无论何种病因引起的贫血，如未及时治疗都可促进心力衰竭失代偿或是高排血量心力衰竭的发生和发展。

尿液分析

蛋白尿：

蛋白尿意味着存在肾性疾病。血清蛋白降低，导致胶体渗透压下降而引起水肿。

心电图（ECG）

心力衰竭患者的静息心电图常出现异常（表 6.1）。

表 6.1 相应的心电图检查结果和疑似诊断[2]

心电图结果	疑似诊断
急性 ST-T 改变	心肌缺血
心房颤动，其他快速性心律失常	甲状腺疾病或心力衰竭可引起快速心室率
缓慢性心律失常	心力衰竭可引起心率慢或心脏传导阻滞
陈旧性心肌梗死（如 Q 波）	心力衰竭导致左心室功能下降
低电压	心包积液，淀粉样变性
左心室肥大	舒张功能障碍，肥厚型心肌病

胸部 X 线片

胸部 X 线片检查可为心力衰竭的诊断提供 2 个重要依据，诊断需结合进一步的检查结果：

1. 有肺浸润征象存在吗？
    - 水肿？
    - 引起呼吸困难的其他病因（如纤维化、肺炎）？
2. 心影是否增大（图 6.4）？
    - 左心室扩张？
    - 左心室肥大？
    - 右心室增大（仅在侧位片中出现）？
    - 心包积液？

值得注意的是，一些慢性心力衰竭患者尽管肺毛细血管楔压显著升高，但体格检查和胸部 X 线片检查可无任何肺淤血体征和影像学改变，如图 6.4。这可能是因为慢性肺淋巴管扩张，间质水肿液向静脉系统回流增加，抵消部分左心充盈压增加所致的肺水肿，所以肺淤血症状不明显。单纯右心衰竭胸片中也可见清晰的肺野。

心脏充盈压增加的胸部 X 线片表现

- 肺静脉重新分布
- Kerley B 线（在外侧肺下野底部呈水平走行的间隔线）
- 周围浸润
- 胸腔积液
- 弥漫性浸润
- 奇静脉突出

其他必要的实验室检查

胸部 X 线片检查并不具有特异性，所以需要其他辅助检查，如 BNP、超

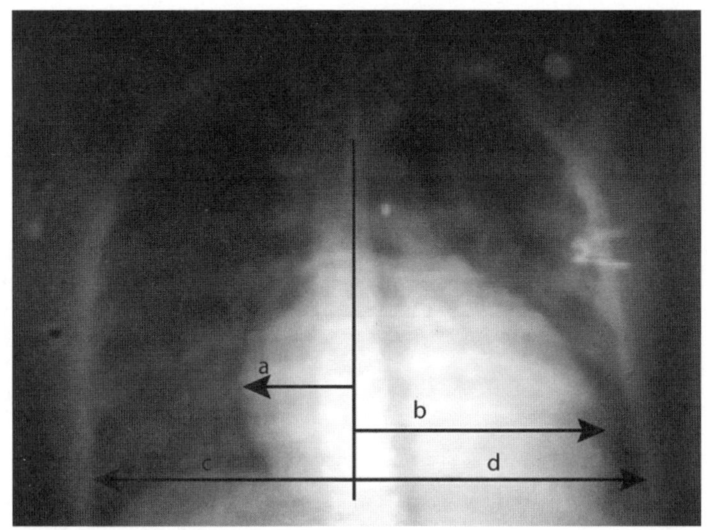

图 6.4　胸部 X 线片显示心影增大。心影增大计算公式：(a+b)/(c+d) >0.5[5]。来源：Adapted with permission from Jaski BE，*Basics of Heart Failure*. Springer Science+Business Media B. V.，2000：108.

声心动图或者右心导管插入术（不常用）。随着心室损伤程度加重，BNP 水平逐渐升高，BNP 对于无症状性心力衰竭及无胸部 X 线片异常表现的患者具有重要参考价值。如果实验性利尿剂治疗后症状得到明显改善，表明肺淤血由心力衰竭引起，特别是超声心动图也显示异常时（详见关于心力衰竭第 2 个"F"，即"功能"的讨论）。当患者胸部 X 线片显示非特异性间质浸润性改变时，有症状的患者需进行多普勒超声心动图检查或导管测量肺毛细血管楔压，将心力衰竭与肺部感染、炎症或纤维化进行鉴别。

功能：超声心动图有左心室收缩功能异常的表现吗？

对于某些患者，当常规超声心动图影像不能明确诊断时，可通过心脏超声造影、放射性核素心室显像、心脏磁共振成像（MRI）、导管心室造影或心脏计算机断层成像（CT）等测量左心室射血分数（EF）进行替代性检查。超声心动图是确定收缩功能的主要诊断性检查（图 6.5）。

HF-rEF 患者左心室射血分数≤40%，收缩功能障碍是导致心力衰竭的病因。临床调查研究中发现，尽管射血分数介于 40%～55%之间，低于正常水平，在不伴舒张功能异常或无合并症时，这种程度的收缩功能障碍很少导致心力衰竭的临床表现（图 6.6）。

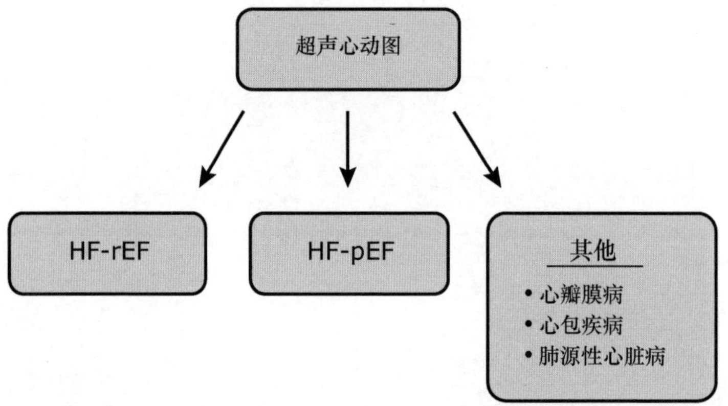

图 6.5　临床诊断心力衰竭时，通过超声心动图评价心脏功能进行分类。缩写：HF-rEF，射血分数降低的心力衰竭；HF-pEF，射血分数正常的心力衰竭

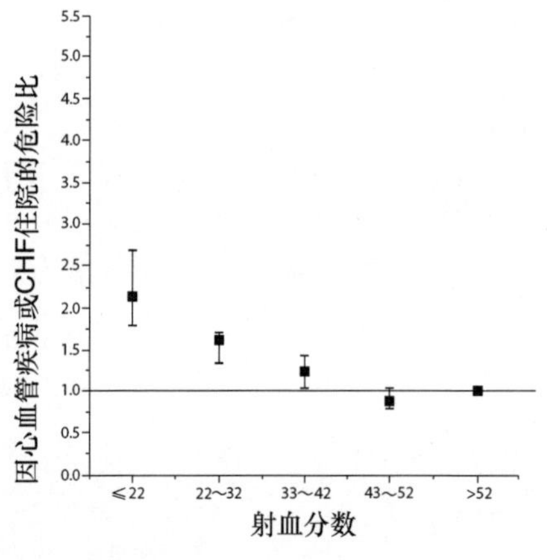

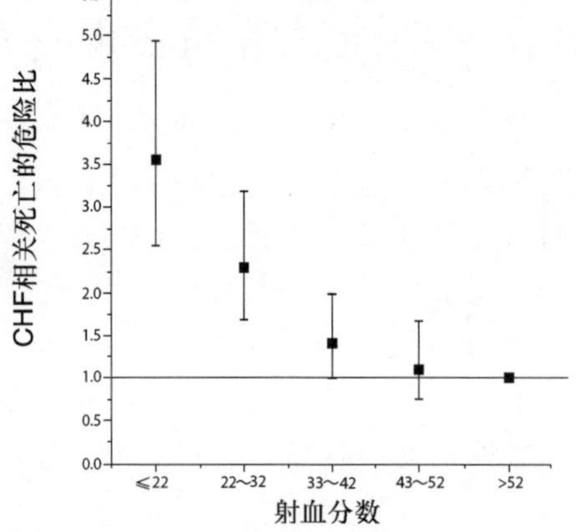

图 6.6　心力衰竭和射血分数的临床调查分析。CHARM 试验中（N＝7599 例，射血分数 5%～80%），心脏射血分数≤42%的 CHF 患者住院率或死亡人数均增加。上图：与左心室射血分数相关的因心血管疾病或心力衰竭住院的危险比。下图：与左心室射血分数相关的心力衰竭相关死亡的危险比。CHF 代表慢性心力衰竭[6]

射血分数>40％的患者可能出现心力衰竭症状，但射血分数正常，即射血分数正常的心力衰竭（HF-pEF），特别当有其他合并症存在时（见第 7 章）。

病因：心力衰竭的病因有哪些？

阐明心力衰竭的病因可揭示心力衰竭的治疗方法，从而改变疾病的自然病程。例如，冠心病（CAD）是心力衰竭的常见病因，可行血运重建术进行治疗。

当患者有收缩功能障碍时，应明确有无节段性室壁运动异常（图 6.7）。有缺血性或原发性心肌病时，与远离冠状动脉起点的心尖部损伤相比，心底部收缩功能通常不变。与血管分布无关的节段性室壁运动异常，可能发现于非缺血性心脏收缩功能障碍患者，如 Takotsubo 心肌病（应激性心肌病）。然而，当没有节段性室壁运动异常时，应考虑扩张型心肌病或者慢性压力或容量超负荷。

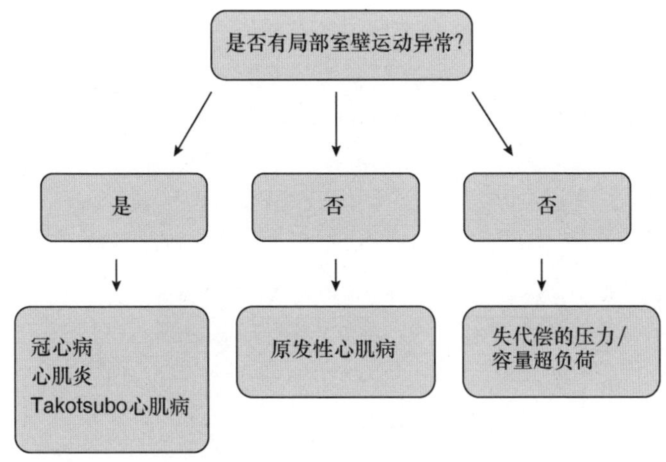

图 6.7　冠心病是引起心力衰竭节段性室壁运动异常的病因。与冠状动脉分布无关的非典型局部室壁运动异常，提示可能是心肌炎或 Takotsubo 心肌病（见正文）

冠心病（CAD）

心绞痛、心肌梗死病史或超声心动图显示局部室壁运动异常有助于冠心病的诊断。当初步诊断心力衰竭由心肌缺血引起，则应考虑进行冠状动脉造影检查。经皮或外科血运重建术在一定程度上缓解心绞痛症状，也可通过无创性检查发现缺血部位。

CAD的无创性影像学检查

对病情稳定的心力衰竭患者评估CAD的无创性影像学检查包括负荷心肌灌注闪烁成像、超声心动图、心脏CT、心脏MRI和正电子发射断层扫描(PET)。只有运动心电图描记而无影像学支持，通常不足以评估CAD是心力衰竭的一个病因。

心脏CT和MRI对CAD的诊断

心脏CT可以直接获得冠状动脉解剖学影像，对于疑似由非缺血性病因引起弥漫性运动功能减退的患者，进行该项检查有助于排除CAD。目前CT对CAD评估时，大多数患者需要β受体阻滞剂减慢静息心率，以求有足够的空间分辨率来评估CAD。心脏CT静脉造影诊断严重冠状动脉狭窄的敏感性达到95%。此外，对冠状动脉狭窄的阴性预测值高达99%～100%，因此CT是排除CAD的有效检查方法[8]。CT的另一个优点是可同时检测及显示冠状动脉内壁的粥样硬化斑块（图6.8）。虽然MRI不能对冠状动脉解剖学进行直接成像，但该项检查不必考虑心率，有助于发现与陈旧性心肌梗死有关的局部左心室壁纤维化和评价心肌活力。

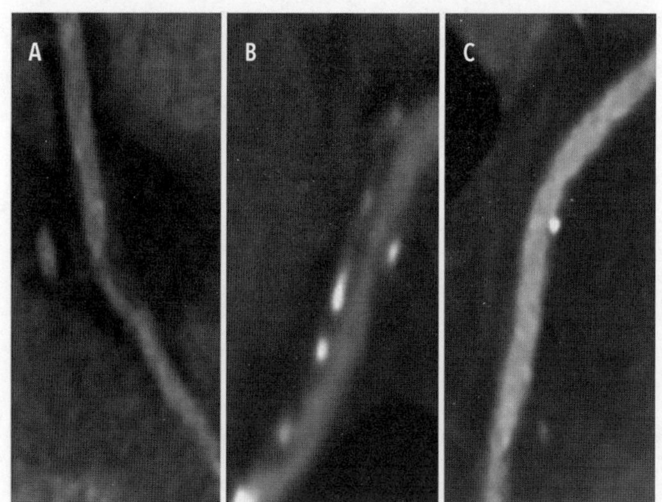

图6.8 CT冠状动脉造影。冠状动脉斑块成分：(A) 无钙化斑块，(B) 混合性斑块，(C) 钙化冠状动脉斑块[8]。来源：Adapted with permission from Nikolaou et al. *Insights Imaging*. 2011，2 (1)：9-24.

扩张型心肌病（特发性或其他）

弥漫性室壁运动功能减弱，且无明显原因的压力或容量超负荷患者，通常意味着可能存在心肌病。尽管非缺血性心肌病通常为特发性疾病（无明确病因），但仍存在多种明确的和可治疗的病因。

原发性扩张型心肌病的病因

心肌病是指心肌的结构和功能异常。如果明确具体病因（表 6.2），并进行有针对性的治疗，可改善患者的预后[9]。家族性扩张型心肌病是由遗传因素引起的心室功能障碍，占“特发性”扩张型心肌病的 35%[10]。迄今为止，只有少数引起家族性扩张型心肌病的特异性遗传病因被确定（见第 4 章）[11-13]。未来可能会发现更多的病因。

表 6.2　扩张型心肌病的病因。较为常见的病因用符号＋＋表示[9]。来源：Adapted with permission from Hosenpud JD. The cardiomyopathies. In：*Congestive Heart Failure：Pathophysiology，Diagnosis，and Comprehensive Approach to Management*. New York Springer-Verlag，1994.

<table>
<tr><td>特发性＋＋
围生期＋＋</td><td>代谢性/内分泌
肢端肥大症
甲状腺功能减退或亢进＋＋
嗜铬细胞瘤
糖尿病＋＋
脚气病
硒缺乏
恶性营养不良
血色素沉着病＋＋</td></tr>
<tr><td>遗传（见第 4 章）
家族性＋＋
X-连锁
抗肌萎缩蛋白相关的糖蛋白
旁黏着斑蛋白（metavinculin）缺陷</td><td>胶原血管病
红斑狼疮
皮肌炎
结节性多动脉炎
硬皮病</td></tr>
<tr><td>传染性
病毒相关＋＋
柯萨奇病毒
埃可病毒
腺病毒
虫媒病毒
细菌相关
白喉
结核
钩端螺旋体病
立克次体病
斑疹伤寒
Q 热
原虫相关
Chagas 病
疟疾
利什曼病</td><td>神经肌肉疾病
Duchenne 型肌营养不良症
Becker 型肌营养不良症
Friedreich 型共济失调
肢带型肌营养不良症
神经纤维瘤病
重症肌无力</td></tr>
</table>

续表

肉芽肿病	中毒
特发性	乙醇++
结节病++	砷
巨细胞++	钴
韦格纳肉芽肿	铅
	四氯化碳
	一氧化碳
	儿茶酚胺++
	苯丙胺++
	可卡因++
	多柔比星++
	环磷酰胺
	5-氟尿嘧啶

扩张型心肌病的实验室检查

通过实验室检查，可寻找引起扩张型心肌病的可能病因并积极治疗，如甲状腺疾病、铁负荷过重、自身免疫性疾病和一些传染性疾病。

甲状腺疾病：无论是甲状腺功能减退或亢进，如果持续存在都可能导致心力衰竭。甲状腺功能亢进可引起伴或不伴心房颤动的高输出型心力衰竭，β受体阻滞剂、丙硫氧嘧啶或放射性碘对甲状腺功能亢进的治疗均可改善以上两种心力衰竭。甲状腺功能低下可引起扩张型心肌病，这可能与受甲状腺激素水平调节的肌球蛋白基因表达改变有关，因此应该对甲状腺激素替代治疗有反应（如左甲状腺素钠）。

铁负荷过重：血清铁检查为铁负荷过重引起的心肌病提供诊断和治疗方面的指导，铁负荷过重可由原发性血色素沉着病引起，而多次输血（如β重型地中海贫血）、骨髓内无效红细胞生成可引起继发性铁负荷过重。铁-铁结合力比值升高（在男性>50%，在女性>45%）并且铁蛋白>1000 μg/L时，符合铁负荷过重的诊断。患有铁超负荷心肌病的女性在经期这些指标可能降低。患者诊断最终依赖于发现铁储备增加的证据（见下文）[14]。

遗传性血色素沉着病的病因与调控铁吸收的基因突变有关，最常见的是6号染色体的*HFE*基因突变，这是一种常染色体隐性遗传病[15]。受累患者胃肠道对正常饮食中的铁吸收增加。欧洲人群该基因携带率达10%，通常为无临床症状的杂合子携带者；对于有血色素沉着病家族史的患者，该基因检测可能是确证性或筛查性的试验。3‰～5‰欧洲人群的纯合子患者则渐进性发展，出现心脏、肝、胰、关节和内分泌系统的铁过量沉积。然而，*HFE*基因检测为阴性时不能排除其他引起铁超负荷的遗传性或继发性原因。

铁超负荷性心肌病在超声心动图上显示为扩张型心肌病或限制型心肌病。

扩张型心肌病可能是心脏功能失调的晚期阶段。无论何种情况，特征性的 MRI 信号减弱或是通过心内膜心肌活检显示心肌细胞内的贮存铁增加均可确定诊断（图 6.9）。电子显微镜观察心肌细胞内可见明显的高电子密度小体。静脉切开放血术或螯合疗法（如静脉注射去铁胺）可改善铁超负荷症状，并且逆转心力衰竭的发展，特别是在早期结构性心脏病阶段[16]。

其他实验室检查：无炎症的情况下，心力衰竭患者中红细胞沉降率（erythrocyte sedimentation rate，ESR）通常很低。炎症时，如病毒性心肌炎或特发性心肌炎，ESR 水平升高是一种非特异性表现。肌钙蛋白升高通常意味着心肌缺血；然而，在无急性冠状动脉综合征时，心肌炎症也可引起以上指标升高。急性期病毒血清滴度对病毒性心肌炎的早期诊断既无特异性也不敏感，但在之后的随诊过程中可与后续的恢复期滴度相比较进行病因诊断。抗核抗体检测可筛查自身免疫性疾病，如系统性红斑狼疮。

Chagas 病是由克氏锥虫引起的原虫寄生病，表现为心力衰竭、室性心律失常、传导阻滞、血栓栓塞和猝死[17]。扩张型心肌病患者若有曾住在中美洲或南美洲农村的经历，需进行慢性 Chagas 病的血清学检测，这是已知的该疾病流行地区。尽管对患者进行心内膜心肌活检经常显示炎症，但通常不能有助于临床评估。

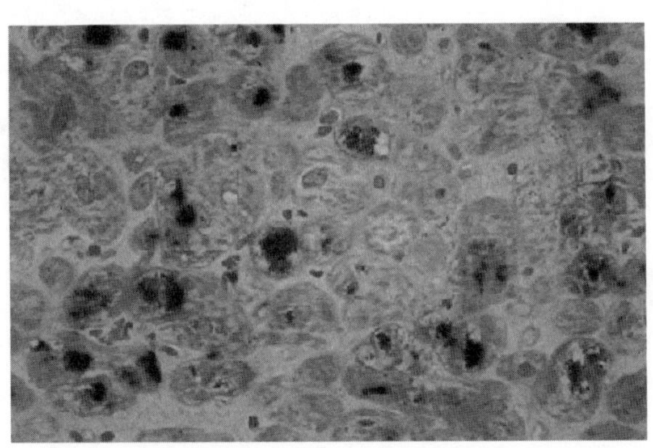

图 6.9（见书后彩图）　心内膜心肌活检显示血色素沉着病。普鲁士蓝染色显示血色素沉着病患者的心肌细胞内蓝色铁沉积增多[5]。来源：Adapted with permission from Jaski BE, *Basics of Heart Failure*. Springer Science＋Business Media B. V.，2000：119

心肌炎

心肌炎通常是对急性非缺血性 HF-rEF 伴病毒前驱症状的患者做出的临床诊断。可以考虑的各种病因包括：病毒感染、自身免疫性疾病或药物过敏。心肌活检可以证实是否存在炎性浸润。

通常，对成人心肌炎患者没有特异性的治疗方法。一项左心室射血分数<45%、经心肌活检诊断为亚急性或慢性心肌炎患者的随机试验中，单独接受常规治疗的患者和联合接受24周免疫抑制剂治疗的患者相比，在第28周射血分数改善方面（主要终点）没有显著差别。总体而言，平均4.3年的随访中，患者死亡率高达56%[18]。

巨细胞性心肌炎是应用免疫抑制剂治疗可以改善临床症状的特例[19]。这个病因预示着临床出现快速进展的心力衰竭或明显的室性心律失常。心脏活检是明确特征性巨细胞存在的必要检查（图6.10）。因此，当考虑心肌炎时，诊断性心内膜心肌活检可以证实是否为巨细胞性心肌炎，以改变临床治疗方法。

当心肌炎综合征伴严重的血流动力学紊乱时，诊断为暴发性心肌炎，同时需要暂时性的正性肌力药物或机械循环支持（见第9章）。这种情况下，如果不并发多系统器官衰竭，即使是严重的心肌功能紊乱都可得到改善[20]。

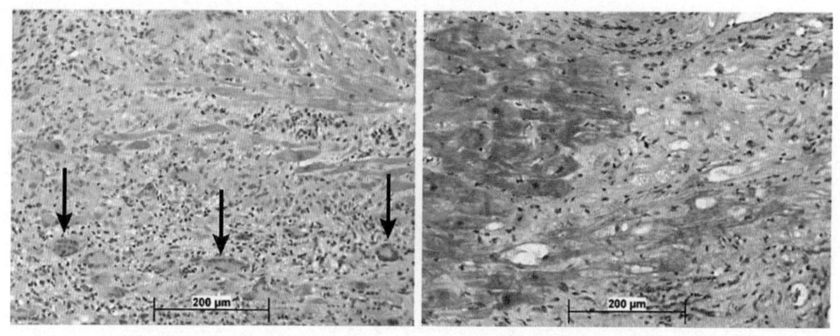

图6.10（见书后彩图） 巨细胞性心肌炎。左图：在患有巨细胞性心肌炎的患者中，心肌活检显示特征性的多核巨细胞（箭头）。右图：心肌活检显示治疗30天后病变部位纤维变性[19]。来源：Adapted with permission from Cooper et al. *Am J Cardiol*，2008，102（11）：1535-1539.

围生期心肌病

围生期心肌病是一种典型的特发性扩张型心肌病，在妊娠期的最后一个月到产后5个月内发病。大样本人群分析表明，该病的发病率约为1/2500（28/67 369）[21]。现在还不清楚其发病是与怀孕有关，还是与未发现的可导致左心室功能障碍的病因有关[21]。尽管心力衰竭的症状可能在发病6个月内消失，但是围生期心肌病仍可恶化导致患者死亡或心脏移植治疗。在围生期女性中，有既往病史或体格检查阳性结果的患者应进行超声心动图检查，明确是否有收缩功能紊乱。

心动过速性心肌病

扩张型心肌病可能继发于持续性室上性心动过速。与心动过速介导的心肌病相关的异常节律包括折返性或异位房性心动过速、不受控制的心房颤动或心房扑动。非常频繁的室性期前收缩（早搏）如持续性室性二联律，也可能导致心室功能受损[22]。任何这些情况下进行射频消融或控制心率，心室功能障碍都将恢复（图 6.11）[23]。

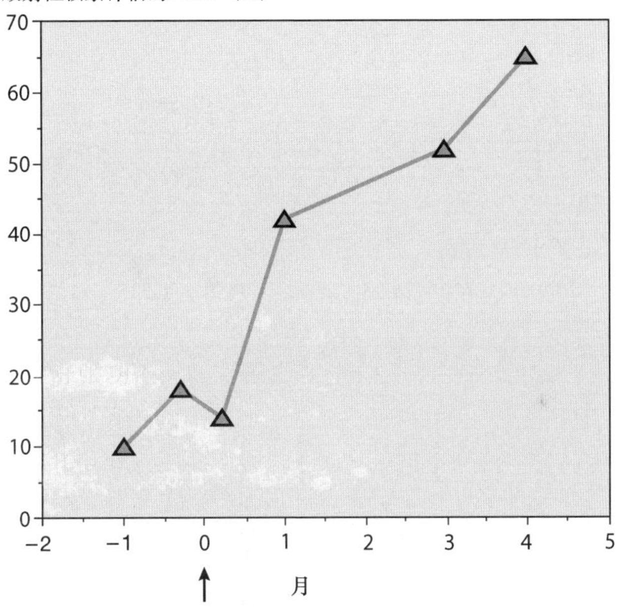

图 6.11　心动过速介导的心肌病。非缺血性心肌病患者在射频消融术治疗异位房性心动过速后左心室射血分数（LVEF）升高。时间 0（箭头）表示开始导管消融治疗心律失常[23]。来源：Reprinted with permission from Rabbani et al. *Am Heart J*. 1991，121（3pt1）：816-819.

嗜铬细胞瘤

嗜铬细胞瘤是一种少见的神经内分泌肿瘤，能分泌大量儿茶酚胺，特别是去甲肾上腺素。肿瘤通常位于肾上腺或较少位于交感神经系统神经节。肿瘤可引起顽固性或恶性高血压症状，与持续或间断地释放大量去甲肾上腺素有关[24]。个别患者会发展为扩张型心肌病，嗜铬细胞瘤可通过 α 和 β 肾上腺素受体阻滞剂和随后的肿瘤切除术进行治疗（图 6.12）。这种可逆性心肌病的发生符合神经体液假说，任何原因引起的肾上腺素能系统激活，如果持续存在，都对机体有害并且会促进心力衰竭的发展。

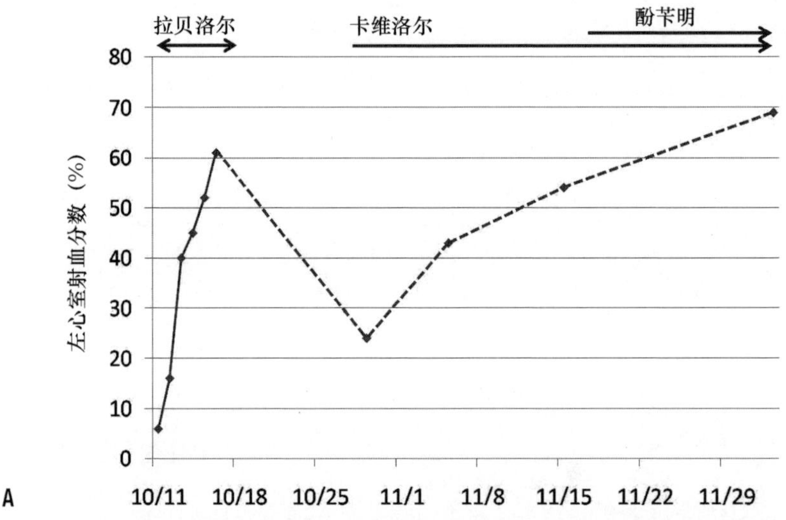

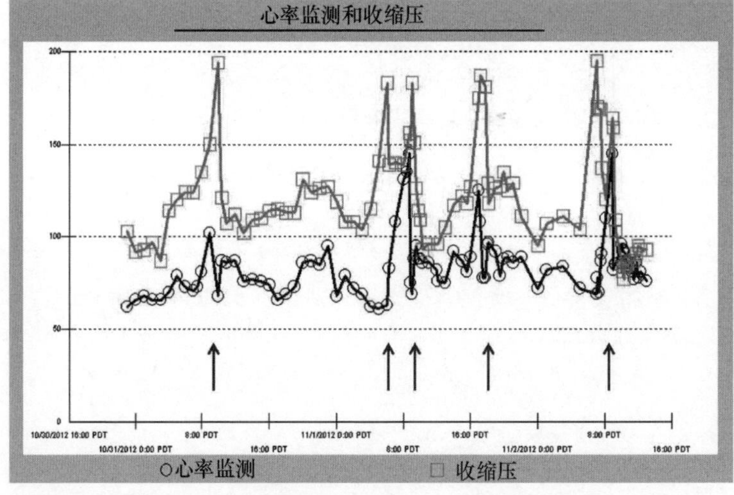

图 6.12 嗜铬细胞瘤伴随明显症状和复发性心力衰竭。27 岁女性患者，有高血压、急性肺水肿和心源性脑卒中症状。**A.** 接受 α 和 β 肾上腺素能受体阻滞剂（拉贝洛尔）治疗 5 天后，超声心动图检测，该患者 EF 从 6%提高到 61%。停止使用拉贝洛尔 13 天后射血分数又降低。随着再次使用肾上腺素能受体阻滞剂，患者射血分数又逐渐升高。**B.** 复发性左心室功能异常时，静息血压（浅灰色）和心率（深灰色）升高（箭头指示）。血浆甲氧基肾上腺素和嗜铬粒蛋白 A（CgA）值是正常上限的 3 倍。患者 24 h 尿液中甲氧基去甲肾上腺素水平为 19 780 nmol/dl（正常水平＜3548 nmol/dl）

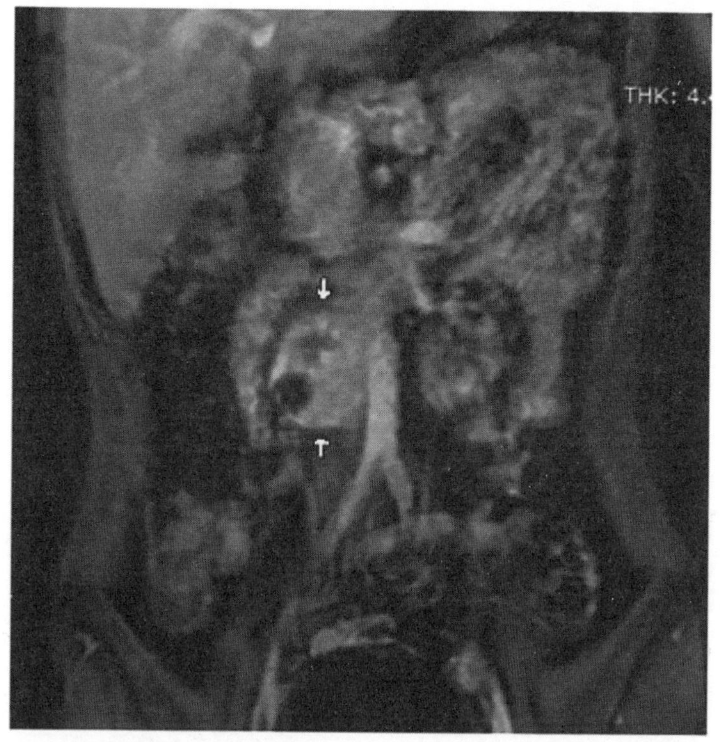

图 6.12 续。C. 磁共振成像显示右侧腹膜后有一个压迫下腔静脉的 4.7 cm×2.9 cm 肿物（箭头）。肿瘤切除后的手术标本组织学检查证实，肿瘤细胞多个神经内分泌标志物 CgA、突触素和 CD56 呈弥漫性、强阳性染色，符合嗜铬细胞瘤。肿瘤切除后，血压和心血管状态正常的情况下停止使用心脏药物

具有恢复潜能的短暂性收缩功能障碍举例

收缩功能障碍至少在 3 个重要的综合征中可能为暂时表现。正确认识这些临床现象并适当干预，能够及早预防和纠正收缩功能异常。

心肌顿抑

与急性冠状动脉综合征相关的血运重建后心脏收缩功能延迟性恢复属于心肌顿抑现象。心肌顿抑与急性缺血有关（尤其是 ST 段抬高的急性心肌梗死），并且心肌缺血恢复再灌注后一段时间仍表现为心力衰竭；而心肌冬眠则与慢性缺血有关（如与长期闭塞性冠心病相关的心力衰竭）。根据定义，冬眠和顿抑的心肌都与再灌注后心肌细胞收缩功能逐渐恢复的潜能有关，这一过程可能需要几天或几周。再灌注前，两条自噬性信号通路被激活，即适应性调节基因和蛋白表达促进细胞生存的通路和抑制死亡从而延迟心肌细胞功能永久性丧失的通路（见第 4 章）[25]。

Takotsubo 心肌病

Takotsubo（或应激性）心肌病表现为短暂但是较严重的心肌功能障碍。该病发生与CAD无关，但与严重的情绪困扰、卒中或癫痫发作有关。左心室心尖部出现特殊形态的运动障碍，呈现一种类似于日本捕捞章鱼的Takotsubo壶形状而命名（图6.13）[26]。该病临床表现与急性心肌梗死相似，但患者冠状动脉无阻塞。尽管确切机制还不清楚，但过量心肌儿茶酚胺释放可能是引起细胞自噬而导致短暂功能障碍的原因[27]。虽然该综合征起病早期会威胁到生命，但是心室功能障碍通常在一段时间内可自发性恢复，必要时，可进行暂时性血流动力学支持治疗。

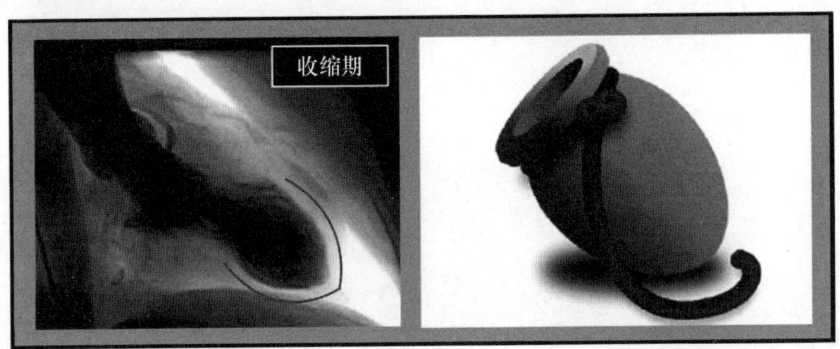

图6.13 Takotsubo心肌病。患者的左心室造影呈现出Takotsubo心肌病特征性的心尖部运动障碍（红色轮廓线），但冠状动脉血管造影正常。注意心尖部形态与日本的Takotsubo捕章鱼壶相似[26]。来源：Adapted with permission from Koulouris et al. *Hellenic J Cardiol*. 2010，51（5）：451-457.

全身炎症反应综合征

短暂的全心功能不全可见于严重的全身感染或其他炎症状态伴有左心室射血分数降低的患者[28]。病因可能与细胞因子的产生和释放有关，例如肿瘤坏死因子-α和白细胞介素-1β，在没有任何直接心肌损伤的情况下，这些细胞因子可抑制心脏功能，增加心率[29-30]。炎症引起的血管内容量不足同时伴静脉扩张，导致心脏回流不足从而加剧心排血量的不足[29]。

全身炎症反应综合征（systemic inflammatory response syndrome，SIRS）患者尸检研究发现只有极少的心肌细胞死亡[29,31-34]，这与大多数患者在败血症或炎症缓解后心脏功能障碍最终可逆性恢复相关（图6.14）。这种可逆性的心肌抑制可能是心脏在败血症时的一种保护机制，类似于缺血引起的冬眠[29]。与冬眠相似，败血症患者心肌细胞的自噬功能上调[35]。因为这些患者有完全康复的可能，因此在发病急性期要保证充足的循环支持。

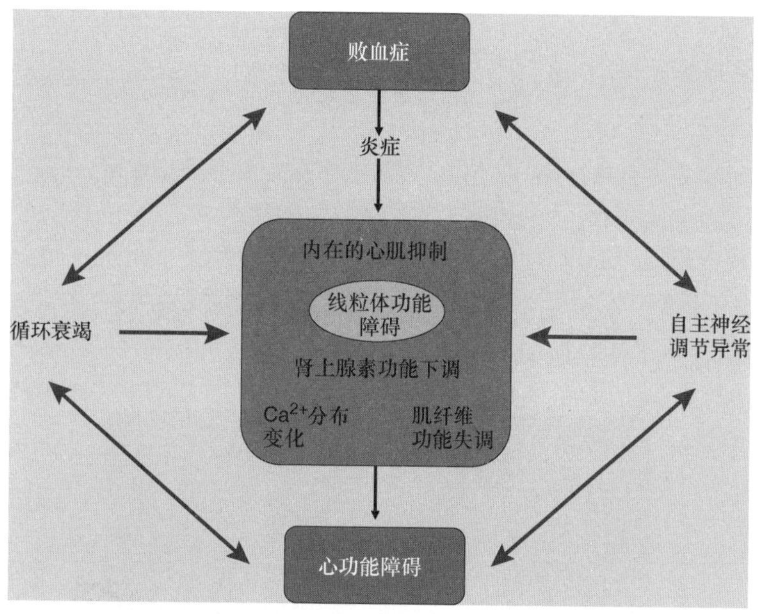

图 6.14 败血症引起的心功能障碍。参与全身炎症反应综合征（SIRS）的要素包括败血症引起的心功能障碍[29]。来源：Adapted with permission from Rudiger A & Singer M, *Crit Care Med*. 2007，35（6）：1599-1608.

心力衰竭的重要诊断技术

心力衰竭的临床表现多样，临床需仔细观察和评估。另外，几项重要的诊断性测试或检查对确诊和治疗不可缺少。

经静脉心脏活检

由皮经静脉心内膜心肌活检（endomyocardial biopsy，EMB）通常是从右颈内静脉到达右心室在室间隔部位进行取样，同样也可以进行左心室心内膜活检[36]。该项检查的适应证包括心脏移植术后患者排斥反应的评估（见第 11 章）和巨细胞心肌炎的诊断（在图 6.10 讨论过）[37]。此外，EMB 也可应用于淀粉样变性（见图 7.9）、血色素沉着病（图 6.9）和炎症性、感染性或嗜酸性粒细胞性心肌炎（图 6.15）的诊断。EMB 也可以确诊累及心脏的结节病和多柔比星（阿霉素）引起的心脏损害。任何病因的确定都有助于指导治疗并改善预后。经 EMB 确认的组织学诊断也有可能排除缩窄性心包炎，从而避免开胸心包剥脱手术。EMB 还可以发现一些少见疾病，包括 Loffler 心内膜心肌纤维化、Fabry 病和糖原贮积病[38]。

在 2007 年，有关指南[37]对其他不明原因心力衰竭患者进行心内膜心肌活检包括了两种Ⅰ类适应证（“操作应该进行”）并有 B 级证据（“数据源于非随机试验”）：

1. 新发心力衰竭，病程小于 2 周同时伴有血流动力学障碍。
2. 心力衰竭病程达 3 个月，伴新发室性心律失常、高度房室传导阻滞，或常规治疗 2 周之内无反应。

某种程度上，这些指南并没有得到普遍认可，因为除了巨细胞性心肌炎外，其他心肌炎治疗方法的选择均很有限。

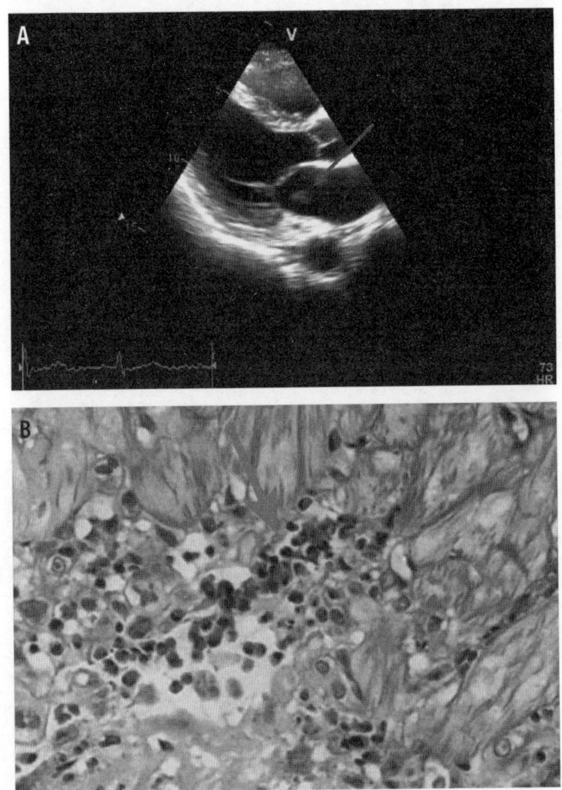

图 6.15（见书后彩图）　嗜酸性粒细胞性心肌炎。患者，男性，73 岁，既往有哮喘、过敏性鼻炎及嗜酸性粒细胞增多病史。诊断：嗜酸性粒细胞性心肌炎伴 Churg-Strauss 综合征，心脏血栓形成。**A.** 超声心动图显示射血分数为 40%，并且有左心房血栓（箭头）。**B.** 经静脉心内膜心肌活检显示嗜酸性粒细胞广泛浸润（箭头）、局灶性心肌坏死和小血管炎。患者接受皮质类固醇药物和抗凝治疗后，嗜酸性粒细胞增多、神经系统症状和超声心动图异常都消失。

心脏磁共振成像（MRI）

心脏 MRI 可以评估心肌灌注、功能和活力。与 CT 成像相比，MRI 技术能够避免暴露于电离辐射，但不能对冠状动脉狭窄直接成像[8]。在静脉注射钆剂造影后一定时间，如果造影剂仍局限于细胞外空间，心肌 MRI 延迟成像增强则提示存在间质纤维化或炎症。

尽管心脏超声心动图成像能够评估大多数心力衰竭，但 MRI 检查，包括延迟增强成像，能帮助鉴别缺血性或非缺血性左心室功能障碍（图 6.16）。此外，增强影像的形态可以提示非缺血性心肌病的具体类型[39]。

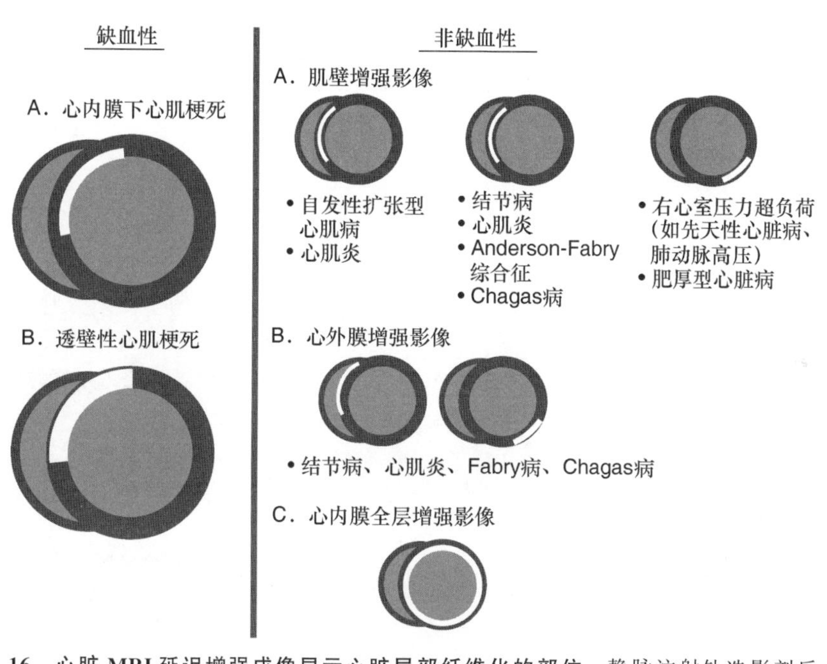

图 6.16　心脏 MRI 延迟增强成像显示心脏局部纤维化的部位。静脉注射钆造影剂后，增强区域（白色）能够区分缺血性左心室功能障碍和非缺血性左心室功能障碍[39]。来源：Adapted with permission from Shah DJ & Kim RJ. Magnetic resonance of myocardial viability. In：Edelman RR. *Clinical Magnetic Resonance Imaging*，3d ed. New York：Elsevier，2006.

虽然 MRI 可准确评估心肌病引起的心脏形态和功能异常，但仍有禁忌证。植入心脏起搏器或埋藏式心脏复律除颤器（ICD）的患者不能进行常规磁共振成像检查，尽管调查研究显示在适当的监测下可保证安全[40]。冠状动脉支架并非使用禁忌证。

尽管肾功能不全可能是增强 CT 或 MRI 的禁忌证，相比于碘化造影剂 CT，存在轻到中度肾功能不全时，患者更适合选择钆剂增强 MRI。为避免肾源性系统性纤维化（以严重的皮肤和内脏器官的纤维化反应为特征），严重的肾功能不全（估算的肾小球滤过率<30 ml/min）患者禁止进行钆剂静脉注射造影[41]。

心肌血运重建的评估

在心力衰竭患者，心肌缺血的诊断性检查和血运重建可能适用于有心绞痛或反复发生肺水肿的患者，或可用于确定缺血后心肌梗死面积。

诊断性冠状动脉造影

在没有初步负荷试验时，活动性心绞痛或急性复发性肺水肿患者应该考虑诊断性冠状动脉造影。这适用于对血运重建没有禁忌的心力衰竭患者（患者无运动限制性心绞痛、静息心绞痛，或反复发作的急性肺水肿）。通常年轻的患者或处于可积极治疗的D期心力衰竭患者（见第11章）通过进行早期血管造影以决定选择何种血运重建方法。

患有心肌梗死但没有心绞痛患者的负荷测试

如果准备进行血运重建，初始负荷试验心肌灌注显像或冠状动脉造影对冠状动脉重建术的评估有利于大多数有心力衰竭和心肌梗死病史的患者。大面积缺血的患者可能从血运重建术中获益[42]。因为许多左心室功能障碍的患者运动能力受限，所以相对于运动性负荷，药物负荷更具有诊断意义。腺苷受体激动剂瑞加诺生（Lexiscan®）是用于核素心肌灌注成像的常见的冠状动脉血管扩张药物。多巴酚丁胺负荷不常使用，可用于超声心动图评估室壁运动。正电子发射断层扫描是用于评估心肌缺血和活力的一种替代的成像方式，但并没有被广泛使用。

冠状动脉旁路手术血运重建：STICH试验

“缺血性心力衰竭外科治疗（STICH）”随机试验为有冠心病、射血分数≤35%的心力衰竭患者进行冠状动脉旁路手术（coronary artery bypass surgery，CABG）提供了客观依据[43]。该研究对620名接受CABG的患者和592名接受药物治疗的患者进行对比，发现第一年接受CABG患者的死亡率降低（风险比0.7，$P<0.001$）。然而，基于意向性治疗分析，在关键的主要终点方面，CABG组全因死亡率只显示有改善趋势（$P=0.12$）。在该试验的亚组研究中，单光子发射计算机体层摄影术（SPECT）、多巴酚丁胺负荷超声心动图或两者结合被用来评估心肌活性。在药物治疗组和CABG治疗组，冬眠心肌的存在都与患者生存期延长有关；然而，与单独应用药物治疗组相比，存活心肌的评估并没有显示出CABG组患者生存获益的不同[44]。如

果采用钆剂增强 MRI 等新方法评估心肌活性是否对 STICH 研究有影响还不清楚。

心脏 MRI 对心肌活力的评估

自从 STICH 试验开始，其他研究发现钆剂增强 MRI 造影能够区分存活与非存活心肌，为血运重建术后心肌功能的恢复提供预测依据[45]。

Kim 等（利用静脉注射钆剂增强 MRI 造影）应用延迟增强技术标记心肌局部纤维化或不能存活的心肌（图 6.17）。该项研究调查了 50 名左心室功能障碍的患者，在接受血运重建术之前已确定左心室收缩异常节段部分。在这些异常节段，血运重建术后收缩力改善的可能性随着心肌纤维化（延迟增强）的增加而降低[45]。此外，78％未显示延迟增强的收缩力降低区域在血运重建术之后收缩能力增加。

Greenwood 等在 CE-MARC 研究中显示，MRI 诊断冠心病的敏感性及预测值均高于 SPECT[46]。在比较 SPECT 和 MRI 的心肌梗死动物模型中，两种技术对透壁性心肌梗死的检出率相似；然而，MRI 能够检测到 SPECT 未检测出的心内膜下心肌梗死（图 6.18）[47]。

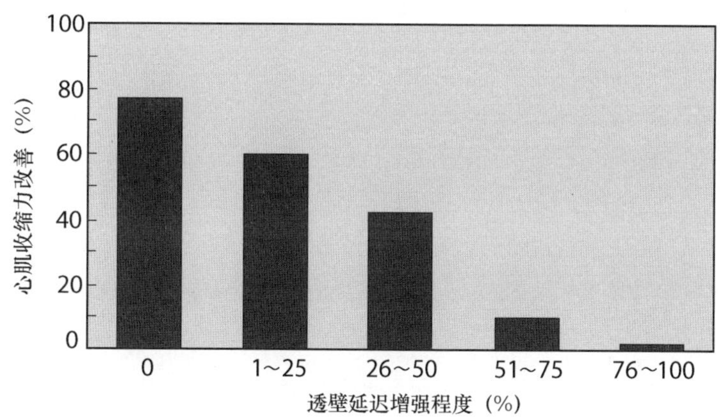

图 6.17　心肌收缩性增加和透壁增强成像呈负相关。血运重建前增强成像可作为心肌纤维化的标志，预示血运重建术后心肌收缩力增加的可能性下降。通过大规模 MRI 检查显示，左心室节段性室壁收缩功能恢复的可能性降低与心肌纤维化有关[45]。来源：Adapted with permission from Kim et al. *N Engl J Med*. 2000，343（20）：1445-1453.

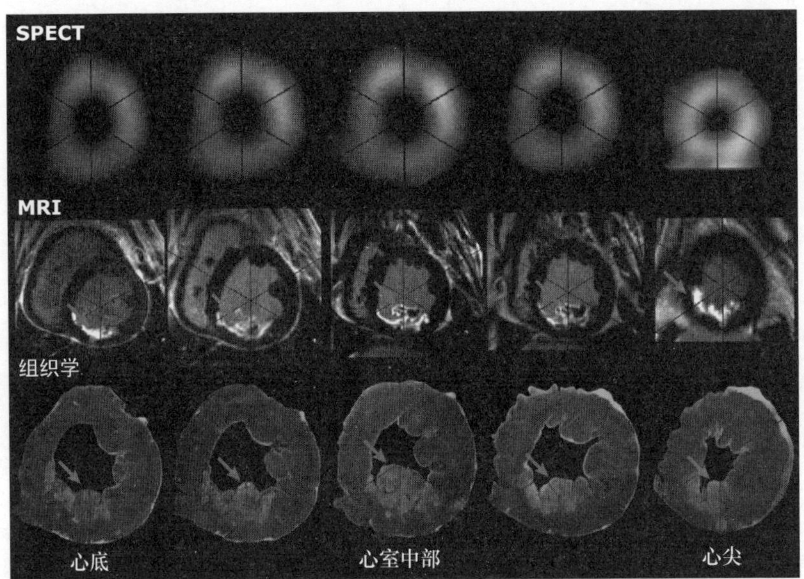

图 6.18（见书后彩图）　心内膜下心肌梗死的 MRI 检测。犬心肌梗死模型 MRI 显示，下壁心内膜下心肌梗死（**中间图像**，绿色箭头表示增强），组织学改变（**下排图像**）明显，而 SPECT 显像（**上排图像**）未见明显改变[47]。来源：Adapted with permission from Wagner et al. *Lancet*. 2003，361（9355）：374-379.

（王绍倩）

参考文献

1. Doyle AC, Rathbone B, Sackler H. *The Stories of Sherlock Holmes.* New York: Caedmon; 1964.
2. Konstam MA, Dracup K, Baker DW. *Heart Failure: Evaluation and Care of Patients with Left Ventricular Systolic Dysfunction.* U.S. Department of Health and Human Services, 1994;1-11.
3. Spencer KT, Kimura BJ, Korcarz CE, et al. Focused cardiac ultrasound: recommendations from the American Society of Echocardiography. *J Am Soc Echocardiogr.* 2013;26(6):567-581.
4. Stevenson LW, Perloff JK. The limited reliability of physical signs for estimating hemodynamics in chronic heart failure. *JAMA.* 1989;261(6):884-888.
5. Jaski BE. *Basics of Heart Failure: A Problem Solving Approach.* Boston: Kluwer Academic Publishers; 2000.
6. Solomon SD, Anavekar N, Skali H. Influence of ejection fraction on cardiovascular outcomes in a broad spectrum of heart failure patients. *Circulation.* 2005;112(24):3738-3744.
7. Richardson P, McKenna W, Bristow M, et al. Report of the 1995 World Health

Organization/International Society and Federation of Cardiology Task Force on the Definition and Classification of cardiomyopathies. *Circulation.* 1996;93(5):841-842.

8. Nikolaou K, Alkadhi H, Bamberg F, Leschka S, Wintersperger BJ. MRI and CT in the diagnosis of coronary artery disease: indications and applications. *Insights Imaging.* 2011;2(1):9-24.
9. Hosenpud JD. The cardiomyopathies. In: Hosenpud JD & Greenberg BH (eds.), *Congestive Heart Failure, Pathophysiology, Diagnosis and Comprehensive Approach to Management,* New York: Springer-Verlag, 1994;196-222.
10. Hershberger RE, et al, Genetic evaluation of cardiomyopathy—Heart Failure Society of America practice guideline. *J Card Fail.* 2009;15(2):83-97.
11. Hershberger RE, et al., Progress with genetic cardiomyopathies: screening, counseling, and testing in dilated, hypertrophic, and arrhythmogenic right ventricular dysplasia/cardiomyopathy. *Circ Heart Fail,* 2009;2(3):253-261.
12. Muntoni F, Cau M, Ganau A, et al. Brief report: deletion of the dystrophin muscle-promoter region associated with X-linked dilated cardiomyopathy. *N Engl J Med.* 1993;329(13):921-925.
13. Piran S, et al. Where genome meets phenome: rationale for integrating genetic and protein biomarkers in the diagnosis and management of dilated cardiomyopathy and heart failure. *J Am Coll Cardiol.* 2012;60(4):283-289.
14. Kremastinos DT, Farmakis D. Iron overload cardiomyopathy in clinical practice. *Circulation,* 2011;124(20):2253-2263.
15. Gulati V, et al. Cardiac involvement in hemochromatosis. *Cardiol Rev.* 2014;22(2): 56-68.
16. Gujja P, Rosing DR, Tripodi DJ, Shizukuda Y. Iron overload cardiomyopathy: better understanding of an increasing disorder. *J Am Coll Cardiol.* 2010;56(13):1001-1012.
17. Nunes MC, Dones W, Encina JJ, Ribeiro AL. Chagas disease: an overview of clinical and epidemiological aspects. *J Am Coll Cardiol.* 2013;62(9):767-776.
18. Mason JW, O'Connell JB, Herskowitz A, et al. A clinical trial of immunosuppressive therapy for myocarditis. The Myocarditis Treatment Trial Investigators. *N Engl J Med.* 1995;333(5):269-275.
19. Cooper LT, Jr, Hare JM, Tazelaar HD, et al. Usefulness of immunosuppression for giant cell myocarditis. *Am J Cardiol.* 2008;102(11):1535-1539.
20. Dembitsky WP, Moore CH, Holman WL, et al. Successful mechanical circulatory support for noncoronary shock. *J Heart Lung Transplant.* 1992;11(1 Pt 1):129-135.
21. Witlin AG, Mabie WC, Sibai BM. Peripartum cardiomyopathy: an ominous diagnosis. *Am J Obstet Gynecol.* 1997;176(1 Pt 1):182-188.
22. Ezzat VA, Liew R, Ward DE, et al. Catheter ablation of premature ventricular contraction-induced cardiomyopathy. *Nat Clin Pract Cardiovasc Med.* 2008;5(5):289-293.
23. Rabbani LE, Wang PJ, Couper GL, Friedman PL. Time course of improvement in ventricular function after ablation of incessant automatic atrial tachycardia. *Am Heart J.* 1991;121(3 Pt 1):816-819.
24. Desai AS, et al., Clinical problem-solving. A crisis in late pregnancy. *N Engl J Med.* 2009;361(23):2271-2277.
25. Depre C, Vatner SF. Cardioprotection in stunned and hibernating myocardium. *Heart Fail Rev.* 2007;12(3-4):307-317.
26. Koulouris S, et al. Takotsubo cardiomyopathy: the "broken heart" syndrome. *Hellenic*

J Cardiol. 2010;51(5):451-457.

27. Nef HM, Mollmann H, Elsasser A. Tako-tsubo cardiomyopathy (apical ballooning). *Heart.* 2007; 93(10):1309-1315.
28. Zanotti-Cavazzoni SL, Hollenberg SM. Cardiac dysfunction in severe sepsis and septic shock. *Curr Opin Crit Care.* 2009;15(5):392-397.
29. Rudiger A, Singer, M. Mechanisms of sepsis-induced cardiac dysfunction. *Crit Care Med.* 2007;35(6):1599-1608.
30. Werdan K, Schmidt H, Ebelt H, et al. Impaired regulation of cardiac function in sepsis, SIRS, and MODS. *Can J Physiol Pharmacol.* 2009;87(4):266-274.
31. ver Elst KM, Spapen HD, Nguyen DN, et al. Cardiac troponins I and T are biological markers of left ventricular dysfunction in septic shock. *Clin Chem.* 2000;46(5): 650-657.
32. Rossi MA, Celes MR, Prado CM, Saggioro FP. Myocardial structural changes in long-term human severe sepsis/septic shock may be responsible for cardiac dysfunction. *Shock.* 2007;27(1):10-18.
33. Soriano FG, Nogueira AC, Caldini EG, et al. Potential role of poly(adenosine 5'-diphosphate-ribose) polymerase activation in the pathogenesis of myocardial contractile dysfunction associated with human septic shock. *Crit Care Med.* 2006.;34(4): 1073-1079.
34. Fernandes Júnior CJ, Iervolino M, Neves RA, Sampaio EL, Knobel E. Interstitial myocarditis in sepsis. *Am J Cardiol.* 1994;74(9):958.
35. Ceylan-Isik AF, Zhao P, Zhang B, Xiao X, Su G, Ren J. Cardiac overexpression of metallothionein rescues cardiac contractile dysfunction and endoplasmic reticulum stress but not autophagy in sepsis. *J Mol Cell Cardiol.* 2010;48(2):367-378.
36. Chimenti C, Frustaci A. Contribution and risks of left ventricular endomyocardial biopsy in patients with cardiomyopathies: a retrospective study over a 28-year period. *Circulation.* 2013;128(14):1531-1541.
37. Cooper LT, Baughman KL, Feldman AM, et al. The role of endomyocardial biopsy in the management of cardiovascular disease: a scientific statement from the American Heart Association, the American College of Cardiology, and the European Society of Cardiology. Endorsed by the Heart Failure Society of America and the Heart Failure Association of the European Society of Cardiology. *J Am Coll Cardiol.* 2007;50(19): 1914-1931.
38. Mason JW, O'Connell JB. Clinical merit of endomyocardial biopsy. *Circulation.* 1989;79(5):971-979.
39. Shah DJ, Kim RJ. Magnetic resonance of myocardial viability. In: Edelman RR. 2006, *Clinical Magnetic Resonance Imaging,* 3d ed. New York: Elsevier.
40. Russo RJ. Determining the risks of clinically indicated nonthoracic magnetic resonance imaging at 1.5 T for patients with pacemakers and implantable cardioverter-defibrillators: rationale and design of the MagnaSafe Registry. *Am Heart J.* 2013;165(3): 266-272.
41. Zou Z, Zhang HL, Roditi GH, Leiner T, Kucharczyk W, Prince MR. Nephrogenic systemic fibrosis: review of 370 biopsy-confirmed cases. *JACC Cardiovasc Imaging* 2011;4(11):1206-1216.
42. Coronary Revascularization Writing Group, Patel MR, Dehmer GJ, et al. ACCF/SCAI/STS/AATS/AHA/ASNC/HFSA/SCCT 2012 appropriate use criteria for coro-

nary revascularization focused update: a report of the American College of Cardiology Foundation Appropriate Use Criteria Task Force, Society for Cardiovascular Angiography and Interventions, Society of Thoracic Surgeons, American Association for Thoracic Surgery, American Heart Association, American Society of Nuclear Cardiology, and the Society of Cardiovascular Computed Tomography. *J Thorac Cardiovasc Surg.* 2012;143(4):780-803.

43. Velazquez EJ, Lee KL, Deja MA, et al. Coronary-artery bypass surgery in patients with left ventricular dysfunction. *N Engl J Med.* 2011;364(17):1607-1616.

44. Bonow RO, Maurer G, Lee KL, et al. Myocardial viability and survival in ischemic left ventricular dysfunction. *N Engl J Med.* 2011;364(17):1617-1625.

45. Kim RJ, Wu E, Rafael A, et al. The use of contrast-enhanced magnetic resonance imaging to identify reversible myocardial dysfunction. *N Engl J Med.* 2000;343(20): 1445-1453.

46. Greenwood JP, Maredia N, Younger JF, et al. Cardiovascular magnetic resonance and single-photon emission computed tomography for diagnosis of coronary heart disease (CE-MARC): a prospective trial. *Lancet.* 2012;379(9814):453-460.

47. Wagner A, Mahrholdt H, Holly TA, et al. Contrast-enhanced MRI and routine single photon emission computed tomography (SPECT) perfusion imaging for detection of subendocardial myocardial infarcts: an imaging study. *Lancet.* 2003;361(9355): 374-379.

第七章

HF-pEF 患者 C 期评估

要点快报

- HF-pEF 与引起舒张功能障碍的因素密切相关：
  - 高血压性心脏病
  - 冠状动脉疾病
  - 肥厚型心肌病（hypertrophic cardiomyopathy，HCM）
  - 限制型心肌病
- 多普勒超声心动图评价左心室舒张功能。
- HCM 患者和有 HCM 家族史的患者，60%～70%会有明确的肌小节基因突变。
- 淀粉样变性是限制型心肌病最常见的已知病因。
- 其他可引起不伴左心室收缩功能障碍的心力衰竭的病因有瓣膜病、心包疾病和肺源性心脏病。
- 心力衰竭合并阻塞性或中枢性睡眠呼吸暂停的患者在夜间可使用持续气道正压通气（continuous positive airway pressure，CPAP）改善相应临床症状。

"心脏舒张的速度和程度，换句话说是在静脉压增大的情况下心肌伸展的松弛度，在心肌功能中同样是影响心肌收缩速度和程度的重要因素。"

—Yandell Henderson，1923[1]

HF-pEF 的诊断

肺静脉或体静脉压力升高引起的充血，伴不超过轻度左心室收缩功能障碍（EF>40%）的表现，可以明确左心室射血分数正常的心力衰竭（HF-pEF）诊断。尽管 HF-pEF 的超声心动图检查可表现为左心室舒张功能不全，但并非总是如此（见第 2 章）。同样，超生心动图检查经常会表现为左心室肥大，但 HF-pEF 也可能是由冠心病或其他不伴左心室壁增厚的疾病引起（图 7.1）。除了直接影响心肌结构的病理过程外，非心血管并发症引起的炎症反应和动脉硬化程度的增加均可间接促进心肌肥大、间质纤维化和左心室舒张期充盈受损[2]。

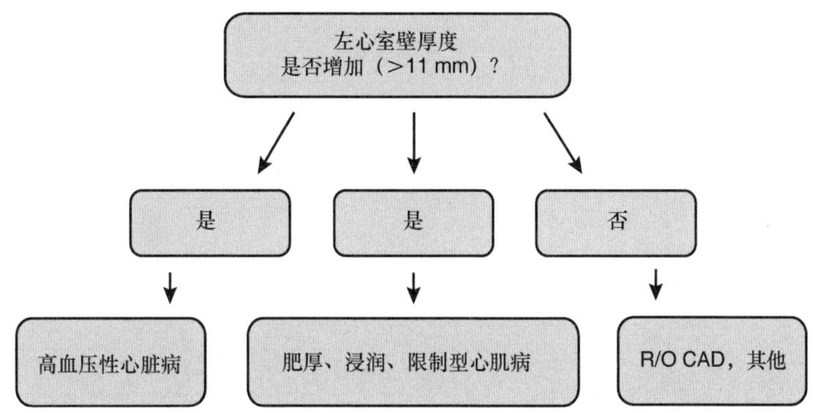

图 7.1 舒张功能不全的原因和左心室壁厚度的关系

鉴别诊断

胸部 X 线片浸润影像和超声心动图显示收缩功能正常也可见于间质性肺病或非心源性肺水肿。然而，利尿剂治疗并不能改善间质性肺病症状。非心源性肺水肿（成人呼吸窘迫综合征）可以发生在非心脏性疾病的急性重症患者。这种情况下，肺水肿是由于“毛细血管渗漏”引起，但左心脏充盈压仍正常。继发于右心室劳损，脑钠肽（brain natriuretic peptide，BNP）可正常或轻度升高。

大多数患者中，根据临床表现和多普勒超声心动图评估能够鉴别 HF-pEF 和上述疾病（见框 7.1）。一些未明确诊断或有部分相同表现的病例，可以进行右心导管介入检查；肺毛细血管楔压在 HF-pEF 时升高而在肺病初期正常或偏低。

框 7.1 舒张功能障碍的超声多普勒表现

- 左心室肥大（壁厚＞11 mm）
- 左心房增大
- 二尖瓣和肺静脉多普勒血流异常
- 根据三尖瓣回流速度来估算肺动脉收缩压的增加
- 舒张早期二尖瓣血流速度/二尖瓣环血流速度的比率（E/e'）≥10

舒张期功能障碍的超声心动图表现

左心室的舒张期充盈能够通过多普勒超声心动图评估[3]。左心房扩大提示长期存在结构性心脏病。

超声心动图通过测量或计算左心房容积评价左心房体积，左心房体积也被称为左心房压力的“糖化血红蛋白（Hb A1C)”，其数值升高，提示慢性左心充盈压升高[4]。在有症状的HF-pEF患者中，当左心室顺应性降低和左心房压增加时，二尖瓣e峰减速时间（deceleration time，DT）缩短，E/A比值增高（图7.2)[5]。二尖瓣流速的急性改变可能发生在患者接受治疗期间或出现其他血流动力学改变时。

二尖瓣环流的组织多普勒显像（tissue doppler imaging，TDI）能够评估左心室舒张功能。在心收缩期射血时，血流带动二尖瓣环向心尖方向移动，反之，舒张期则返回起始位置（图7.3)。TDI显示了二尖瓣环运动速度的变化。心脏舒张早期二尖瓣环远离左心室尖的速度（e′）反映了心肌松弛性，与二尖瓣口血流速度相比受压力梯度影响较小[3]。

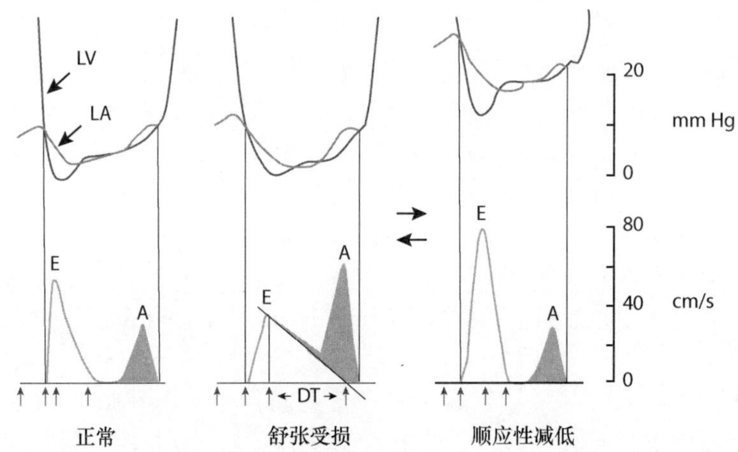

图7.2（见书后彩图）　左心室舒张充盈期的多普勒超声心动图评价。多普勒显示二尖瓣血流速度变化与心脏舒张期左心室（蓝色曲线）和左心房（橙色曲线）的关系。充盈速度和外推减速时间随着二尖瓣跨瓣压差变化而变化（红色箭头）。蓝色箭头显示从主动脉瓣关闭到二尖瓣口开放的等容舒张时间间隔[5]。缩写：LV，左心室；LA，左心房；E，舒张早期二尖瓣流入；A，心房收缩时舒张期充盈；DT，减速时间。来源：Adapted with permission from Nagueh et al. *Eur J Echocardiogr*，2009，10（2）：165-193.

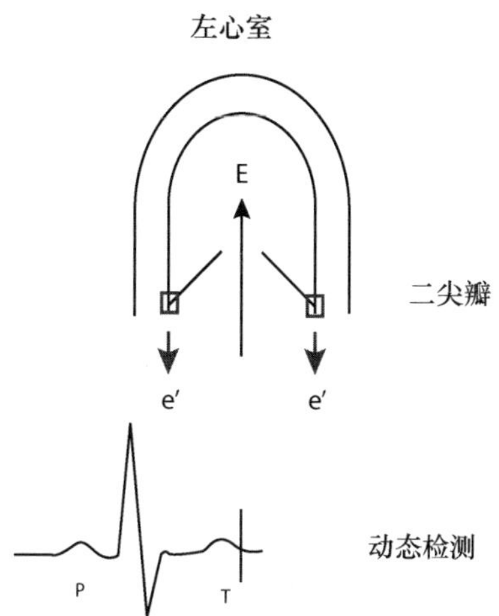

图 7.3　E/e’ 比率的推导。 E 为舒张早期二尖瓣血流速度，e’ 为二尖瓣环运动速度。左心室高充盈压伴舒张期充盈受损与血流速度 E 的增加和二尖瓣环运动速度 e’ 的减少有关

在 HF-pEF，E/e’ 的比值可以作为初步估算左心室充盈压的方法（图 7.4）。正因为有如此作用，多普勒超声心动图被称为评价舒张功能的“罗塞塔石碑（Rosetta Stone）”[6]。

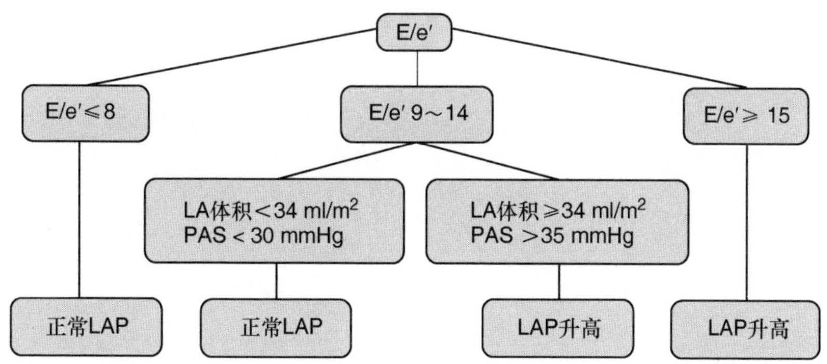

图 7.4　基于 HF-pEF 患者多普勒超声心动图的表现来评价左心室充盈压的诊断流程[5]。 缩写：E，舒张早期二尖瓣血流速度；e’，二尖瓣环运动速度；LA，左心房；PAS，肺动脉收缩压；LAP，左心房压力。来源：Adapted with permission from Nagueh et al. *Eur J Echocardiogr*，2009，10（2）：165-193.

高血压性心脏病的主要诊断特征

当 HF-pEF 患者有高血压病史，并且超声心动图显示均匀分布的左心室肥厚时，可以诊断为高血压性心脏病。

超声心动图检查显示舒张期功能障碍的结果支持这一诊断。通常认为高血压性心脏病患者可能也同时患有冠心病。在没有高血压或者冠心病病史的情况下心室肥大可能是由于肥厚型心肌病、浸润型心肌病或者限制型心肌病导致的继发疾病（见下文）。

> 寻找高血压性心脏病左心室均匀肥大的特点

肥厚型心肌病的主要特征

肥厚型心肌病（HCM）是以左和（或）右心室非对称性肥厚为特征，常累及室间隔，而不是高血压或其他全身性疾病的继发改变[7]。左心室腔容积正常或者减少。显微镜观察，心肌肥大，周围疏松结缔组织增多且排列紊乱。肥厚型心肌病可引起左心室流出道两侧梗阻性压力梯度，无论在静息状态还是运动激发后，改善这种压力梯度的相关治疗非常重要。终末期肥厚型心肌病可能发展成收缩功能障碍。虽然许多术语曾被用来描述 HCM，包括特发性肥厚性主动脉瓣下狭窄（idiopathic hypertrophic inferior aortic stenosis，IHSS）和肥厚型梗阻性心肌病（hypertrophic obstructive cardiomyopathy，HOCM），现阶段，肥厚型心肌病（HCM）和其他特征性描述术语更为常用（框 7.2）。

框 7.2　肥厚型心肌病的表型

- 非对称性室间隔肥厚
- 对称性肥大（区别于高血压性或运动性肥大）
- 心尖部肥厚

在心力衰竭的疾病谱内，由于治疗方法选择的不同，肥厚型心肌病属于单独的一类子集。肥厚型心肌病是一种遗传性疾病，或由心肌肌小节蛋白质（包括肌球蛋白重链）的编码基因发生点突变而引起（见第 4 章）。美国各种类型的肥厚型心肌病较常见，患病率可达 1/500；然而，许多患者无临床表现[8]。即使在同一家系中，心肌肥厚的部位也因人而异，可表现为左（或右）心室内局部或者均匀性肥厚。其他临床表现包括舒张期功能障碍、二尖瓣反流、心肌缺血以及心律失常。

超声心动图或者心脏磁共振成像（MRI）可直接反映心肌肥厚和分布（图 7.5）。最常见的类型是非对称性室间隔肥厚，室间隔厚度/左室游离壁厚度之比≥1.3 或更高。当发生动力性梗阻时，可以观察到主动脉压波形曲线或者左心室流出道的流速曲线呈现一个典型的“尖峰圆顶状”。这种模式是由于收缩早期左心室流出道基本正常，而收缩中晚期梗阻加重，血流停滞。由于心肌肥厚和二尖瓣收缩期前向运动（systolic anterior motion，SAM）导致左心室流出道变窄，休息或进行生理激活后，如室性期前收缩（premature ventricular contractions，PVC）后、运动后或者 Valsalva 动作期间（图 7.6），多普勒检测显示收缩期血液穿过狭窄的流出道速度加快（图 7.5）。非梗阻性肥厚型心肌病定义为静息或负荷后压力差均<30 mmHg，大约 1/3 的肥厚型心肌病患者属于此型。外科手术或经皮介入治疗有利于静息或负荷后压力差≥50mmHg 并且症状持续存在的患者[7]。

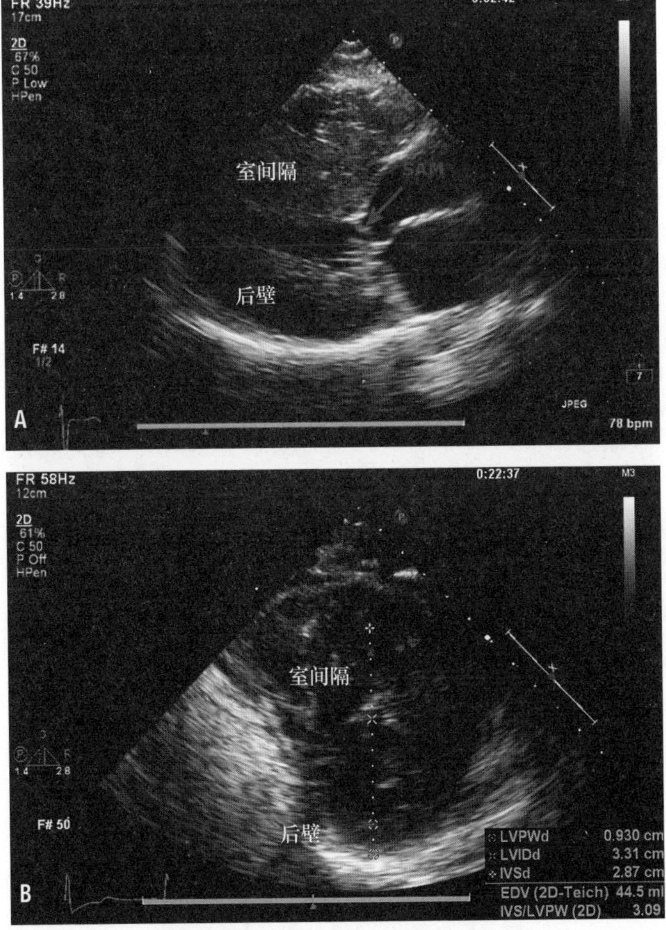

图 7.5（见书后彩图）　二维超声成像显示肥厚型心肌病引起的心脏异常。患者年龄 28 岁，女性，诊断为肥厚型心肌病。胸骨旁长轴（图 A）显示二尖瓣叶收缩期前向运动（SAM）。超声胸骨旁短轴（图 B）显示不对称性室间隔肥厚（左室舒张末期厚度：室间隔=2.9 cm，后壁=0.9 cm）

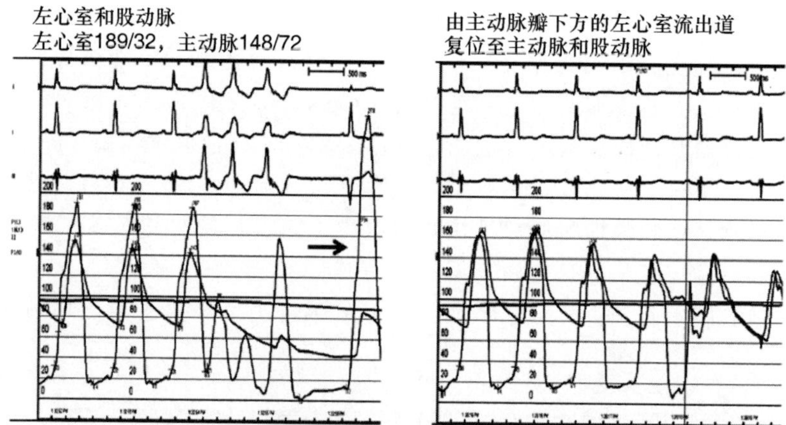

图 7.6　肥厚型心肌病伴动态左心室流出道梗阻患者的血流动力学和负荷测试。左图：患者静息状态下左心室-主动脉收缩期压力梯度峰值在室性期前收缩（PVC）后由 41 mmHg 增加到 192 mmHg（箭头所示）。尽管左心室压力在 PVC 后有明显的升高，但动脉脉压下降（称为 Brockenbrough-Braunwald 征）。左心室舒张末期压力升高到 32 mmHg 与左心室肥厚导致的舒张期功能障碍一致。可见中度到重度的二尖瓣反流。右图：主动脉瓣下方回缩至主动脉期间无主动脉瓣压力梯度改变，因此可排除主动脉瓣疾病导致的压力差。室间隔心肌切除术（数据未显示）可完全消除动态流出道压力梯度

左心室弥漫性向心性肥厚是另一种肥厚型心肌病。然而，这种肥厚模式可出现在高血压患者、运动员或浸润性病因引起的心肌肥厚患者中。当患者被检测到心脏球形肥大，但无高血压病史或者肥厚型心肌病家族史时，还需要进行额外的诊断性检测。心脏磁共振成像可以确定钆剂增强延迟与肥厚型心肌病纤维化一致（见图 6.16），或者当怀疑由浸润性病因引起时需进行心内膜心肌活检[9]。

肥厚型心肌病不太常见的类型是肥厚局限于左心室心尖部。这种模式往往在标准胸部 12 导联心电图上表现为明显的倒置 T 波。

肥厚型心肌病的管理

肥厚型心肌病（HCM）的管理包括三部分：症状管理、心脏猝死（sudden cardiac death，SCD）的危险分层和咨询[10]。

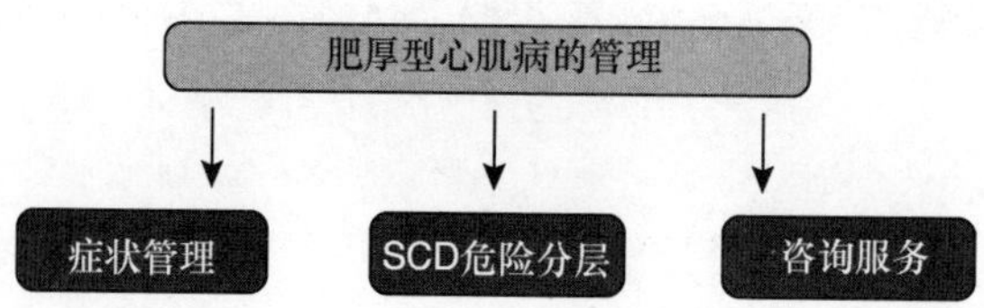

症状管理

肥厚型心肌病的两个常见症状分别是劳力性呼吸困难和胸痛。胸痛往往不是由于心外膜冠状动脉狭窄引起，而是由肥大的心肌耗氧量增加超出有限的心内膜血供引起的功能性缺血。β受体阻滞剂可以降低心肌收缩力和减慢心率，减轻 HCM 患者的流出道阻塞，降低心肌耗氧量，从而改善血流动力学。钙通道阻滞剂维拉帕米具有抑制心肌收缩和降低心率的作用，从而改善左心室流出道梗阻。然而应谨慎使用维拉帕米，因为它作为小动脉血管扩张剂可能会增加动态流出道压差。如果对药物耐受性差，抗心律失常负性肌力药丙吡胺可以作为替代药物。

动态流出道梗阻的肥厚型心肌病患者在用药时应注意避免使用增强心肌收缩力的药物，如地高辛或儿茶酚胺。此外，血管扩张剂和利尿剂也应谨慎使用，因为它们可以减少左心室体积，加重左心室流出道梗阻和压力差。

对于有持续性症状的肥厚型心肌病和生理性阻塞的患者来说，侵入性疗法是比较适合的，包括手术切除或者使用经皮导管注入乙醇的间隔化学消融术治疗[11]。此前，双腔（心房-心室）起搏与右心室的电激活被认为能够降低患者手术风险[12]。现在大部分已经被间隔化学消融术所取代。

阵发性、持续性或永久性心房颤动可以加剧肥厚型心肌病患者的症状。心脏电复律可快速恢复窦性心律。为了保持窦性心律，可服用丙吡胺、胺碘酮或索他洛尔。持续性心房颤动可进行导管消融术或者外科迷宫手术来预防心房颤动复发[13]。

肥厚型心肌病患者心脏猝死

室性心动过速或心室颤动会增加肥厚型心肌病患者心脏猝死（SCD）的风险。高危人群中，相比于单纯使用β受体阻滞剂和胺碘酮等药物来说，埋藏式心脏复律除颤器（implantable cardioverter-defibrillator，ICD）更为有效[7]。心脏猝死的风险因素识别可以为 ICD 的植入提供适当的指导性建议（框 7.3）。

晚期钆剂增强心脏 MRI 可以提供其他的心肌病理学评价。现在已经提出左心室肥厚区域的心肌瘢痕成像可以为植入 ICD 的临床决策提供支持[14]。目前，ICD 植入取决于年龄、风险因素的数量和性质以及临床判断等[10]。

框 7.3　肥厚型心肌病心脏猝死的危险因素

每个因素 1 分：

- 猝死家族史
- 不明原因的昏厥
- 动态监测显示非持续性室性心动过速（心搏≥120 次/分出现 3 次或更多）
- 50 岁以下患者平板运动试验中出现异常降压反应者（血压升高＜20 mmHg 或降低≥20 mmHg）
- 严重左心室肥厚（＞30 mm）

危险因素评估	建议
• 0	• 安全
• 1	• 需要关注
• 2＋	• 推荐 ICD
• 既往 SCD	• 推荐 ICD
• 持续性室性心动过速	• 推荐 ICD

肥厚型心肌病的遗传变异

患有肥厚型心肌病的个体中，60%～70%有阳性家族史的个体可检测到与肥厚型心肌病有关的基因突变，但 10%～50%的人无家族史（参见第 4 章）[7]。已知突变基因的血液样本阳性检测结果，可有助于对家庭成员病变的筛查。阴性基因检测结果不能排除发生肥厚型心肌病的可能，除非在受累家庭成员中没有筛查到某一特定的突变位点。

大约有 5%的肥厚型心肌病家族会有 2 个或者更多的肌节基因突变[15]，这些突变会提高心脏猝死的风险[16]。

延迟的外显和表型表达的肥厚性心肌病患者可能在生命晚期才会出现症状。如果受累患者没有已知的突变位点，定期超声心动图的影像学检查可用于 HCM 患者一级亲属的筛查[17]。

咨询

许多研究结果表明，咨询对于 HCM 患者的护理非常重要。许多类型的肥厚型心肌病通常预后较好，重要的是无心脏猝死高风险或无症状患者每年死亡率不到 1%[18]。无临床表现的患者推荐进行一系列超声检测来监控患者心肌病变的风险。可遵循指南进行锻炼，尤其是对在年轻时就被诊断为肥厚型心肌病的患者[19]。总体来说，必须结合肥厚型心肌病的严重程度对患者的运动形式提供个性化指导。平板运动试验可以帮助评估特定运动的情况下肥厚型心肌病患者的功能状态。

淀粉样变性所致的限制型心肌病

淀粉样变性是引起限制型心肌病的最常见病因。根据预后和自然史，淀粉样变性有四种不同类型（表 7.1）。其中最严重的是累及心脏的 AL 型淀粉样变性，与免疫球蛋白轻链沉积和浆细胞病变有关。淀粉样变性的两种不同形式可能是由于转甲状腺素蛋白（一种肝产生的运载甲状腺素和视黄醇的循环蛋白质）发生错误折叠、聚集和沉积而引起。家族性淀粉样变性（ATTR）是由于基因突变导致该蛋白的错误折叠增加而引起。老年性淀粉样变性是由于野生型转甲状腺素蛋白引起，并累及心脏，通常晚期发病，大部分患者为男性。继发于慢性炎症的淀粉样变性通常不累及心脏[20]。

表 7.1　淀粉样变的类型

表型（命名）： 淀粉样纤维前体	累及器官	治疗
轻链（AL）： 免疫球蛋白轻链	心脏 其他：肾、肝、外周/自主神经、软组织、胃肠道系统	化疗
家族性（ATTR）： 转甲状腺素蛋白（TTR）突变	心脏 外周/自主神经	• 肝移植 • 新的药物主要是稳定TTR/四聚体（如果心脏受累，在肝移植过程中可发生心脏淀粉样变性）
老年性系统性淀粉样蛋白： 野生型转甲状腺素蛋白	心脏	支持治疗
炎性（AA） 血清淀粉样蛋白 A	肾 心脏（极少）	干预炎症的发展过程

> 患者的超声心动图提示左心室肥厚，但心电图显示低电压时应考虑淀粉样变性。

超声心动图检查结果显示左、右心室肥厚，并在增厚的心室壁上观察到“斑点”样影像（图 7.7）。但是心电图显示低 QRS 电压。收缩功能通常保留到疾病晚期，但是并不像高血压或者肥厚型心肌病一样具有高动力。当一个活检证实诊断结果时，免疫组化可以揭示淀粉样纤维的类型及其潜在的临床特点（图 7.8 和图 7.9）。

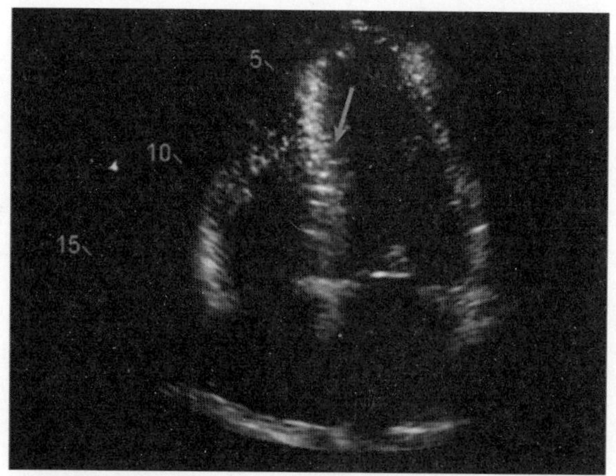

图 7.7　淀粉样变性的超声心动图特征。超声心动图心尖四个腔室显示左心室肥厚，并且隔膜上有线性“斑点”状回声（箭头所示），右心室游离壁肥厚，左心房变大。左心室射血分数为63%

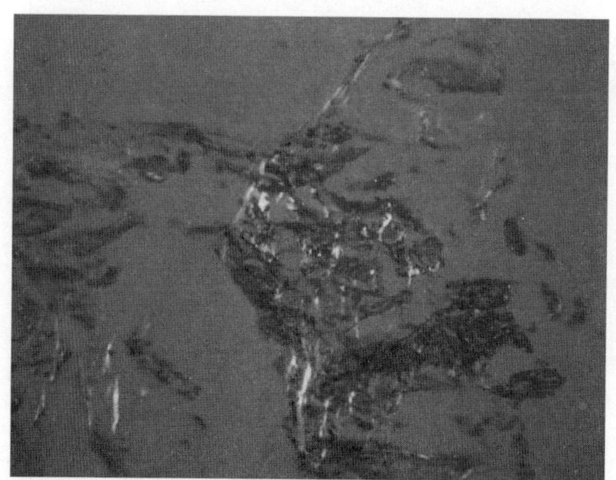

图 7.8（见书后彩图）　淀粉样变性患者的心内膜心肌活组织检查。刚果红染色后在偏振显微镜下观察，特征性的双折射“苹果绿”经常和黄色成分一起出现。血管和间质沉积也比较常见

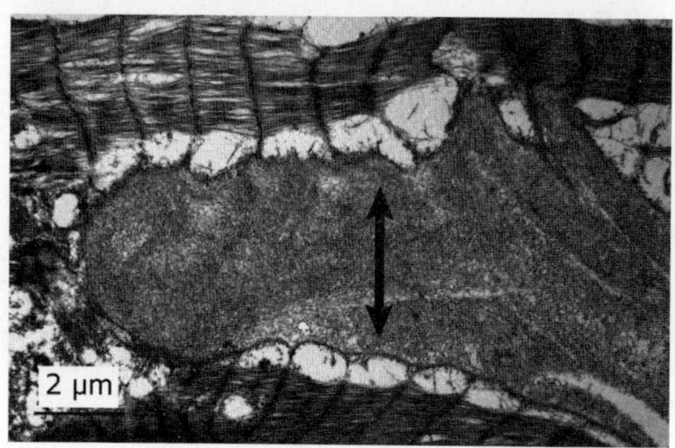

图 7.9　淀粉样变性的心内膜心肌活检电镜结果。这个来自家族性 ATTR 淀粉样变性患者的心肌组织标本显示棉花样纤维状淀粉样物质（箭头所示）

淀粉样变性的分类和临床特征

轻链（AL）：

与浆细胞病相关，偶尔与多发性骨髓瘤有关。

1/3～1/2 的 AL 患者会出现心脏病，迅速发展为心力衰竭，预后差。

家族性（ATTR）：

常染色体显性遗传：淀粉样蛋白源自突变型和野生型转甲状腺素蛋白的混合体。

老年系统性淀粉样变性：

几乎只存在于老年男性，症状进展缓慢。

炎性（AA）：

心脏病罕见，临床意义不大。

免疫固定的血清、尿蛋白质电泳检测相关免疫球蛋白，或非心脏器官的淀粉样蛋白沉积，支持 AL 淀粉样变性的诊断。心内膜心肌活检见心肌间质淀粉样蛋白沉积可明确诊断。AL 淀粉样变性患者的不良预后可能与等待移植时的低生存率有关（图 7.10）[21]。AL 型淀粉样变性患者在心脏移植后，淀粉样蛋白将继续在移植的心脏中沉积，除非该患者接下来进行骨髓移植。

晚期钆剂增强的 MRI 可为心肌间质中淀粉样蛋白的沉积程度提供依据[22]。如果检测异常，MRI 可为治疗提供指导。

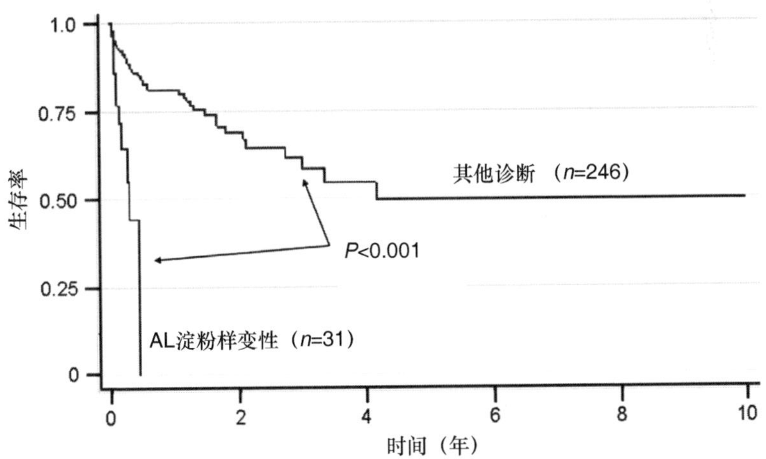

图 7.10 等待心脏移植患者的 Kaplan-Meier 生存曲线。等待移植的 AL 淀粉样变性患者生存率低于非淀粉样变性患者（$P<0.001$）[21]。来源：Adapted with permission from Gray Gilstrap et al. *J Heart Lung Transplant*. 2014，33（2）：149-156.

限制型心肌病的其他病因

限制型心肌病的其他病因有很多，但是并不常见（表7.2）。直接测量升高的肺毛细血管楔压可以对限制型心肌病进行诊断。不幸的是，许多限制型心肌病没有特异性的治疗方法。虽然肌壁的厚度经常增厚，但也可正常（见第4章）。排除潜在可治疗的缩窄性心包炎同样重要。

表7.2 限制型心肌病的病因分类

符号++表示比较常见[23]。来源：Reprinted with permission Kushwaha et al. *N Engl J Med*. 1997，336（4）：267-276. Copyright © 1997 Massachusetts Medical Society. All rights reserved.

心肌	心内膜心肌
浸润性	心内膜心肌纤维化
淀粉样变性++	特发性纤维化
结节病	嗜酸性粒细胞增多综合征
Gaucher病	类癌心脏病
Hurler病	转移性癌
脂肪浸润	放射物++
非浸润性	多柔比星的毒性作用
肥厚型心肌病++	引起纤维性心内膜炎的药物：
特发性心肌病	• 5-羟色胺
家族性心肌病	• 美西麦角
硬皮病	• 麦角胺
弹性假黄瘤	• 水银剂
糖尿病心肌病++	• 白消安
贮积病	
Fabry病	
糖原贮积病	
血色素沉着病++	

引起心力衰竭综合征的其他病因

除HF-rEF或HF-pEF外，超声心动图还可以对三种可治愈疾病进行诊断：心脏瓣膜病、心包疾病或肺源性心脏病（图7.11）。上述这些疾病的治疗不同于左心室功能障碍的常用治疗措施。任何上述疾病可能是特异性的诊断或先前代偿性心力衰竭恶化引起。

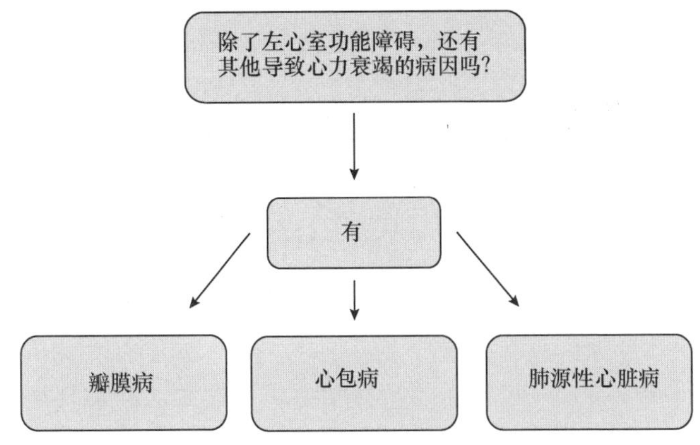

图 7.11 非左心室功能障碍的潜在可治愈性心力衰竭病因

心脏瓣膜疾病

心脏瓣膜疾病代表一种重要的可治愈性心力衰竭病因。这种疾病可能是后天获得性或先天性的。成年人中，与心力衰竭有关的瓣膜疾病主要是由主动脉瓣或二尖瓣的先天缺陷引起。有先天性心脏病的成年人也可表现出心室的压力或容量超负荷。当瓣膜疾病引起临床心力衰竭症状时，可以考虑手术或经皮修复术。

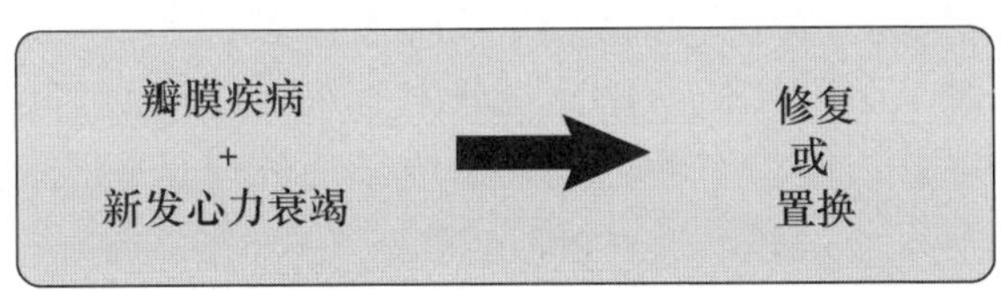

主动脉瓣狭窄

心力衰竭患者中很少出现主动脉瓣狭窄。由于较低的心输出量，典型的收缩期喷射性杂音难以听到。在心源性休克患者中，超声心动图是唯一可以确定主动脉瓣狭窄的方法，但由于较低的心输出量，无法说明主动脉瓣的压力梯度改变。

超声心动图检查结果

超声心动图显示患者的主动脉瓣钙化及活动受限。跨瓣膜压差峰值可以通过伯努利方程 $\Delta P = 4V_{AO}^2$ 估算。有效瓣口面积的计算可应用连续性方程

$Area_{AO}=(V_{LVOT}/V_{AO})\times Area_{LVOT}$。

计算主动脉瓣膜面积（$Area_{AO}$）的缩写

- V_{AO}—多普勒检测通过瓣膜的峰值速度
- LVOT—左心室流出道
- V_{LVOT}—多普勒检测通过左心室流出道的速度
- $Area_{LVOT}$—2D超声心动图检测通过左心室流出道的横截面积

静息时主动脉瓣峰值流速大于4.0 m/s，说明压力阶差≥30 mmHg，或者瓣膜面积小于1.0 cm^2 表明血流动力学上明显的主动脉瓣狭窄。有症状的患者应考虑主动脉瓣置换术[24]。当不能确定主动脉瓣狭窄的临床表现时，平板运动试验可能揭示潜在的主动脉瓣狭窄症状，运动激发后血压过低（相比基线水平收缩压下降≥20 mmHg）提示不进行瓣膜置换则预后较差[25]。

当超声心动图结果不能确诊或当冠状动脉解剖结构需要确定时，心导管插入术可用于直接测量瓣膜压力梯度，并可通过热稀释法或Fick法测量心排血量。通过这些直接测量方式可以得到瓣膜面积。可以应用简化的公式估计主动脉瓣口面积（cm^2）：心排血量（L/min）/跨瓣峰值压力梯度的平方根（mm Hg）[26]。

心力衰竭和主动脉瓣狭窄患者可能有明显的狭窄，但只伴有中等压力梯度。如果主动脉瓣面积减小，即使低射血分数，患者仍会受益于瓣膜置换术，尤其是没有其他引起心力衰竭的因素存在时[27]。使用超声心动图结合浓度递增方式注入多巴酚丁胺可在低心排血量状态下确定主动脉瓣狭窄与心功能障碍之间的关系。随着多巴酚丁胺注入，瓣膜压力梯度的增大和持续的低瓣膜面积预示瓣膜置换术后患者可达到预期的临床改善。

经导管和外科主动脉瓣置换术

主动脉瓣狭窄患者由于高龄、左心室功能障碍或其他合并症，可能得不到外科手术瓣膜置换的机会[28]。因此，微创手术成为这类患者的选择，即经导管主动脉瓣置换术（transcatheter aortic valve replacement，TAVR），通过导管将牛心包瓣膜包被的支架植入体内（图7.12）[28,29]。

PARTNER试验中，不能接受手术治疗的严重主动脉瓣狭窄患者被随机分配为接受经股动脉TAVR治疗或标准治疗，包括无瓣膜更换的球囊主动脉瓣成形术（图7.13）[28]。经过1年随访，TAVR组的全因死亡率为30.7%，接受标准治疗的患者死亡率为50.7%。

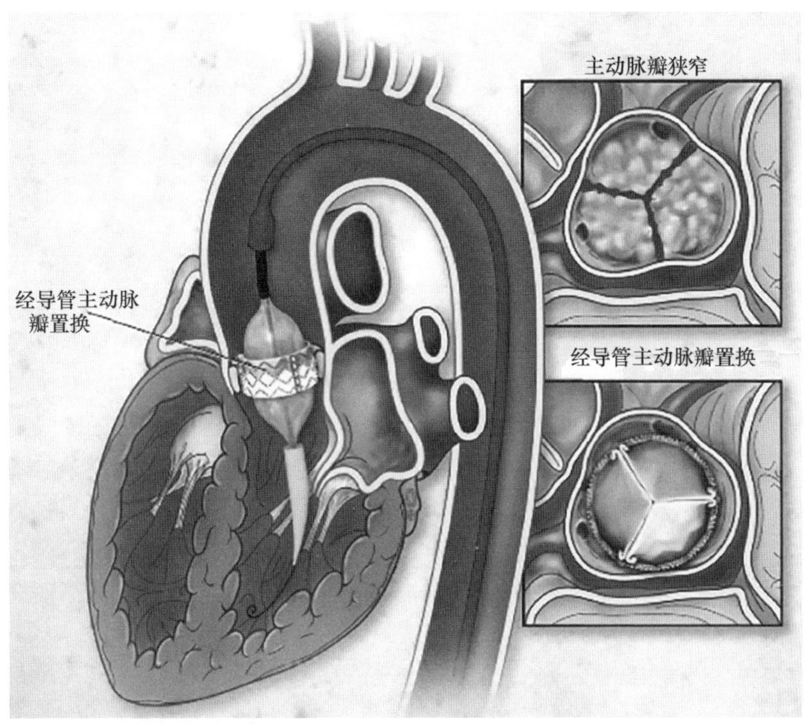

图 7.12（见书后彩图）　经导管主动脉瓣置换术。导管放置球囊膨胀的牛心包瓣膜[29]。来源：Adapted with permission from Smith et al. *N Engl J Med*. 2011，364（23）：2187-2198.

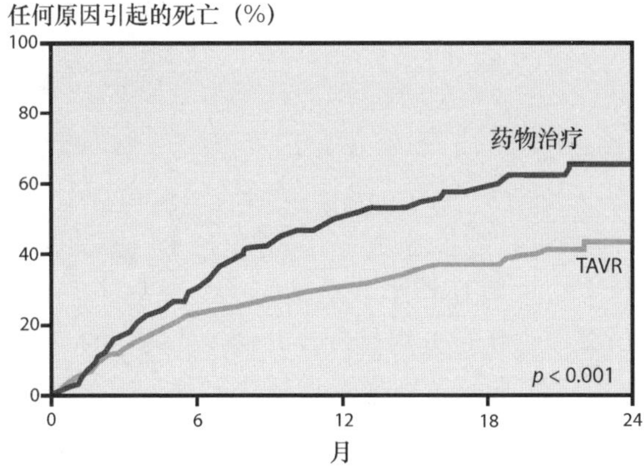

图 7.13　TAVR 术后死亡率。因合并症而不能进行外科主动脉瓣置换术的患者（n=179），与药物保守治疗相比，严重主动脉瓣狭窄患者经 TAVR 治疗后死亡率降低（危险比=0.55）[28]。来源：Adapted with permission from Leon et al. *N Engl J Med*. 2010，363（17）：1597-1607.

高手术风险的严重主动脉瓣狭窄患者，接受 TAVR 治疗全因 1 年死亡率为 24.2%，而接受主动脉瓣置换术的死亡率为 26.8%（*P* 值无统计学意义）[29]。术后 30 天内 TAVR 伴发卒中发生更为常见，而 1 年后这种差异不具有统计学意义。

主动脉反流

主动脉反流可引起急性或慢性左心室容量超负荷[30]。引起急性主动脉反流而无左心室扩张的两个重要的可治疗原因分别是细菌性心内膜炎累及主动脉瓣和主动脉根部夹层。慢性主动脉反流合并左心室扩张的病因可能由主动脉根部扩张或先天性二叶主动脉瓣畸形引起。影响结缔组织的先天性疾病(如马方综合征、Loey-Dietz 综合征)、风湿性心脏病、风湿性关节炎也与主动脉反流有关。慢性重度主动脉反流可导致明显的体格检查表现，包括脉压增大、肉眼可见洪脉、双（或双峰）脉，并有明显的心脏扩大。当出现心力衰竭时，应该考虑进行主动脉瓣手术治疗。主动脉瓣置换术的预后与左心室的扩大程度有关。对于无临床表现、左心室进展性或显著扩大的患者也建议接受主动脉瓣置换手术，超声心动图检测左心室收缩末期内径＞5.5 cm 的患者与手术后生存率差有关[30]。升主动脉过度扩张的患者应进行升主动脉置换术。目前，有主动脉反流但无主动脉瓣狭窄症状的患者一般不适用 TAVR。

二尖瓣反流

急性重度二尖瓣反流通常表现为伴左心室体积正常的肺水肿和左心室高动力性收缩。导致这种情况的重要原因包括破坏性细菌性二尖瓣心内膜炎、乳头肌破裂相关的心肌梗死或钝性胸部创伤，或黏液瘤性二尖瓣相关的腱索断裂（图 7.14）。

当慢性二尖瓣反流导致心力衰竭时，通常与异常（扩张型）左室扩大有关。最终心肌功能障碍的发展是由过度增加的室壁应力（压力×半径/壁厚）引起（见第 4 章）。某些情况很难确定二尖瓣反流是由原发性瓣膜疾病引起，还是继发于心室扩大和二尖瓣环扩张。原发性慢性二尖瓣反流可由二尖瓣脱垂、二尖瓣环钙化或风湿性心脏病引起。当心力衰竭的病因为二尖瓣反流时，经胸或经食管超声心动图可以明确二尖瓣畸形是否适合二尖瓣修复。如果不能修复则可行瓣膜置换，保留后瓣可延迟随后的心室扩大。当二尖瓣反流被修复时左心室射血分数会降低，因为心室收缩期不再将血液逆行射入压力较低的左心房。

选择经皮修复原发性或继发性二尖瓣反流是新兴的治疗手段。例如，经导管在邻近的二尖瓣叶边缘放置夹合器。与手术修复后 12 个月相比，经皮治疗的方法减少二尖瓣反流的效果不是很明显，但不良反应较少，临床预后类似[31]。经皮二尖瓣修复术的应用可能会在将来增加。

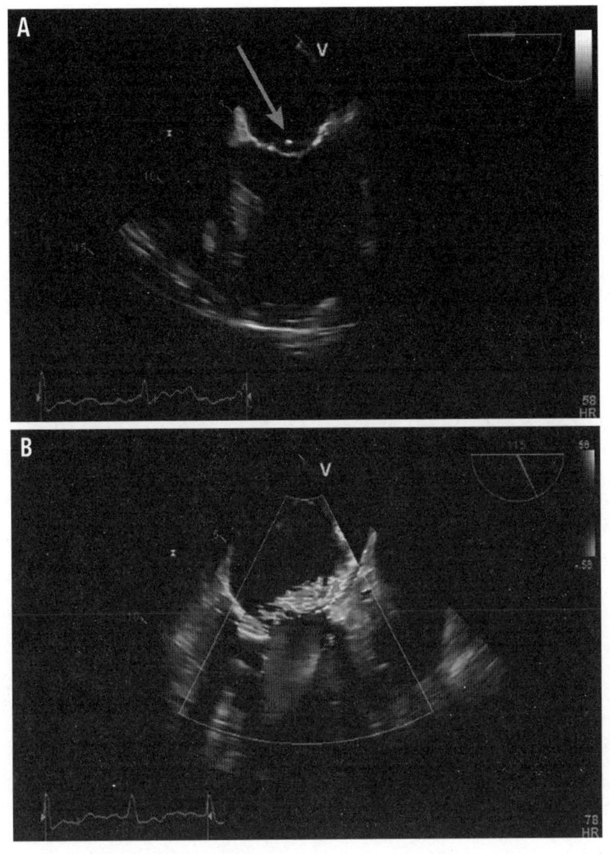

图 7.14（见书后彩图） **二尖瓣反流。A.** 经食管超声心动图显示连枷状二尖瓣瓣叶伴腱索断裂。**B.** 彩色多普勒显示相关的二尖瓣反流

二尖瓣狭窄

典型的二尖瓣狭窄发生在急性风湿热几十年后。老年二尖瓣环钙化可引起二尖瓣狭窄，先前并无风湿热病史[32]。由于肺淤血，患者的典型临床表现为呼吸急促[32]。由于左心室因狭窄的二尖瓣而受到“保护”，基于导管的球囊瓣膜成形术或外科瓣膜修复或置换术通常与循环功能恢复良好相关。

长期持续性二尖瓣狭窄进一步发展为严重肺动脉高压的患者，主要表现为右心衰竭症状，包括乏力和低心排血量。肺动脉循环阻力增加被称为二尖

瓣狭窄患者的“二次狭窄”[33]。这些患者中，肺血管阻力增高引起的右室衰竭会增加手术风险而且影响心功能的恢复。一旦二尖瓣狭窄得到缓解，增高的肺血管阻力下降需要几天或几周时间[34]。

经皮二尖瓣瓣膜成形术

经皮二尖瓣瓣膜成形术是通过球囊导管扩张狭窄的二尖瓣，对于适宜患者可用这种方法替代外科瓣膜修复或置换术。一般来说，平均瓣膜面积增加一倍（从 1.0 cm^2 到 2.0 cm^2），伴随着跨二尖瓣压力梯度下降 50%～60%[35]。并发症包括心脏穿孔、心脏压塞、严重的二尖瓣反流或脑血管意外。瓣膜严重钙化的患者常需要心脏外科开胸手术以获得良好的结果[36]。对于瓣叶柔软性尚可的二尖瓣狭窄患者，与外科分离手术相比，经皮二尖瓣瓣膜成形术是更好的选择，因为其疗效相近，却不需要开胸和建立体外循环[37]。

经食管超声心动图诊断瓣膜病

诊断瓣膜病和心力衰竭时，经食管超声心动图（transesophageal echocardiogram，TEE）并非必需的检查。然而，当经胸超声心动图诊断仍存在疑问时，经食管超声心动图可帮助诊断。无论由腱索断裂、乳头肌撕裂还是由心内膜炎引起的连枷二尖瓣，通常需要二尖瓣手术（图 7.14）。TEE 也可用于与感染性心内膜炎有关的瓣膜赘生物的诊断。TEE 能更好地对假体组织或机械瓣进行评估，特别是对二尖瓣位置，因为该技术能弥补经胸超声心动检查时的成像限制。一般来说，由于左心房的解剖位置更接近食管，对二尖瓣的评估要好于主动脉瓣。

先天性心脏病

成年人先天性心脏病包括：左向右分流、右向左分流（发绀型心脏病）、心脏瓣膜或心室的狭窄或发育不全、大血管畸形。如果儿童时期可被确诊，这些缺陷可能被发现、纠正或修复。超声心动图和经食管超声心动图检查可以初步确定可能由先天性病变引起的解剖和功能异常。甚至在成功进行手术矫正数年之后，也可出现与之前任何一种严重的先天性心脏病有关的房性或室性心律失常。同治疗先天性心脏病有经验的心脏病专家进行沟通，有助于对这些患者的治疗管理[38]。

心包疾病

心脏压塞、心包缩窄、渗出性-缩窄性心包疾病均与心力衰竭有关。

心包内快速累积液体，即使 100 ml 的血液便可引起心脏压塞和循环抑制，例如开心手术后的术后出血、与导管相关的冠状血管或心室穿孔，或心肌梗死后的室性破裂。心脏压塞早期通过临床表现和超声心动图可确诊（框 7.4）。

渗出性-缩窄性心包病是复合性诊断，通常在显著的心包积液清除后可以验证，并且心室充盈压升高与心包缩窄表现一致。这种改变经常出现于心包肿瘤疾病，初始心包积液可达到 1 L 或以上。

框 7.4 心包疾病的特征

心包疾病的类型

- 心脏压塞
- 心包缩窄
- 渗出性-缩窄心包病

心脏压塞的临床表现

- 奇脉（吸气时血压下降超过 10 mmHg）
- 血压过低
- 颈静脉怒张
- 心电图电交替
- 胸部 X 线片显示心脏体积增大

心脏压塞的基本超声心动图表现

- 大量心包积液（心前和心后）
- 吸气时右心室塌陷
- 吸气时心房塌陷
- 跨瓣膜血流速度受呼吸运动影响显著

缩窄性心包炎和限制型心肌病

如果心力衰竭患者的左心室体积和收缩期功能正常，区分 HF-pEF 是由限制型心肌病还是由缩窄性心包炎引起十分重要（图 7.15），因为在缩窄性心包炎的情况下，心包剥离将导致显著的临床改善[39]。超声心动图结合 CT 或心脏 MRI 发现心包增厚，可确诊缩窄性心包炎[40]。

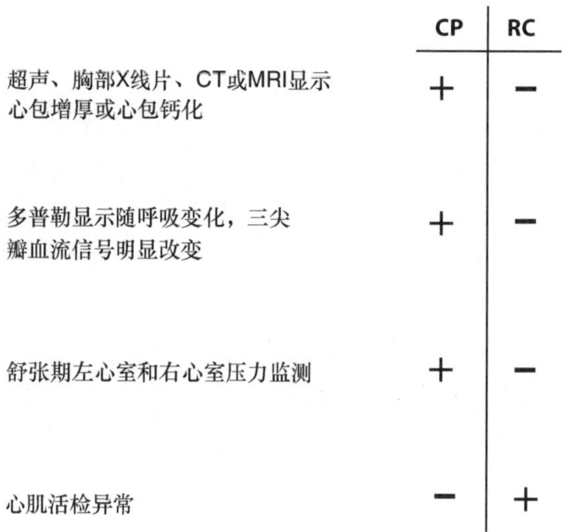

图7.15 实验室检查有助于鉴别缩窄性心包炎（CP）与限制型心肌病（RC）

如果患者有急性心包炎、肉芽肿疾病（如结核病、组织胞浆菌病）、自身免疫系统疾病（如风湿性关节炎）等病史，有助于缩窄性心包炎的诊断。相反，系统性疾病，如淀粉样变性或有胸部放射治疗病史，则有助于限制型心肌病的诊断。

体格检查和多普勒检查结果有助于区分这两种疾病。缩窄的心包像一个坚硬的靴子环绕着心脏，使心脏不受呼吸时胸腔压力变化的影响，却增加了左、右心室血液流入的相反变化。心包缩窄存在时，在吸气时（同时胸腔内静脉血流量增加），多普勒超声心动图上可见舒张早期三尖瓣血流增加25%，而二尖瓣血流量则下降[39]。相反，限制型心肌病血流速度随呼吸运动仅有很小的变化[41]。缩窄性心包炎呼吸时中心静脉压异常增高，这与限制型心肌病正好相反（Kussmaul征阳性）。缩窄性心包炎患者，左右心脏导管插入记录显示，左右心室舒张期压力描记在“a波”之前。心内膜心肌活检结果异常有助于限制型心肌病的诊断。

有心包炎病史或进行过肿瘤放疗的患者，偶尔缩窄性心包炎和限制型心肌病会同时存在[42]。心包剥离后患者血流动力学改善可明确缩窄性心包炎的诊断[39,43]。

肺源性心脏病

由原发性肺部病因伴肺动脉高压引起的右心衰竭（无左心衰竭），称为肺源性心脏病，该病可由许多病因引起，如急性或慢性肺栓塞、慢性阻塞性肺疾病，或肥胖性低通气综合征，包括严重的睡眠呼吸暂停[44]。应在全面评估排除继发于其他病因（尤其左心衰竭或肺栓塞）引起的肺动脉高压后，对不明原因的肺动脉阻力增高做出原发性肺动脉高压的诊断。试验已证实有肺动脉高压和血管阻力增高的患者，可受益于口服和静脉内使用肺血管扩张剂[45]。

肺源性心脏病患者可见低心排血量（乏力或低血压）和右心充盈压升高（水肿、腹水、颈静脉怒张）的临床表现。肺源性心脏病的超声心动图显示右心室扩大、左心室缩小和室间隔扁平。综上所述，这导致左心室短轴截面呈现“D”形征象，如图 7.16 所示。

右心室明显扩大伴功能障碍可出现类似于缩窄的生理改变，甚至引起心包内压力升高[45]。这种类型的舒张期心室相互作用是由于心包限制、右心室压力向室间隔传递及周围心肌纤维束环绕左、右心室腔的影响而引起。这类疾病要与缩窄性心包炎进行鉴别，因为右心衰竭患者不会获益于心包剥脱术。心包增厚的影像学表现缺乏。药物治疗可改善右心衰竭，但降低心包内压、左心和右心充盈压[45]。

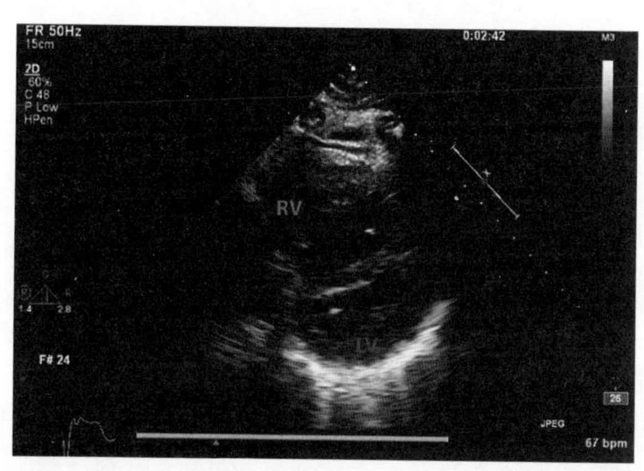

图 7.16（见书后彩图）　由于右心室压力超负荷，左心室超声心动图呈“D”形征象。46 岁男性患者，既往有先天性心脏病伴艾森门格综合征（肺动脉高压）修复手术史和右心衰竭病史。肺动脉收缩压评估值为 85 mmHg

心力衰竭中的睡眠呼吸紊乱

2006—2008 年间，Bitter 等发现射血分数＞55％的心力衰竭患者睡眠呼吸紊乱（sleep-disordered breathing，SDB）的患病率为 69％。40％有阻塞性睡眠呼吸暂停（obstructive sleep apnea，OSA），30％有中枢性睡眠呼吸暂停（central sleep apnea，CSA）[46]。随着舒张功能障碍加重，SDB 发病率（尤其 CSA）增加（图 7.17）。潮式（Cheyne-Stokes）循环呼吸是 CSA 的标志。

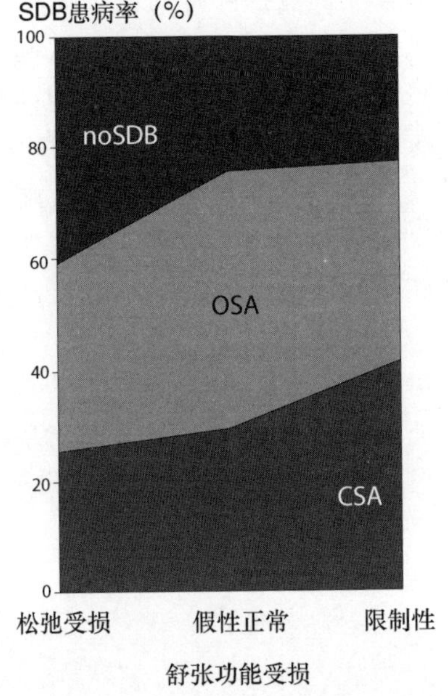

图 7.17 阻塞性睡眠呼吸暂停（OSA）和中枢性睡眠呼吸暂停（CSA）在舒张期功能障碍不同阶段的患病率。左心室射血分数正常的心力衰竭患者随着舒张功能障碍的进展，OSA 和 CSA 的患病率也增加。来源：Adapted with permission from Bitter et al. *Eur J Heart Fail*. 2009，11（6）：602-608.

心力衰竭睡眠呼吸暂停的治疗

在大多数有关 HF-rEF 患者的试验中，针对睡眠呼吸紊乱和心力衰竭，夜间持续气道正压通气（CPAP）是最常见的管理方式。对于有 HF-rEF 和 OSA 的患者，CPAP 治疗导致左心室射血分数改善伴有左心室收缩末期内径减小（图 7.18）[47]。在 HF-rEF 和 CSA 的患者，Bradley 及其同事发现应用 CPAP 治疗 3 个月后睡眠呼吸暂停的频率减少，左心室射血分数改善，但对患者的生存率和生活质量无影响[48]。

肥胖性低通气综合征（以前称 Pickwickian 综合征）是引起睡眠呼吸暂停的疾病之一[49]。严重肥胖的患者，呼吸不足可引起缺氧和呼吸过度。继发性肺动脉高压最终可引发右心衰竭和肺源性心脏病。因为肥胖也可引起左心 HF-pEF，导致出现双心室心力衰竭[50]。如果患者不能减轻体重，CPAP 或现阶段更先进的呼吸支持措施（BiPAP 或机械通气）可帮助患者。

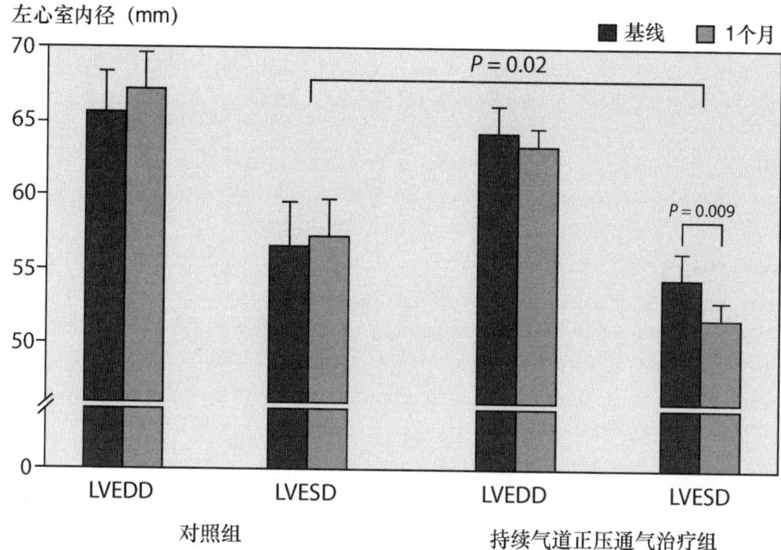

图 7.18 CPAP 改善左心室射血分数。阻塞性睡眠呼吸暂停伴收缩功能障碍的患者，经 CPAP 治疗 1 个月后，基于左心室收缩末期内径减少，显示左心室射血分数改善[47]。来源：Adapted with permission from Kaneko et al. *N Engl J Med*. 2003，348（13）：1233-1241.

（董海影）

参考文献

1. Henderson Y. Volume changes of the heart. *Physiol Rev.* 1923;3(2):165-208.
2. Paulus WJ, Tschope C. A novel paradigm for heart failure with preserved ejection fraction: comorbidities drive myocardial dysfunction and remodeling through coronary microvascular endothelial inflammation. *J Am Coll Cardiol.* 2013;62(4):263-271.
3. Ommen SR, et al. Clinical utility of Doppler echocardiography and tissue Doppler imaging in the estimation of left ventricular filling pressures: a comparative simultaneous Doppler-catheterization study. *Circulation.* 2000;102(15):1788-1794.
4. Levine RA, Nattel S. Looking into the left atrial crystal ball: a ray of hope for patients with organic mitral regurgitation. *J Am Coll Cardiol.* 2010. 56(7):579-581.
5. Nagueh SF, et al. Recommendations for the evaluation of left ventricular diastolic function by echocardiography. *Eur J Echocardiogr.* 2009;10(2):165-193.
6. Nishimura RA, Tajik AJ. Evaluation of diastolic filling of left ventricle in health and disease: Doppler echocardiography is the clinician's Rosetta Stone. *J Am Coll Cardiol.* 1997;30(1):8-18.
7. Gersh BJ, et al. 2011 ACCF/AHA guideline for the diagnosis and treatment of hypertrophic cardiomyopathy: a report of the American College of Cardiology Foundation/ American Heart Association Task Force on Practice Guidelines. *Circulation.*

2011;124(24):e783-831.

8. Maron BJ, et al. Prevalence of hypertrophic cardiomyopathy in a general population of young adults. Echocardiographic analysis of 4111 subjects in the CARDIA Study. Coronary Artery Risk Development in (Young) Adults. *Circulation.* 1995;92(4): 785-789.
9. Petersen SE, et al. Differentiation of athlete's heart from pathological forms of cardiac hypertrophy by means of geometric indices derived from cardiovascular magnetic resonance. *J Cardiovasc Magn Reson.* 2005;7(3):551-558.
10. Ho CY. Hypertrophic cardiomyopathy in 2012. *Circulation.* 2012;125(11):1432-1438.
11. Firoozi S, et al. Septal myotomy-myectomy and transcoronary septal alcohol ablation in hypertrophic obstructive cardiomyopathy. A comparison of clinical, haemodynamic and exercise outcomes. *Eur Heart J.* 2002;23(20):1617-1624.
12. Nishimura RA, et al. Dual-chamber pacing for hypertrophic cardiomyopathy: a randomized, double-blind, crossover trial. *J Am Coll Cardiol.* 1997;29(2):435-441.
13. Darby AE, Dimarco JP. Management of atrial fibrillation in patients with structural heart disease. *Circulation.* 2012;125(7):945-957.
14. Bruder O, et al. Myocardial scar visualized by cardiovascular magnetic resonance imaging predicts major adverse events in patients with hypertrophic cardiomyopathy. *J Am Coll Cardiol.* 2010; 56(11):875-887.
15. Millat G, et al. Prevalence and spectrum of mutations in a cohort of 192 unrelated patients with hypertrophic cardiomyopathy. *Eur J Med Genet.* 2010;53(5):261-267.
16. Maron BJ, Maron MS, Semsarian C. Double or compound sarcomere mutations in hypertrophic cardiomyopathy: a potential link to sudden death in the absence of conventional risk factors. *Heart Rhythm.* 2012;9(1):57-63.
17. Lee DS, et al. Relation of disease pathogenesis and risk factors to heart failure with preserved or reduced ejection fraction: insights from the framingham heart study of the national heart, lung, and blood institute. *Circulation.* 2009;119(24):3070-3077.
18. Spirito P, et al. The management of hypertrophic cardiomyopathy. *N Engl J Med.* 1997;336(11):775-785.
19. Maron BJ, et al. Recommendations for physical activity and recreational sports participation for young patients with genetic cardiovascular diseases. *Circulation.* 2004;109(22):2807-2816.
20. Falk RH. Cardiac amyloidosis: a treatable disease, often overlooked. *Circulation.* 2011;124(9):1079-1085.
21. Gray Gilstrap L, et al. Predictors of survival to orthotopic heart transplant in patients with light chain amyloidosis. *J Heart Lung Transplant.* 2014;33(2):149-156.
22. Maceira AM, et al. Cardiovascular magnetic resonance in cardiac amyloidosis. *Circulation.* 2005;111(2):186-193.
23. Kushwaha SS, Fallon JT, Fuster V. Restrictive cardiomyopathy. *N Engl J Med.* 1997;336(4):267-276.
24. Grossman W, *Cardiac catheterization, angiography, and intervention.* 5 ed. 1996, Philadelphia: Lea & Febiger.
25. Das P, Rimington H, Chambers J. Exercise testing to stratify risk in aortic stenosis. *Eur Heart J.* 2005;26(13):1309-1313.
26. Hakki AH, et al. A simplified valve formula for the calculation of stenotic cardiac valve areas. *Circulation.* 1981;63(5):1050-1055.

27. Carabello BA, et al. Hemodynamic determinants of prognosis of aortic valve replacement in critical aortic stenosis and advanced congestive heart failure. *Circulation.* 1980;62(1):42-48.

28. Leon MB, et al. Transcatheter aortic-valve implantation for aortic stenosis in patients who cannot undergo surgery. *N Engl J Med.* 2010;363(17):1597-1607.

29. Smith CR, et al. Transcatheter versus surgical aortic-valve replacement in high-risk patients. *N Engl J Med.* 2011;364(23):2187-2198.

30. Bonow RO. Management of chronic aortic regurgitation. *N Engl J Med.* 1994;331(11): 736-737.

31. Feldman T, et al. Percutaneous repair or surgery for mitral regurgitation. *N Engl J Med.* 2011;364(15):1395-1406.

32. Carabello BA, Crawford FA Jr. Valvular heart disease. *N Engl J Med.* 1997; 337(1): 32-41.

33. Wood P. Pulmonary hypertension with special reference to the vasoconstrictive factor. *Br Heart J.* 1958;20(4):557-70.

34. Dalen JE, et al. Early reduction of pulmonary vascular resistance after mitral-valve replacement. *N Engl J Med.* 1967;277(8):387-394.

35. Bonow RO, et al. 2008 Focused update incorporated into the ACC/AHA 2006 guidelines for the management of patients with valvular heart disease: a report of the American College of Cardiology/American Heart Association Task Force on Practice Guidelines (Writing Committee to Revise the 1998 Guidelines for the Management of Patients With Valvular Heart Disease): endorsed by the Society of Cardiovascular Anesthesiologists, Society for Cardiovascular Angiography and Interventions, and Society of Thoracic Surgeons. *Circulation.* 2008;118(15): e523-661.

36. Abascal VM, et al. Prediction of successful outcome in 130 patients undergoing percutaneous balloon mitral valvotomy. *Circulation.* 1990;82(2):448-456.

37. Ben FM, et al. Percutaneous balloon versus surgical closed and open mitral commissurotomy: seven-year follow-up results of a randomized trial. *Circulation.* 1998;97(3): 245-250.

38. Warnes CA, et al. ACC/AHA 2008 Guidelines for the Management of Adults with Congenital Heart Disease: Executive Summary: a report of the American College of Cardiology/American Heart Association Task Force on Practice Guidelines (writing committee to develop guidelines for the management of adults with congenital heart disease). *Circulation.* 2008;118(23):2395-2451.

39. Vaitkus P T, Kussmaul WG. Constrictive pericarditis versus restrictive cardiomyopathy: a reappraisal and update of diagnostic criteria. *Am Heart J.* 1991;122(5): 1431-1441.

40. Verhaert D, et al. The role of multimodality imaging in the management of pericardial disease. *Circ Cardiovasc Imaging.* 2010;3(3):333-343.

41. Hatle LK, Appleton CP, Popp RL. Differentiation of constrictive pericarditis and restrictive cardiomyopathy by Doppler echocardiography. *Circulation.* 1989;79(2): 357-370.

42. Guntheroth WG. Constrictive pericarditis versus restrictive cardiomyopathy. *Circulation.* 1997;95(2):542-543.

43. Masui T, Finck S, Higgins CB. Constrictive pericarditis and restrictive cardiomyopathy: evaluation with MR imaging. *Radiology.* 1992;182(2):369-373.

44. Simonneau, G., et al., Clinical classification of pulmonary hypertension. *J Am Coll Cardiol.* 2004; 43(12 suppl S):5S-12S.
45. Jaber WA, et al. Differentiation of tricuspid regurgitation from constrictive pericarditis: novel criteria for diagnosis in the cardiac catheterisation laboratory. *Heart.* 2009;95(17):1449-1454.
46. Bitter T, et al. Sleep-disordered breathing in heart failure with normal left ventricular ejection fraction. *Eur J Heart Fail.* 2009;11(6):602-608.
47. Kaneko Y, et al. Cardiovascular effects of continuous positive airway pressure in patients with heart failure and obstructive sleep apnea. *N Engl J Med.* 2003;348(13): 1233-1241.
48. Bradley TD, et al. Continuous positive airway pressure for central sleep apnea and heart failure. *N Engl J Med.* 2005. 353(19):2025-2033.
49. Olson AL, Zwillich C. The obesity hypoventilation syndrome. *Am J Med.* 2005;118(9): 948-956.
50. Mathew B, et al. Obesity: effects on cardiovascular disease and its diagnosis. *J Am Board Fam Med.* 2008;21(6):562-568.

第八章

C 期：症状性心力衰竭的预后改善

要点快报

- 口服髓袢利尿剂的疗效差异在某种程度上是基于药代动力学性质的不同。
- 血管紧张素Ⅱ抑制剂（ACEI 或 ARB）、β受体阻滞剂和盐皮质激素受体拮抗剂可以改善收缩功能障碍性心力衰竭（HF-rEF）患者的生存期。
- 对于症状持续的 HF-rEF 非洲裔美国人，增服硝酸异山梨酯和肼屈嗪对患者有益。
- 应用埋藏式心脏复律除颤器（ICD）使持续射血分数≤35%的患者猝死率降低。
- 对于 QRS 期延长的适合患者，应用心脏再同步治疗可以降低死亡和住院的风险，同时与 ICD 结合治疗可以进一步提高生存期。
- 心力衰竭合并心房颤动，除了抗血栓治疗外，还要恢复和维持窦性心律，或使静息心率降低到 100 次/分以下。

“事实上世界上有两种事物：科学和观点。前者是知识，后者是无知。”

—希波克拉底

HF-rEF 患者的循证治疗

HF-rEF 患者的基本治疗法则是依据症状的严重程度和左心室功能障碍的程度（图 8.1）。药物治疗目标为作用于不同的神经内分泌系统。

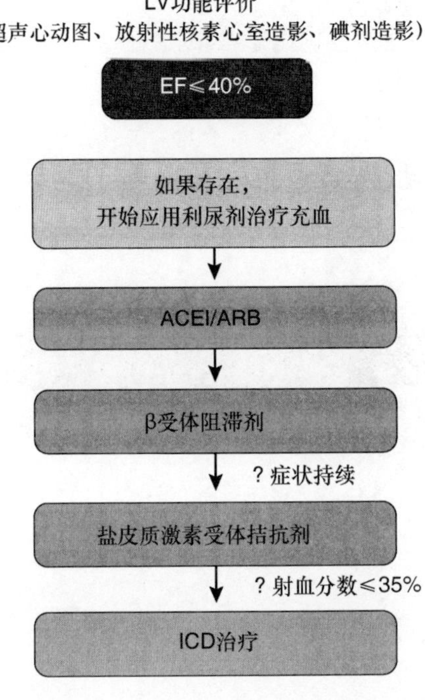

图 8.1　HF-rEF 患者的治疗步骤

循证治疗可降低风险

六种循证治疗策略的优化实施可以提高心力衰竭患者的生存率（表 8.1，附录 B），然而目前治疗患者例数不足（表 8.2）[1]。应用中未完全遵守循证治疗指南可能有很多原因，当对遵循指南的有益作用有清晰理解后，将会增加指南在实践中的应用。患者的全面治疗有助于减轻心力衰竭症状和降低住院人数，如果每种模式的死亡风险均考虑在内，那么六种治疗方案的全面实施每年预计可挽救 67 996 例患者[1]。心力衰竭常用药物剂量已在本章末列出（表 8.4）。

表 8.1　心力衰竭各种治疗方案死亡风险的降低

治疗方案	死亡相关风险降低率	临床试验
ACEI/ARB	17%	**SOLVD** 研究 （左心室功能不全的研究）
β 受体阻滞剂	34%	**COPERNICUS**（卡维地洛前瞻性随机累积生存试验） **MERIT-HF** 研究（美托洛尔 CR/XL 在充血性心力衰竭的随机干预试验）

续表

治疗方案	死亡相关风险降低率	临床试验
醛固酮拮抗剂	30%	**RALES**（随机化螺内酯评估研究） **EPHESUS**（依普利酮对急性心肌梗死后心力衰竭的疗效和生存研究）
肼屈嗪/硝酸盐	43%	**A-HeFT** （非洲裔美国人心力衰竭试验）
ICD	23%	**SCD-HeFT**（心力衰竭试验中的心源性猝死）
CRT	36%	**COMPANION**（比较心力衰竭的药物治疗、起搏治疗、除颤治疗） **CARE-HF** 调查研究（心力衰竭的心脏再同步治疗）

表 8.2 未按照指南推荐治疗但符合条件的心力衰竭患者[1]（并非所有心力衰竭患者都适合每一种治疗方案）

治疗方案	符合治疗条件的心力衰竭患者总人数	符合条件但未按照指南治疗的心力衰竭患者	每年治疗后可挽救的患者人数
ACEI/ARB	2 459 644	20.4%	6516
β受体阻滞剂	2 512 560	14.4%	12 922
醛固酮拮抗剂	603 014	63.9%	21 407
肼屈嗪/硝酸盐	150 754	92.7%	6655
ICD	1 725 723	49.4%	12 179
CRT	326 151	61.2%	8317

利尿剂体液容量管理

大多数有肺淤血病史的患者需要应用髓袢利尿剂如呋塞米，部分轻度血容量超负荷患者可以限制钠摄入或与噻嗪类利尿剂联合应用。

提高利尿反应的策略

如果容量超负荷持续存在，患者可改用呋塞米、布美他尼或托拉塞米从而增强利尿效果（见下）。此外，静脉注射给药可以避免生物利用度的问题而提高疗效。其他情况下，作为髓袢利尿剂的“增强剂”，可以每 1～3 天加服一次美托拉宗 2.5～5 mg 或氢氯噻嗪 6.25～25 mg。下午再加服一次髓袢利尿剂效果更好。

通用名	商品名	静脉注射等效剂量
• 呋塞米	• Lasix®	• 40 mg
• 布美他尼	• Bumex®	• 1 mg
• 托拉塞米	• Demadex®	• 20 mg
• 依他尼酸	• Edecrin®	• 50 mg

髓袢利尿剂：托拉塞米与呋塞米的比较

口服髓袢利尿剂的相对有效性部分取决于生物利用度和作用时间的差异。与呋塞米相比，口服托拉塞米的生物利用度更高（80%～100% *vs.* 10%～90%），其起效时间更短（T_{max}＝1.1 h *vs.* 2.4 h），利尿持续时间更长（18～24 h *vs.* 4～6 h）。此外，进食可以降低呋塞米的生物利用度，但对托拉塞米无影响[2]。不同患者的有效利尿剂量不同，一种确定方法是通过加倍口服剂量而逐步增加剂量，呋塞米最高至160 mg/d，或布美他尼最高至4 mg/d；当患者有持续淤血时换用托拉塞米（最高至200 mg/d）。静脉给药时利尿剂之间的差异较少。

血管紧张素Ⅱ抑制剂

系统水平上，血管紧张素转化酶（angiotensin converting enzyme，ACE）抑制剂和血管紧张素Ⅱ受体阻滞剂（angiotensin II receptor blocker，ARB）作为血管扩张剂可以降低血管紧张素Ⅱ引起的缩血管作用。短期内动脉和静脉血管扩张有助于分别改善低心排血量和淤血症状，除非被低血压作用抵消。血管紧张素Ⅱ可由位于心肌间质和细胞内的血管紧张素原生成[3]。ACE抑制剂对心力衰竭预后有长期保护作用，这与降低血管紧张素Ⅱ对器官功能和结构的局部作用有关，同时也涉及肾机制。

ACE抑制剂的禁忌证及注意事项

除非以前应用ACE抑制剂有危及生命的不良反应，以及怀孕或计划怀孕外，对于左心室收缩功能障碍的心力衰竭患者应给予ACE抑制剂。其他禁忌证包括全身低血压和肾功能障碍，是相对禁忌证。如果患者低血压（收缩压＜80 mmHg）、血清肌酐水平显著增高（＞3 mg/L）、双侧肾动脉狭窄或血钾水平升高（＞5.0 mmol/L）时考虑应用ACE抑制剂替代品。当上述参数改善时，可考虑应用ACE抑制剂。持续性肾功能不全情况下，可以剂量减半。当患者使用ACE抑制剂治疗时，如果血压正常，血肌酐升高达0.5 mg/dl可以接受。

不良反应

尽管ACE抑制剂使血管紧张素Ⅱ生成减少，但可能会带来不同的不良反应。这一系列药物均可引起低血压、咳嗽、肾功能不全、血管性水肿、味觉障碍（口味改变）。另外一组含巯基药（如卡托普利），可能引起中性粒细胞减少、皮疹、蛋白尿[4]。除无咳嗽外，ARB具有与ACE抑制剂类似的不良反应。尽管ARB可能引起血管性水肿，但其发生率比ACE抑制剂低[5]。

ACE抑制剂的临床试验数据

左心室功能障碍研究（SOLVD）试验

SOLVD试验发现，ACE抑制剂依那普利治疗初期患者生存期有所改善（图8.2）。与安慰剂组比较，对射血分数≤35％的有症状心力衰竭患者应用依那普利（目标剂量10 mg，2次/日）治疗，患者生存率随时间而增加[6]。

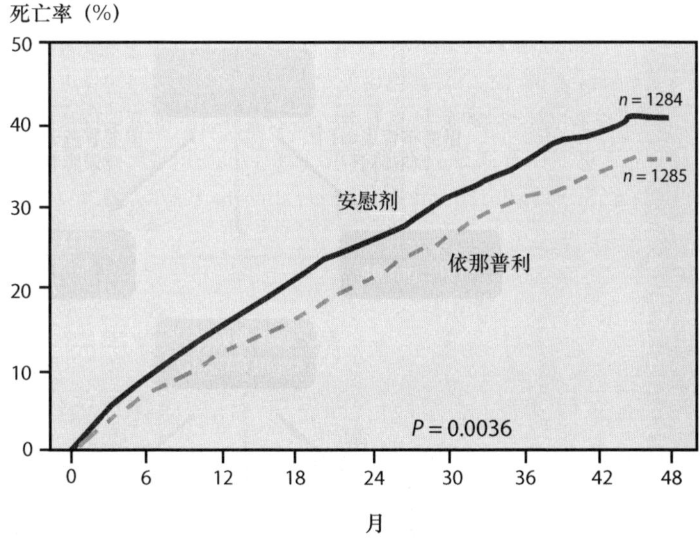

图8.2　SOLVD试验与依那普利治疗心力衰竭的生存率。SOLVD试验者中，依那普利对射血分数降低的充血性心力衰竭患者生存期的影响，文中有具体描述[6]。来源：Reprinted with permission from *N Engl J Med*. 1991，325（5）：293-302. Copyright © Massachusetts Medical Society. All rights reserved.

ACE抑制剂实现靶向剂量

当ACE抑制剂剂量达到目标剂量时治疗效果显著。赖诺普利治疗评估和生存率评价（ATLAS）试验中发现ACE抑制剂治疗的剂量相关反应，每天应用 32.5～35 mg 赖诺普利比每天应用较低剂量 2.5～5.0 mg 的治疗效果和成本效益更好[7]。对于大多数患者，每天 20 mg 赖诺普利或等效的其他药品是可行的。如果使用 ACE 抑制剂过程中出现低血压，必要时减少 ACE 抑制剂剂量，同时减少利尿剂用量。

卡托普利降低心肌梗死后重塑

生存期和心室扩大（SAVE）研究中[8]，ACE 抑制剂卡托普利治疗患者 1 年内左室舒张末期和收缩末期内径与安慰剂组比较增幅较小（图 8.3）。平均 3 年随访发现，卡托普利可降低不良心血管事件（心血管死亡、心力衰竭患者住院或复发性心肌梗死）发生。研究结果表明，ACE 抑制剂的作用机制是防止心肌梗死后心力衰竭患者左心室大小和结构的重构性改变，从而改善患者预后。

卡托普利对心肌梗死后心脏体积的影响

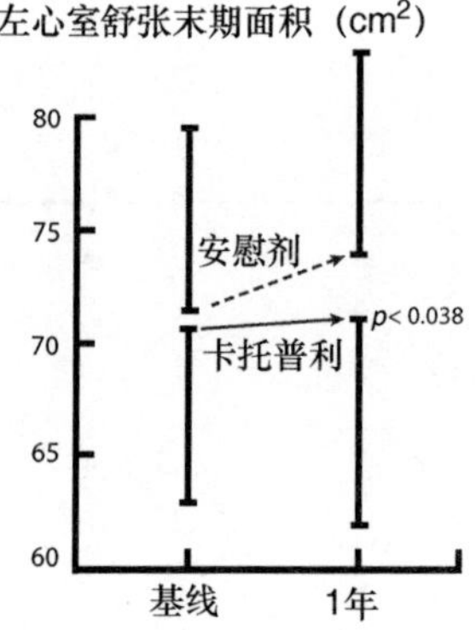

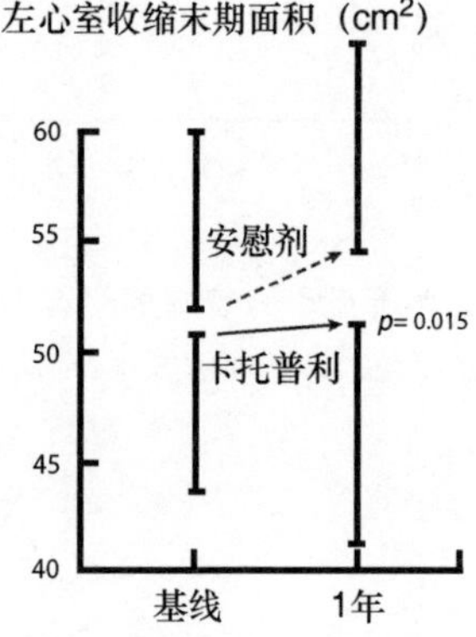

图 8.3　SAVE 试验：ACE 抑制剂降低心肌梗死后心脏体积的增大。左心室面积的二维超声心动图测量（卡托普利组，n＝203；安慰剂组，n＝217）[8]。来源：Adapted with permission from St. John Sutton et al. *Circulation*，1994，89（1）：68-75.

血管紧张素转化酶（ACE）抑制剂与血管紧张素Ⅱ受体阻滞剂（ARB）

血管紧张素Ⅱ受体阻滞剂（ARB）可替代ACE抑制剂（ACEI）治疗。虽然ACEI和ARB能降低血管紧张素Ⅱ的损伤作用，但ACEI可通过抑制血管舒张剂缓激肽的降解增加其水平。缓激肽有释放一氧化氮和前列环素的作用，不良反应为血管性水肿和咳嗽。ARB不影响缓激肽水平，因此其不良反应并不常见。目前，ARB阻断血管紧张素Ⅱ1-型受体（该受体直接作用于心血管的血管紧张素Ⅱ）而非2-型受体（可能是抑制细胞凋亡的理想介质）[5]。

ARB与ACE抑制剂作用相似，但机制不同。两种药物对心力衰竭患者的临床疗效相似。与安慰剂组比较，对不耐受ACEI的患者应用ARB坎地沙坦后，心力衰竭患者心血管死亡率和住院率降低30%（图8.4），且与ACEI的保护效果相似[9]。

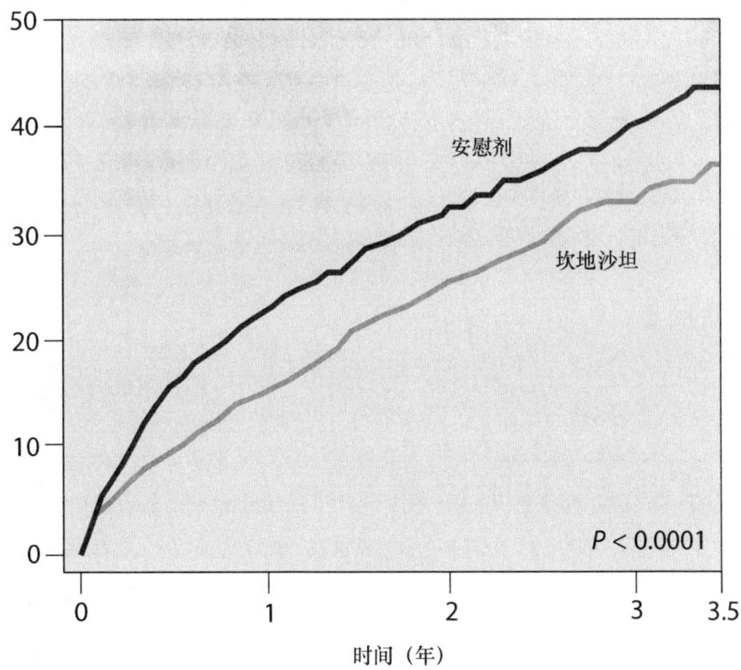

图8.4　CHARM试验：ARB治疗HF-rEF。未使用ACEI患者应用ARB坎地沙坦治疗，心血管死亡率或住院率降低（n=2028，HR=0.77）[9]。摘自：Adapted with permission from Granger et al. *Lancet*. 2003，362（9386）：772-776.

ACE 抑制剂和 ARB 适应证

ACE 抑制剂和 ARB 的适应证逐渐增加。最初，ACEI 治疗左心室收缩功能障碍。随后，ACEI 和 ARB 用于改善其他三种类型：

1. 缺血性或非缺血性心肌病其射血分数≤35%的无症状患者[6,9]。
2. ST 段抬高型心肌梗死（STEMI）且射血分数<40%连续 3～16 天的患者[10,11]。
3. STEMI 后最初 24 h 患者[12,13]。

ACEI 和 ARB 联合用药效果不佳

数个大规模多中心研究（Val-HeFT：缬沙坦心力衰竭试验；CHARM：坎地沙坦减少心力衰竭发病率和死亡率评估；VALIANT：缬沙坦在急性心肌梗死中的应用）发现 ACEI 与 ARB 联合应用效果不良。在 VALIANT 研究[11]中，应用缬沙坦或卡托普利或者联合用药，死亡率相同；同时心力衰竭或左心室射血分数≤35%引起的心肌梗死患者心血管不良事件相同（图 8.5）。因此，对于 HF-rEF 患者应用 ACEI 或 ARB 治疗有效果，但不必联合用药。

HF-rEF 患者在应用 ACE 抑制剂或 ARB 治疗时应考虑联合盐皮质激素受体拮抗剂。但应避免三联疗法即 ACEI、ARB 与盐皮质激素受体拮抗剂联合用药，否则将增加高钾血症以及肾功能不全的发生风险[14]。

直接肾素抑制剂

直接肾素抑制剂阿利吉仑（抑制肾素，及血管紧张素原转化为血管紧张素Ⅰ）已用于系统性高血压的治疗。但是阿利吉仑能否取代 ACE 抑制剂或 ARB 作为治疗心力衰竭的辅助用药还不确定，需要临床随机试验的结果[15]。

β 肾上腺素能受体阻滞剂

起初对 β 受体阻滞剂治疗缺血性或非缺血性心肌病持有怀疑态度，随后在不考虑症状的情况下用于收缩功能障碍进展期患者的治疗逐渐被接受[14]。

β 受体阻滞剂根据药理特性可分为第一代、第二代和第三代。第一代非选择性 β_1 和 β_2 儿茶酚胺受体阻滞剂包括普萘洛尔。第二代 β 受体阻滞剂包括美托洛尔、比索洛尔或阿替洛尔，对 β_1 受体亚型具有特异性。第三代 β 受体阻滞剂具有血管舒张作用，如卡维地洛、奈必洛尔和拉贝洛尔。β 受体阻滞剂卡维地洛、美托洛尔缓释片和比索洛尔可改善症状性收缩功能障碍（HF-rEF）患者的生存期，其中卡维地洛效果最显著。

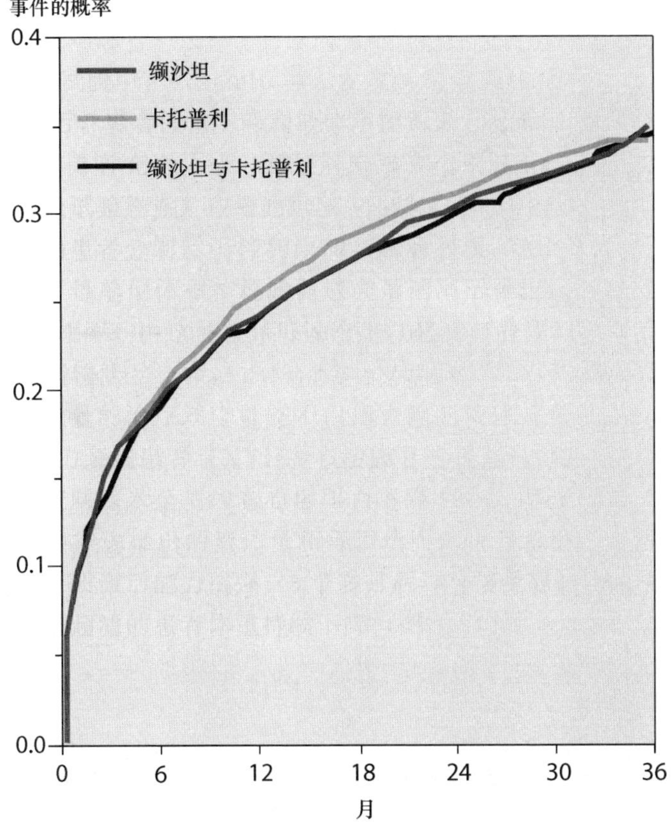

图 8.5　VALIANT 研究比较单独使用 ACEI 或 ARB 或联合用药。因心力衰竭或左心室收缩功能障碍引起心肌梗死的患者单独应用缬沙坦或卡托普利治疗或者联合用药时，心血管病发病率和死亡率比较。联合治疗并非优于单独用药[11]。来源：Adapted with permission from Pfeffer et al.，*N Engl J Med*. 2003；349（20）：1893-1906.

第三代 β 受体阻滞剂：卡维地洛

卡维地洛是非特异性 β_1 和 β_2 受体阻滞剂，同时具有 α-受体阻滞剂的血管舒张作用及抗氧化作用[16]。α-肾上腺素能受体阻滞剂可引起低血压和头晕，但通过降低左心室后负荷维持心排血量。

美国卡维地洛心力衰竭研究[17]发现，射血分数≤35％的心力衰竭患者平均治疗周期为 6.5 个月，安慰剂组死亡率为 7.8％，卡维地洛组死亡率为 3.2％，风险减少 65％。同时死亡或心血管意外入院的综合风险减少 38％（图 8.6）。

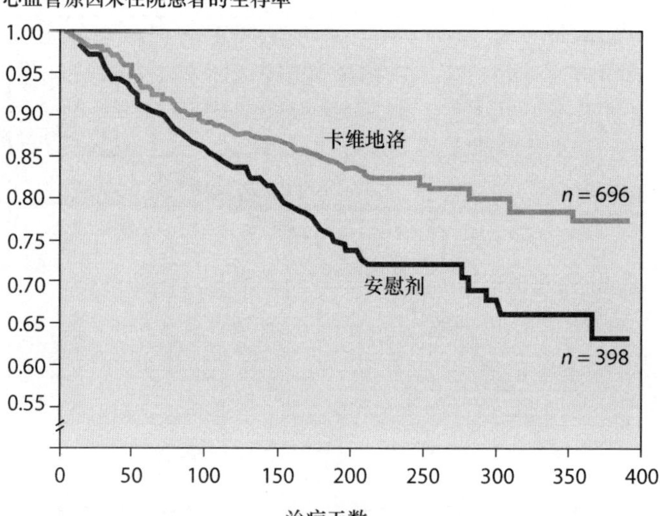

图 8.6　卡维地洛对慢性心力衰竭患者再住院率和死亡率的影响。与安慰剂组比较，卡维地洛组患者死亡率或心血管疾病住院率下降 38%（$P<0.001$）[17]。来源：Adapted with permission from Packer et al. *N Engl J Med*. 1996，334（21）：1349-1355.

卡维地洛对重度心力衰竭的作用：COPERNICUS 试验

COPERNICUS 研究中，对无充血但射血分数<25%且有重度心力衰竭症状（NYHA Ⅳ级）的 2289 例患者，随机分为安慰组和卡维地洛组。平均 10.4 个月的随访跟踪发现，卡维地洛组患者心血管意外死亡或住院的风险降低 27%（$P=0.00002$），患者住院天数减少 27%（$P=0.0005$）[18]。同时发现卡维地洛对新近出现或复发的失代偿心力衰竭或射血分数≤15%的高危心力衰竭患者同样具有明显的改善作用（图 8.7）。

卡维地洛对心脏体积的影响

血管紧张素转化酶抑制剂可以延缓由心肌损伤（如心肌梗死）引起的心肌肥大，而 β 受体阻滞剂治疗可逆转心肌肥大[19]。对于 HF-rEF 患者，卡维地洛显著增加射血分数，降低收缩末期内径，超声心动图显示舒张末期内径下降的趋势（图 8.8）。这种 HF-rEF 患者的心脏结构性改变表明，长期过量的儿茶酚胺刺激将导致心室肥大的不良后果。

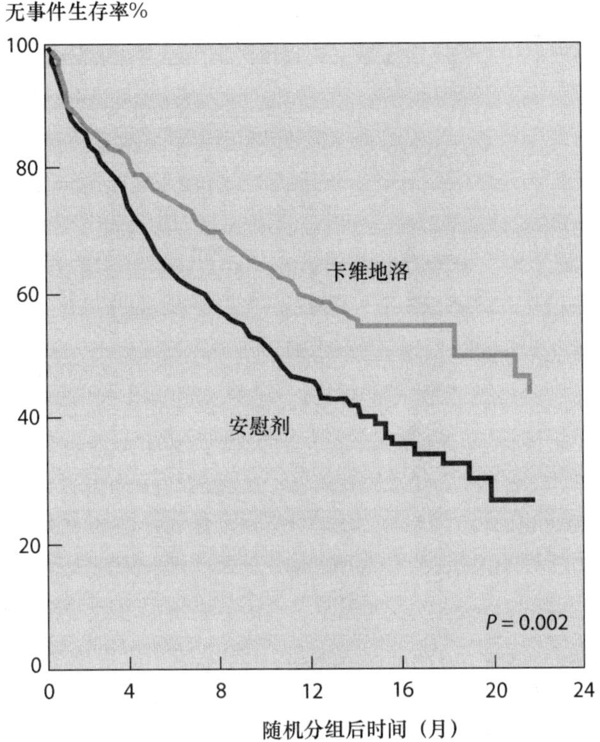

图 8.7 卡维地洛用于治疗风险最高的重度心力衰竭（n=624）（COPERNICUS 试验）。与安慰剂组相比，卡维地洛治疗新近或复发的失代偿性心力衰竭及射血分数≤15%的心力衰竭患者，死亡或心血管疾病住院的风险显著降低 33%（$P=0.002$）[18]。来源：Adapted with permission from Packer et al. *Circulation*. 2002，106（17）：2194-2199.

心力衰竭患者 β 肾上腺素能受体阻滞剂初始治疗：低剂量开始，缓慢加量

心力衰竭患者，初次应用 β 受体阻滞剂应低剂量，逐渐增加剂量。这可以减轻初次治疗期间出现的头晕、疲劳或心力衰竭恶化的症状。如果患者对 β 受体阻滞剂耐受，可以每隔 1～4 周剂量增加 1 倍，直到获得最佳的剂量（如卡维地洛每日 2 次，剂量从 3.125 mg 逐渐增加到 25 mg）。IMPACT-HF 研究表明，因心力衰竭首次住院的 HF-rEF 患者使用 β 受体阻滞剂治疗后如果无不良反应，60 天后可将其作为门诊患者[20]。如果达到 β 受体阻滞剂治疗的目标剂量，可以获得更好的疗效（图 8.9）。卡维地洛缓释剂每日服用 1 次[21]。

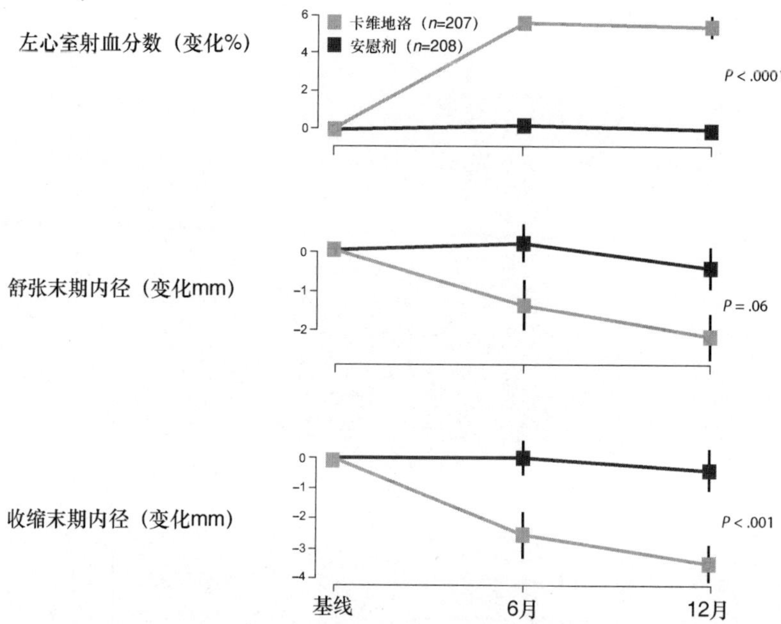

图 8.8　卡维地洛改善 ACEI 治疗患者的射血分数，降低心脏体积[19]。来源：Reprinted with permission from *Lancet*. 1997，349（9049）：375-380.

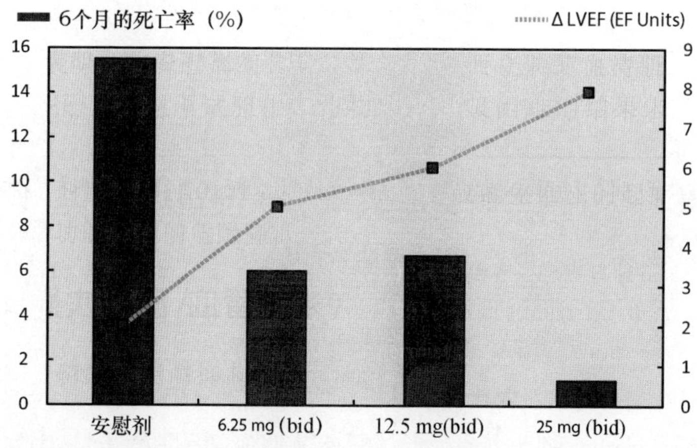

图 8.9　达到卡维地洛治疗的目标剂量。随着卡维地洛剂量的增加，6 个月死亡率下降，左心室射血分数增加（ΔLVEF）[22]。bid，2 次/日。来源：Adapted with permission Bristow et al.，*Circulation*. 1996；94（11）：2807-2816.

其他治疗和疾病之间的相互作用

β受体阻滞剂应用早期，需要调整利尿剂剂量。利尿剂减量可改善低血压引起的头晕，而利尿剂增加可以缓解肺充血引起的呼吸急促。

老年心力衰竭患者常出现慢性阻塞性肺疾病，β受体阻滞剂加剧症状。然而，在没有气道过度反应（哮喘）的情况下，通常卡维地洛耐受性较好，而且治疗效果显著[23]。β受体阻滞剂可加重周围动脉疾病，导致腿跛行，但这种情况卡维地洛较少见[23]。当患者因低血压或心力衰竭恶化而不适用β受体阻滞剂时，尽管调整治疗药物，这可能预示病情加重，由心力衰竭C期发展为D期。

其他β受体阻滞剂

美托洛尔CR/XL在充血性心力衰竭的随机干预研究（MERIT-HF）[24]表明，与安慰剂组相比，缓释型琥珀酸美托洛尔200 mg/d可使NYHA心功能分级Ⅱ和Ⅲ级且射血分数≤40％的患者死亡率降低35％（图8.10）。与速释型酒石酸美托洛尔比较，卡维地洛可使死亡率进一步降低14％[25]。因此，HF-rEF患者应服用缓释型琥珀酸美托洛尔1次/天。

心功能不全患者比索洛尔研究（CIBISⅡ）试验中，与安慰剂组相比，缺血性或非缺血性心肌病患者服用1/3剂量的β受体阻滞剂比索洛尔，可使患者死亡率降低32％[26]。

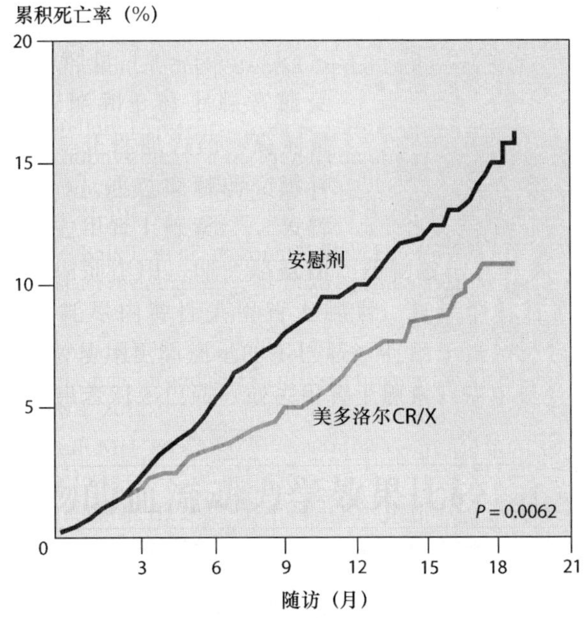

图8.10　β受体阻滞剂对心力衰竭死亡率的影响。慢性心力衰竭患者应用琥珀酸美托洛尔与安慰剂组相比，死亡率相对危险降低34％，n＝3991[24]。来源：Adapted with permission from *Lancet*. 1999，353（9169）：2001-2007.

β肾上腺素能受体阻滞剂改善心力衰竭的机制

β受体阻滞剂可以使进展性心力衰竭患者β肾上腺素能受体的密度和敏感性降低的情况得到改善[27]。此外，β-受体阻滞剂治疗可以逆转β-受体和SERCA2a心肌基因表达的减少，逆转胎儿型肌球蛋白的表达（见第4章），这导致有益的临床效应和左心室射血分数的改善[28]。β-受体阻滞剂降低心率的作用是改善心肌热力学，并得到伊伐雷定研究的支持。伊伐雷定为窦房结抑制剂，通过非肾上腺素能受体机制减慢心率（当时美国不使用伊伐雷定）。SHIFT试验研究了6558例EF≤35%的患者，对静息心率≥70次/分的患者在标准治疗中加入伊伐雷定，患者心血管疾病死亡率或因心力衰竭入院率降低18%。

盐皮质激素受体拮抗剂

醛固酮可促使心肌纤维化，促进心力衰竭进展[30]。盐皮质激素受体拮抗剂（mineralocorticoid receptor antagonist，MRA）可阻断醛固酮受体。虽然MRA为低效利尿剂，但当与髓袢利尿剂联合应用时可预防低钾血症[31,32]。相反，使用MRA代表药物螺内酯和依普利酮可引起高钾血症或肾功能不全，因此当男性血清肌酐超过2.5 mg/dl或女性血清肌酐超过2 mg/dl［或估计肾小球滤过率<30 ml/(min·1.73 m^2)］和（或）血钾>5 mmol/L时，应停止使用该类药物[14]。

螺内酯

RALES试验随机选择NYHA Ⅲ或Ⅳ级、左心室EF≤35%的心力衰竭患者1663例，给予螺内酯25 mg/d或给予等量安慰剂。经过2年随访，与安慰剂相比，螺内酯组的全因死亡风险降低30%，因心力衰竭住院风险降低35%（图8.11）[32]。由于螺内酯的雌激素样作用，接受治疗的男性患者中10%出现男性乳房发育症或乳房触痛。

依普利酮

EMPHASIS试验观察了症状较轻的HF-rEF患者服用MRA类药物依普利酮。Zannad等对2737例NYHAⅡ级的心力衰竭患者随机分配服用依普利酮或安慰剂。依普利酮使主要观察指标（心血管原因死亡和因心力衰竭首次住院）降低37%（$P<0.001$）。依普利酮也可降低次要观察指标（任何原因引起的死亡和因心力衰竭住院）（图8.12）[31]。与螺内酯不同，依普利酮不引起男性乳房发育症。

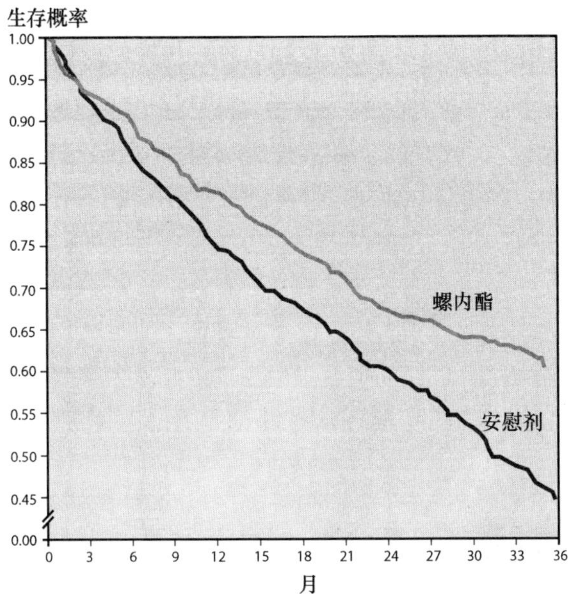

图 8.11　NYHA Ⅲ～Ⅳ级心力衰竭患者服用螺内酯与安慰剂比较。注意：使用螺内酯导致死亡风险降低 30%（$P<0.001$）[32]。来源：Adapted with permission from Pitt et al. *N Engl J Med*. 1999，341（10）：709-717.

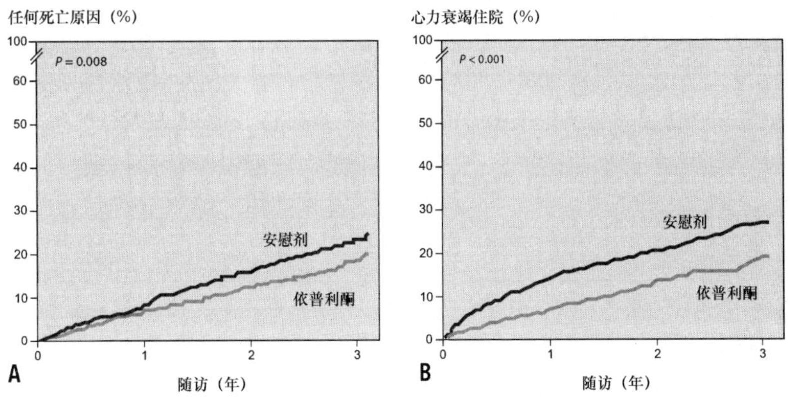

图 8.12　症状较轻（NYHA Ⅱ级）的收缩性心力衰竭患者服用依普利酮与安慰剂比较。依普利酮降低任何原因引起的死亡风险（图 A）与心力衰竭住院风险（图 B）。（n=2737；死亡：HR=0.76，$P=0.008$；心力衰竭住院：HR=0.58，$P<0.001$）[31]。来源：Adapted with permission from Zannad et al. *N Engl J Med*. 2011，364（1）：11-21.

中性内肽酶抑制剂

中性内肽酶（neutral endopeptidase enzyme，NEP）是一种细胞外脑啡肽酶，代谢血管活性肽，包括钠尿肽（如 ANP 和 BNP）、缓激肽和肾上腺髓质素[33]。NEP 抑制剂增加上述物质水平，抵消以血管收缩、钠潴留和心肌不良重塑为特征的进展性心力衰竭。在 PARADIGM-HF 试验中，与 ACE 抑制剂依那普利相比，联合应用 ARB（缬沙坦）和脑啡肽酶抑制剂（sacubitril）的 HF-rEF 患者，心血管死亡和因心力衰竭住院的主要复合终点进一步下降 21%[33]。全因死率降低 16%。尽管 NEP 抑制剂尚未上市，未来这类药物将会弥补神经激素阻滞剂对心力衰竭治疗方面的不足，其与 ARB 联合应用可代替 ACE 抑制剂。

硝酸酯类和肼屈嗪

V-HeFT Ⅰ 试验表明，对已使用地高辛和利尿剂治疗的心力衰竭患者，在常规使用 ACE 抑制剂或者 β 受体阻滞剂之前，联用血管扩张剂肼屈嗪和硝酸异山梨酯可降低死亡率，但不能降低住院率[34]。随后的回顾性分析发现，非洲裔美国患者使用硝酸异山梨酯/肼屈嗪治疗效果更好[35]。

非洲裔美国人心力衰竭试验（A-HeFT）[36]中，NYHA Ⅲ级和Ⅳ级的心力衰竭患者接受背景治疗（包括 ACE 抑制剂或 ARB、β 受体阻滞剂、螺内酯和利尿剂），随机分配为安慰剂组或口服硝酸异山梨酯（40 mg，3 次/日）和肼屈嗪（75 mg，3 次/日）联合用药组。与安慰剂组相比，联合用药组总体死亡风险降低 43%（$P=0.01$），首次因心力衰竭住院率降低 33%（$P=0.001$）。这些结果表明，在标准治疗的基础上，对非洲裔美国患者采用硝酸异山梨酯和肼屈嗪联合治疗效果有益（图 8.13）。

地高辛

早期使用洋地黄制剂的争论已经持续了 200 年[37]。对于左心室扩张患者，洋地黄作为正性强心药能够减慢房室结处心房颤动传导率，适当缓解交感紧张，某种程度上通过直接作用于颈动脉窦压力感受器发挥作用[37]。

洋地黄研究组（DIG）试验表明，射血分数≤45%的心力衰竭患者随机分为地高辛组和安慰剂组，两组生存率无明显差异[38]。但是，因心力衰竭导致的死亡率和住院率明显下降（图 8.14）。

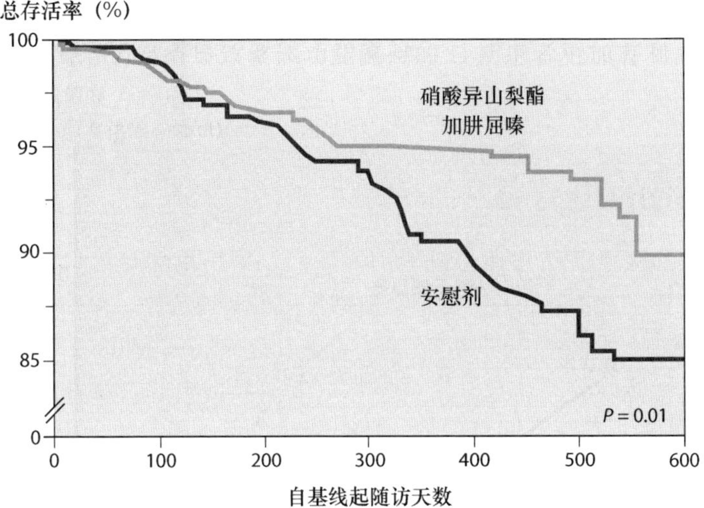

图 8.13　NYHA Ⅲ～Ⅳ级非洲裔美国心力衰竭患者，应用硝酸异山梨酯与肼屈嗪联合治疗，死亡风险降低 43%[36]。来源：Adapted with permission from Taylor et al. *N Engl J Med*. 2004，351（20）：2049-2057.

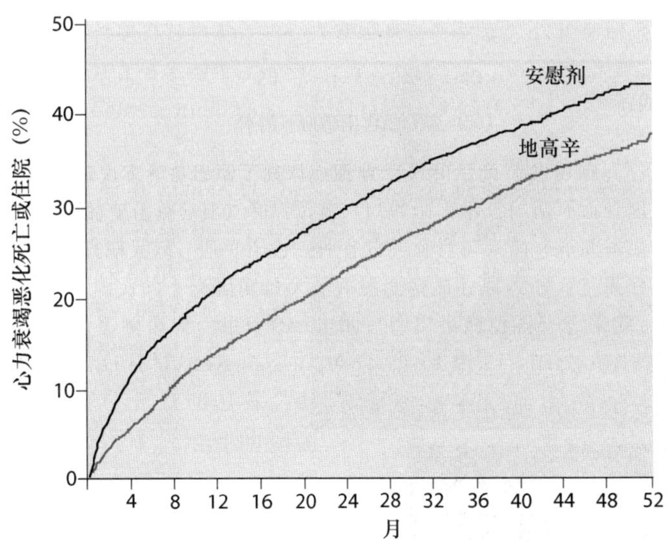

图 8.14　DIG 试验：安慰组 vs. 地高辛组。安慰剂组与地高辛组因心力衰竭恶化导致的死亡率或住院率比较（$P < 0.001$）[38]。来源：Adapted with permission fromN *Engl J Med*. 1997，336（8）：525-533.

地高辛的剂量

对于神经激素阻滞治疗和改善容量超负荷后仍有症状的窦性心律 HF-rEF

患者，可以考虑加用地高辛。因为地高辛对总死亡率无影响（仅影响死亡和住院的联合终点），无症状患者无需应用地高辛。血清地高辛水平最佳剂量≤1.2 ng/ml，正常肾功能患者剂量 0.125 mg/d[39]。

心力衰竭的电疗法

室性心律失常是结构性心脏病的并发症，采用电器械可以改善治疗。埋藏式心脏复律除颤器（ICD）是具有除颤作用的起搏装置，可治疗室性心动过速和心室颤动。心脏再同步治疗（cardiac resynchronization therapy，CRT）通常是通过冠状静脉窦在左心室侧壁上放置额外的引线，改善充血性心力衰竭及 QRS 间期延长或者起搏器依赖性心动过缓患者的左心室功能。不经过静脉窦额外放置引线的皮下 ICD（S-ICD）可治疗室性心律失常。

心力衰竭器械治疗的演变

目前，器械治疗对 HF-rEF 的药物治疗有补充作用，但情况并非总是如此。心脏病学家和生物医学工程师之间持续的伙伴关系有助于研制有效、安全的用于循证医学的小型设备（图 8.15）。

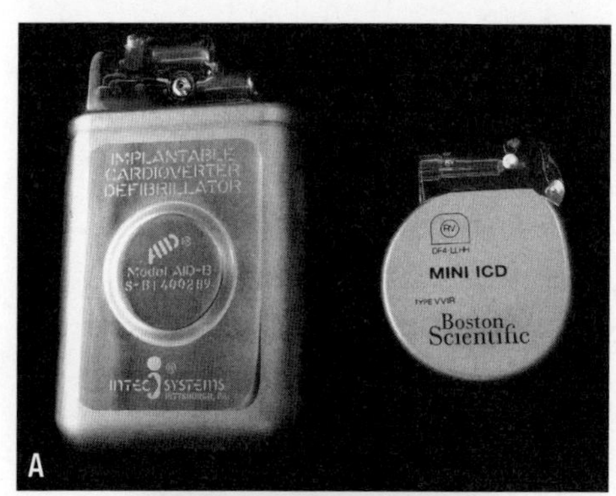

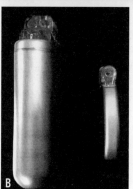

图 8.15　1980—2014 年 ICD 尺寸逐渐缩小。图示 Intec 系统（1980 年）和 Mini ICD（2014 年）的正面观（图 A）和侧面观（图 B）。最初的 1980 年设备重量为 300 g，体积 200 cm^3；2014 年设备重量为 60 g，体积 26.5 cm^3。来源：Intec Systems ICD courtesy of Dr. Ron Miller.

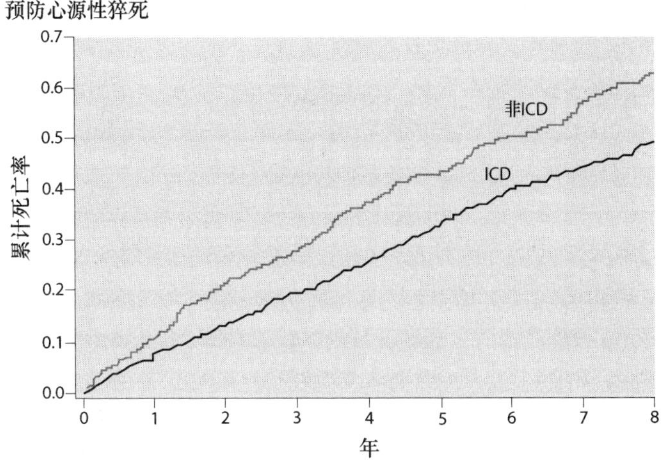

图 8.16　MADIT Ⅱ试验表明埋藏式心脏复律除颤器（ICD）使患者具有较高的生存率。缺血性心肌病（EF≤30%）和自发非持续性室性心动过速患者应用 ICD 治疗与传统治疗，在 8 年随访期的生存率比较。应用 ICD 治疗的患者在 8 年随访期间死亡风险降低 34%，$P<0.001$[40]。来源：Adapted with permission from Goldenberg et al. *Circulation*. 2010，122(13)：1265-1271.

预防心源性猝死

最初，ICD 仅用于高危患者，主要用于已复苏的心脏性猝死或持续性室性心律失常患者。随后，临床试验证明 ICD 对于既往无心脏性猝死病史的左心室射血分数下降患者有益。多中心自动除颤器植入试验Ⅱ（MADIT Ⅱ）随机选取心肌梗死后持续性收缩功能障碍（LVEF≤30%）患者，预防性应用 ICD 或传统的药物治疗[41]。总的来说，预防性应用 ICD 治疗患者与传统药物治疗相比死亡率下降 34%（图 8.16），主要是由于心脏性猝死减少（3.8% vs. 10%；$P<0.01$）。在这项试验中，由于右心室常规起搏，ICD 组心力衰竭发生率更高（20% vs. 15%）[40]。最小化右室起搏研究，根据 8 年的随访数据发现，每治疗 6 例患者才能挽救 1 人生命。

应用 ICD 进行猝死一级预防的Ⅰ类适应证[42]

1. 由陈旧性心肌梗死至少 40 天引起的 LVEF≤35%并且 NYHA 心功能分级Ⅱ或Ⅲ级患者（证据级别：A）。
2. 由陈旧性心肌梗死至少 40 天引起的 LVEF≤30%并且 NYHA 心功能分级Ⅰ级患者（证据级别：A）。
3. 诊断至少 90 天的非缺血性扩张型心肌病伴 LVEF≤35%且 NYHA 心功能分级为Ⅱ或Ⅲ级患者（证据级别：B）

整体疗效上获益，与常规标准的经静脉途径相比，一半的患者通过高风险的经胸途径接受除颤器治疗。

HF-rEF 患者 ICD 与胺碘酮治疗比较

SCD-HeFT 试验中，对 NYHA 心功能分级Ⅱ或Ⅲ级、药物最大化治疗后 EF≤35%的患者 2521 例，随机分为：①安慰剂组，②胺碘酮组，或③单独应用 ICD 组。在 ICD 组，主要终点任何原因引起的死亡降低 23%。胺碘酮组的死亡风险与安慰剂组相似（图 8.17）[43]。

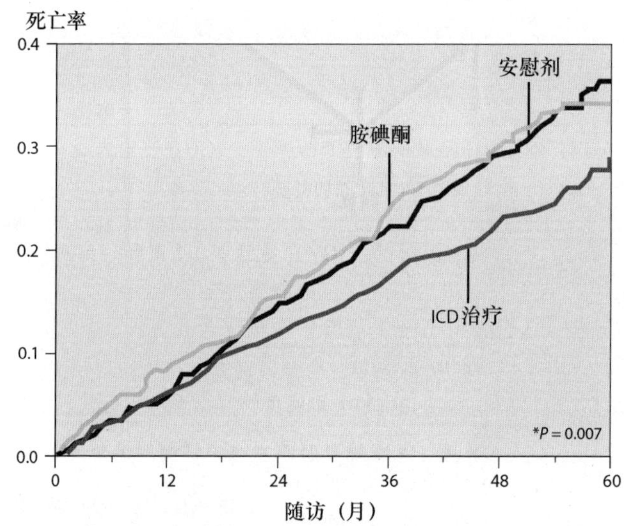

图 8.17 SCD-HeFT：ICD、胺碘酮和安慰剂在轻中度 LVEF≤35%的心力衰竭患者猝死一级预防比较。 ICD 治疗组比安慰剂组的死亡风险减低 23%（P=0.007）[43]。来源：Adapted with permission from Bardy et al. *N Engl J Med*. 2005，352（3）：225-237.

心脏再同步治疗（CRT）

15%～30%的 HF-rEF 患者 ECG 表现为室内传导延迟（QRS 时限大于 120 ms）[44]。这导致左心室的收缩和舒张在空间和时间上不均一，同时伴有功能性二尖瓣反流现象，可能促使心脏泵功能丧失。在没有其他心室损害的情况下，心室内传导延迟所导致的功能下降将很少发生。然而，随着心脏收缩功能下降，这种不均一性的影响将增大。双心室起搏器刺激心脏再同步治疗（CRT），同时激活左心室游离壁和室间隔（图 8.18），从而改善左心室收缩功能[45]。通常左心室电激活是经静脉电极通过心脏冠状静脉窦系统，必要时也可以通过胸部小切口直接放置经胸心外膜导线。

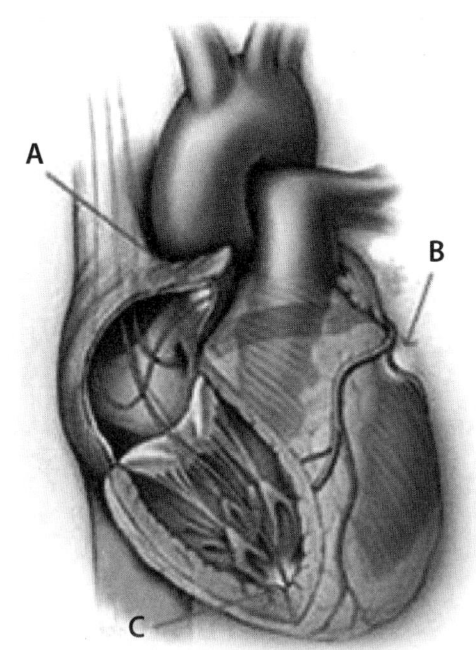

图 8.18 双心室起搏器进行心脏再同步治疗（CRT）。CRT 的双心室起搏通过 3 条经静脉起搏电极刺激 3 个部位：A，右心房；B，左心室经冠状静脉窦；C，右心室除颤。通过左心室（B）和右心室（C）电极同时激活，实现心脏再同步治疗（CRT）

CRT 改善心力衰竭预后

心力衰竭患者比较药物治疗、起搏和除颤（COMPANION）试验将 1520 例 NYHA 心功能Ⅲ或Ⅳ级、EF≤35％和 QRS 时限≥120 ms 的患者随机分组，接受三种不同的治疗方法之一，分别是：①单纯最佳药物治疗或者与心脏再同步治疗联合；②起搏器治疗；③起搏器-除颤器。

与单纯药物治疗相比，两组 CRT 的全因死亡或住院率均降低。CRT 和 ICD 联合治疗死亡率显著降低（P＝0.003），单独应用 CRT 治疗也显示出相同趋势（P＝0.059）（图 8.19）[46]。随后，在相似患者群中未使用 ICD 而单独使用 CRT 治疗，与单纯应用药物治疗比较，患者生存率显著提高[47]。

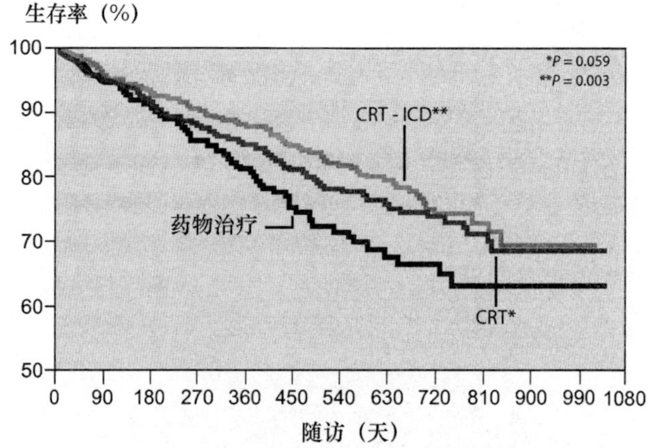

图 8.19 COMPANION 试验 CRT 或 CRT-ICD 联合治疗。12 个月内任何原因引起的死亡率（次级终点），在药物治疗组为 19%，在 CRT 起搏器组为 15%，CRT-ICD 组为 12%。

*P 值表示 CRT 单独治疗与药物治疗的统计学差异。

**P 值表示 CRT-ICD 和药物治疗的统计学差异[46]

来源：Adapted with permission from Bristow et al. *N Engl J Med*. 2004，350（21）：2140-2150.

MADIT-CRT 试验，在症状较轻的患者中随机选取 NYHA Ⅰ或Ⅱ级缺血性或非缺血性心肌病患者 1820 例，且射血分数≤30%和 QRS 时限≥130 ms，接受 CRT 和 ICD 联合治疗，或 ICD 单独治疗。经过 2 年随访，CRT-ICD 联合治疗患者死亡或非致死性心力衰竭发生率为 17.2%，ICD 单独治疗患者死亡或非致死性心力衰竭发生率为 25.3%（图 8.20）[48]。亚组分析显示，ICD-CRT 治疗仅对左束支传导阻滞的患者有效。接受 CRT-ICD 治疗组，患者舒张末期和收缩末期容积减少，射血分数增加（图 8.20）[48]。

单中心研究中，心脏再同步化治疗联合高剂量神经激素阻滞剂和低剂量利尿剂治疗，发病率和死亡率减少[49]。

经皮下 ICD

为避免经静脉 ICD 所致的并发症，目前已经研发了完全经皮下的埋藏式心脏复律除颤器，用于一级预防室性心动过速所致的 HF-rEF 患者心源性猝死。脉冲发生器被放置在左侧胸壁，与 8 cm 胸骨旁线圈电极连接（图 8.21）。初步研究发现，装置在电休克治疗中终止了 12 例潜在危及生命的室性心律失常[50]。经皮 ICD 对休克后临时起搏有效，但不能提供长期起搏。该装置不具有抗心动过速起搏功能，可能对周期性复发的单态性室性心动过速患者有局限性。

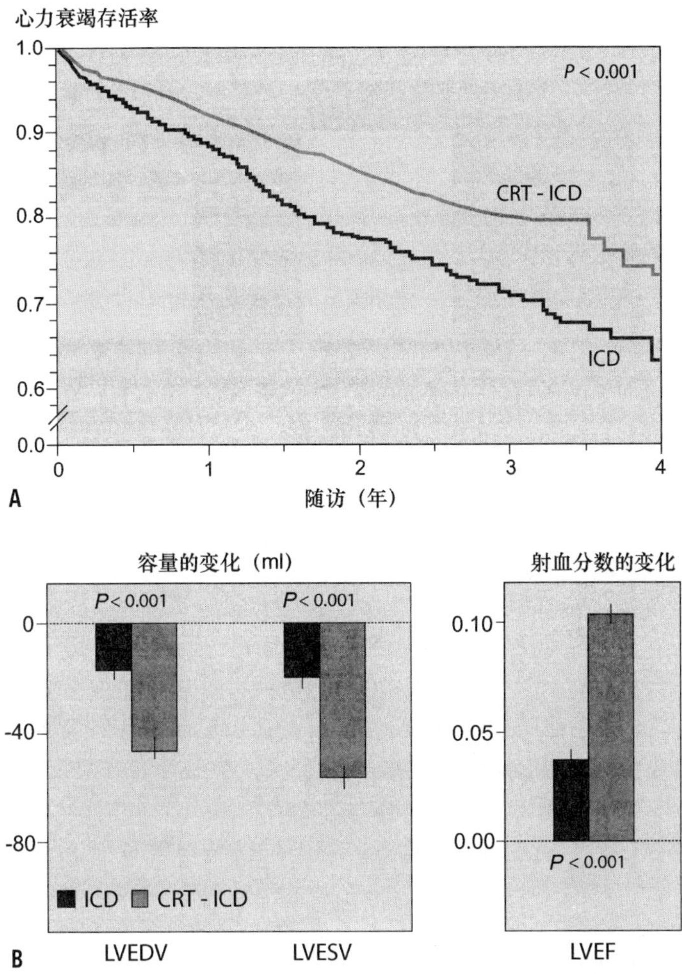

图 8.20　A. CRT-ICD 治疗组和单独 ICD 治疗组间心力衰竭存活率比较。B. CRT-ICD 及左心室功能。CRT-ICD 治疗患者左心室舒张末期容积（LVEDV）和收缩末期容积（LVESV）下降（图 B，左），射血分数增加（图 B，右）[48]。来源：Adapted with permission from Moss et al. *N Engl J Med*. 2009，361（14）：1329-1338.

心房颤动与心力衰竭

心力衰竭常发生心房颤动，同时伴有左心房增大[51]，常导致症状恶化。

抗凝

应用抗凝剂华法林或口服Ⅹa 因子抑制剂（利伐沙班和阿哌沙班）或者直

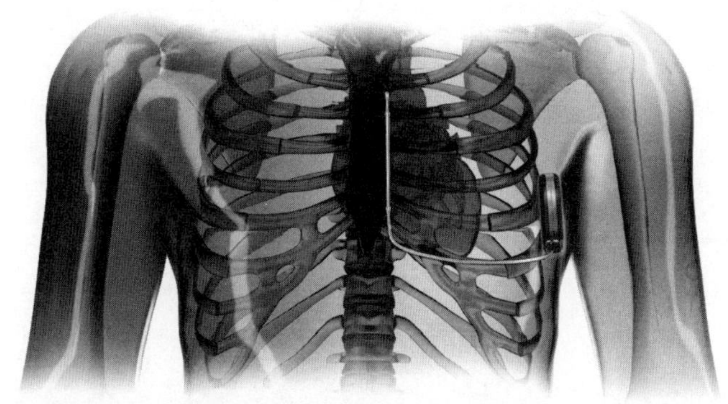

图 8.21（见书后彩图） 经皮下埋藏式心脏复律除颤器。来源：Figure courtesy of Cameron Health.

接应用凝血酶抑制剂（达比加群）降低血栓栓塞和卒中的危险[52]。对于心房颤动或心房扑动持续时间大于 48 h 或者心律失常持续时间未知的患者，建议心脏复律前 3 周和转复为窦性心律后 4 周使用抗凝治疗[53]。以下情况电复律前不强制使用抗凝剂：①血流动力学情况允许；②经食管超声心动图排除左心房血栓；③心房颤动持续时间小于 48 h。在这些情况下，抗凝剂可以在操作时使用。是否持续抗凝取决于出血与血栓栓塞发生的风险[54]。

心率和节律疗法

胺碘酮，Ⅲ类抗心律失常药物，其生物半衰期为 25±12 天[54]，有助于恢复或维持窦性心律。抗心律失常药物有助于维持电复律后窦性心律，甚至在左心房大到 6 cm 时[55]。胺碘酮的不良反应明显（框 8.1）。索他洛尔和多非利特可以替代胺碘酮用于年轻患者或左心室收缩功能轻度障碍患者。屈奈达隆禁忌用于近期失代偿性心力衰竭患者，并且未广泛应用于心力衰竭的治疗。

β受体阻滞剂和地高辛可控制永久性心房颤动患者的心室反应率。一般来说，由于体液潴留的风险增加，左心室收缩功能障碍的患者应用钙通道阻滞剂地尔硫䓬与维拉帕米减慢心室反应的耐受性并不好。持续性心房颤动的心力衰竭患者可以选择导管射频消融或房室结消融和放置双心室永久起搏器[56]。

框 8.1　胺碘酮可能的不良反应

- 肺部炎症
- 肝功能异常
- 恶心
- 神经症状
- 皮疹或光敏性皮疹
- 甲状腺功能亢进或减退
- 无症状的角膜沉积

不良反应与剂量相关，在剂量＜300 mg/d 时不常见。

血清胺碘酮浓度可以测定，但不用于确定滴定剂量。如果血清胺碘酮浓度低可能表示吸收率低或未按医嘱服药[54]

HF-pEF 的治疗

根据专家意见，指南对 HF-pEF 治疗的建议多为 C 级证据水平。推荐的治疗包括一般治疗和特殊治疗，旨在控制引起舒张期心力衰竭的潜在疾病（如高血压、缺血性心脏病）。由于 HF-pEF 的发生机制不同，包括高血压性心脏病、过度肥胖引起的心力衰竭或者 HF-pEF 并发症导致的心力衰竭，因此治疗方案选择相对较困难。

对于上述问题，HF-pEF 治疗方法可分为 3 类：

1. 容量管理、高血压、心房颤动（心率或节律控制）、心肌缺血或瓣膜性心脏病的心血管治疗（表 8.3）。
2. 非心源性合并症的治疗：肾、肺、贫血（特别是缺铁性贫血）。
3. 改善医疗保健系统：
    - 患者配合度（心力衰竭临床、设备监测和家庭护理）；
    - 功能状态（物理治疗、心脏康复、运动处方）；
    - 社会心理适应。

HF-pEF 治疗的 3 类方法并非特异性的，但当循证治疗不可靠时，联合治疗可能是最有效的选择。例如，与服用安慰剂相比，射血分数为 45％或更高的心力衰竭患者服用 MRA 螺内酯不影响主要心血管复合终点，但次级终点心力衰竭再住院率降低[57]。

表 8.3 HF-pEF 心脏特异性治疗

心脏治疗	诊断	措施
容量管理	• 病史和体格检查 • BNP、尿素氮/肌酐比值 • 超声心动图 • 右心导管	• 调整利尿剂 • 膳食建议 Na^+ 摄入量 • 停用非甾体类抗炎药 • 评估肾功能损害的主要病因 • 调整静脉液体 • 超滤
血压	• 体格检查	• 增加神经激素阻滞剂剂量 • 增加其他血管扩张剂
心房颤动	• 体格检查 • 心电图 • 24 h 动态心电监测	• 速率控制：增加 β 受体阻滞剂，地高辛，房室结起搏器和消融 • 节律控制：胺碘酮、多非利特、索他洛尔、心房颤动消融
心肌缺血/心脏瓣膜病	• 临床评估	• 药物治疗 • 经皮或外科手术

充血性 HF-pEF 和 HF-rEF 门诊患者的血流动力学监测

心力衰竭相关住院最常见的原因是症状日益恶化和充血体征。心内压和肺静脉压力增加导致肺充血，门诊患者监测和控制压力可降低心力衰竭的入院率和不良预后发生。

在 CHAMPION 试验中，HF-rEF 或 HF-pEF 患者和以前因心力衰竭入院的患者 550 例，接受单纯标准治疗或联合应用无线植入式血流动力学监测设备每天测量肺动脉压[58]。6 个月随访，因心力衰竭相关疾病住院在监控组为 84 例，在对照组为 120 例（图 8.22）[58]。Future 试验，联合无线监测多种生理信号，有助于建立改善心力衰竭预后的新方法[59]。

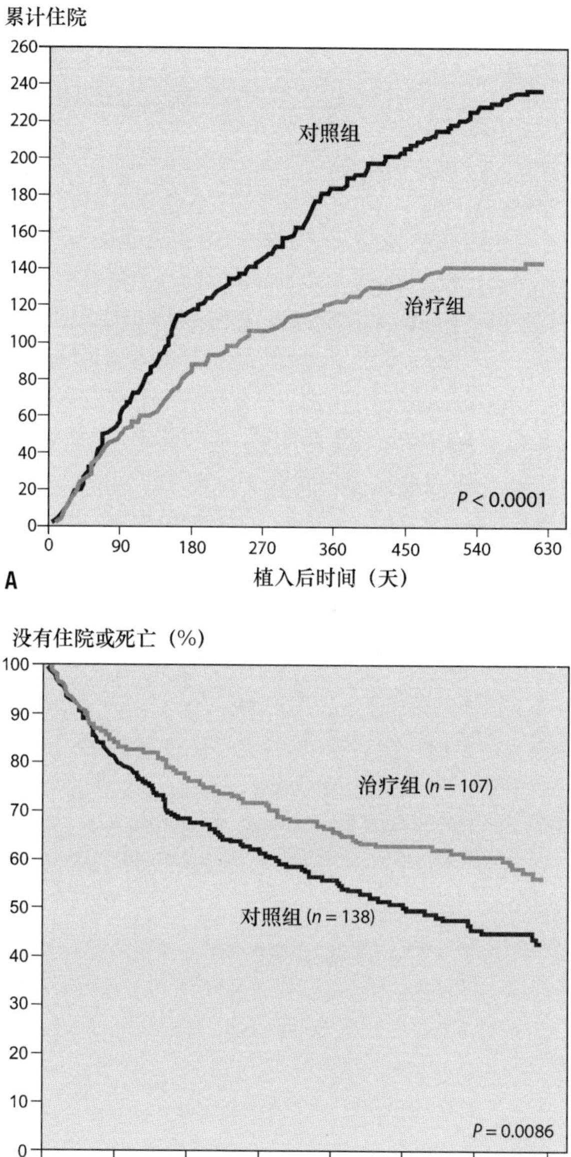

图 8.22　植入肺动脉压传感器系统进行监测。A. 累计心力衰竭住院率减少 36%。**B.** 与接受标准治疗没有监控相比，监测治疗组患者的死亡或第一次心力衰竭住院风险降低 29%[58]。来源：Adapted with permission from Abraham et al.，*Lancet*. 2011；377（9766）：658-666.

表 8.4　心力衰竭药物治疗常用剂量

药物	初始剂量（mg）	目标剂量（mg）	推荐最大剂量（mg）	主要不良反应
髓袢利尿剂：		—		
呋塞米	10～40（qd）		240（bid）	低钾血症，
布美他尼	0.5～1.0（qd）		10（qd）	低血压，
托拉塞米	10（qd）		100（bid）	肾功能不全
依他尼酸	50（qd）		200（bid）	
噻嗪类利尿剂：				
美托拉宗	2.5（必要时）	—	10（qd）	同髓袢利尿剂
ACE抑制剂：				
赖诺普利	2.5～5（qd）	20（qd）	40（bid）	低血压，
依那普利	2.5（bid）	10（bid）	20（bid）	高钾血症，
卡托普利	6.25～12.5（tid）	50（tid）	100（tid）	肾功能不全， 咳嗽，皮疹， 血管性水肿， 中性粒细胞减少症
血管紧张素Ⅱ受体阻滞剂：				
缬沙坦	40（bid）	160（bid）	160（qd）	头晕，
坎地沙坦	4～8（qd）	32（qd）	64（qd）	肾功能不全，
氯沙坦	12.5～25（qd）	150（qd）	100（qd）	低血压
β受体阻滞剂：				
卡维地洛	3.125（bid）	25（bid）	50（bid）	心动过缓，
美托洛尔（延长释放型）	12.5～25（qd）	200（qd）	200（qd）	头晕， 低血压，
比索洛尔	1.25（qd）	10（qd）	10（qd）	心力衰竭恶化
盐皮质激素受体拮抗剂：				
螺内酯	12.5～25（qd）	25（qd）	100（bid）	高钾血症（特别是如果给予ACEI或ARB），肾功能不全，男性乳房发育症（仅螺内酯）
依普利酮	25（qd）	50（qd）		
其他血管扩张剂：				
肼屈嗪/	25/	75/	75/	头晕
硝酸异山梨酯	10（tid）	40（tid）	40（qid）	头痛
地高辛	0.125～0.25（qd）	—	血清水平<2.0 ng/ml	心脏毒性， 意识混乱，恶心， 厌食，视觉障碍

注：qd，1次/日；bid，2次/日；tid，3次/日；qid，4次/日

MICHEL MIROWSKI (1924—1990)

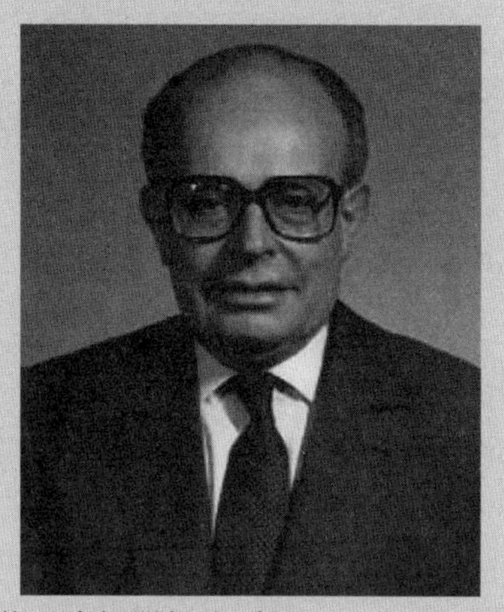

1980 年 2 月 14 日，第一台埋藏式心脏复律除颤器（ICD）置入 57 岁女性患者体内，这预示对危及生命的室性心律失常的治疗有了飞跃性进步。Michel Mirowski 博士的灵感源于导师因室性心动过速逝世，他认为如果心律失常确诊后立即采用埋藏式复律除颤器进行治疗，患者的预后将会改善。当时专家对重达 30～40 磅（13.61～18.14 kg）的大型设备能否缩小为微型除颤器提出质疑。

第一台仪器被植入腹壁，需要开胸手术并放置与心脏直接接触的除颤垫。在接下来的几十年间，设备经历了无数次的技术改进和缩小（图 8.15）。目前，大部分仪器经静脉植入，与安装起搏器过程相似[60-61]。

（肖　薇）

参考文献

1. Fonarow GC, Yancy CW, Hernandez AF, Peterson ED, Spertus JA, Heidenreich PA. Potential impact of optimal implementation of evidence-based heart failure therapies on mortality. *Am Heart J.* 2011;161(6):1024-1030.
2. Vargo DL, Kramer WG, Black PK, Smith WB, Serpas T, Brater DC. Bioavailability, pharmacokinetics, and pharmacodynamics of torsemide and furosemide in patients with congestive heart failure. *Clin Pharmacol Ther.* 1995;57(6):601-609.
3. Kumar R, Singh VP, Baker KM. The intracellular renin-angiotensin system: a new paradigm. *Trends Endocrinol Metab.* 2007;18(5):208-214.
4. Weber MA. Safety issues during antihypertensive treatment with angiotensin converting enzyme inhibitors. *Am J Med.* 1988;84(4A):16-23.
5. Brunner-La Rocca HP, Vaddadi G, Esler MD. Recent insight into therapy of congestive heart failure: focus on ACE inhibition and angiotensin-II antagonism. *J Am Coll Cardiol.* 1999;33(5):1163-1173.
6. Effect of enalapril on survival in patients with reduced left ventricular ejection fractions and congestive heart failure. The SOLVD Investigators. *N Engl J Med.* 1991;325(5):293-302.
7. Packer M, Poole-Wilson PA, Armstrong PW, Cleland JG, Horowitz JD, Massie BM, et al. Comparative effects of low and high doses of the angiotensin-converting enzyme inhibitor, lisinopril, on morbidity and mortality in chronic heart failure. ATLAS Study Group. *Circulation.* 1999;100:2312-2318.

8. St. John Sutton M, Pfeffer MA, Plappert T, et al. Quantitative two-dimensional echocardiographic measurements are major predictors of adverse cardiovascular events 1994;89(1):68-75.

9. Granger CB, McMurray JJ, Yusuf S, et al. Effects of candesartan in patients with chronic heart failure and reduced left-ventricular systolic function intolerant to angiotensin-converting-enzyme inhibitors: the CHARM-Alternative trial. *Lancet.* 2003;362(9386):772-776.

10. Pfeffer MA, Braunwald E, Moyé LA, et al. Effect of captopril on mortality and morbidity in patients with left ventricular dysfunction after myocardial infarction. Results of the survival and ventricular enlargement trial. The SAVE Investigators. *N Engl J Med.* 1992;327(10):669-677.

11. Pfeffer MA, McMurray JJ, Velazquez EJ, et al. Valsartan, captopril, or both in myocardial infarction complicated by heart failure, left ventricular dysfunction, or both. *N Engl J Med.* 2003;349(20):1893-1906.

12. Gruppo Italiano per lo Studio della Sopravvivenza nell'infarto Miocardico. GISSI-3: effects of lisinopril and transdermal glyceryl trinitrate singly and together on 6–week mortality and ventricular function after acute myocardial infarction. *Lancet.* 1994;343(8906):1115-1122.

13. ISIS-4 (Fourth International Study of Infarct Survival) Collaborative Group. ISIS-4: a randomised factorial trial assessing early oral captopril, oral mononitrate, and intravenous magnesium sulphate in 58,050 patients with suspected acute myocardial infarction. *Lancet.* 1995;345(8951):669-685.

14. Yancy CW, Jessup M, Bozkurt B, et al. 2013 ACCF/AHA guideline for the management of heart failure: a report of the American College of Cardiology Foundation/American Heart Association Task Force on Practice Guidelines. *J Am Coll Cardiol.* 2013;62(16):e147-e239.

15. Krum H, Massie B, Abraham WT, et al. Direct renin inhibition in addition to or as an alternative to angiotensin converting enzyme inhibition in patients with chronic systolic heart failure: rationale and design of the Aliskiren Trial to Minimize OutcomeS in Patients with HEart failuRE (ATMOSPHERE) study. *Eur J Heart Fail.* 2011;13(1):107-114.

16. Frishman WH. Carvedilol. *N Engl J Med.* 1998;339(24):1759-1765.

17. Packer M, Bristow MR, Cohn JN, et al. The effect of carvedilol on morbidity and mortality in patients with chronic heart failure. U.S. Carvedilol Heart Failure Study Group. *N Engl J Med.* 1996;334(21):1349-1355.

18. Packer M, Fowler MB, Roecker EB, et al. Effect of carvedilol on the morbidity of patients with severe chronic heart failure: results of the carvedilol prospective randomized cumulative survival (COPERNICUS) study. *Circulation.* 2002;106(17):2194-2199.

19. Randomised, placebo-controlled trial of carvedilol in patients with congestive heart failure due to ischaemic heart disease. Australia/New Zealand Heart Failure Research Collaborative Group. *Lancet.* 1997;349(9049):375-380.

20. Gattis WA, O'Connor CM, Gallup DS, Hasselblad V, Gheorghiade M. Predischarge initiation of carvedilol in patients hospitalized for decompensated heart failure: results of the Initiation Management Predischarge: Process for Assessment of Carvedilol Therapy in Heart Failure (IMPACT-HF) trial. *J Am Coll Cardiol.* 2004;43(9):1534-1541.

21. Udelson JE, Pressler SJ, Sackner-Bernstein J, Massaro J, Ordronneau P, Lukas MA, Hauptman PJ. Adherence with once daily versus twice daily carvedilol in patients with heart failure: the Compliance And Quality of Life Study Comparing Once-Daily

Controlled-Release Carvedilol CR and Twice-Daily Immediate-Release Carvedilol IR in Patients with Heart Failure (CASPER) Trial. *J Card Fail.* 2009;15(5):385-393.

22. Bristow MR, Gilbert EM, Abraham WT, et al. Carvedilol produces dose-related improvements in left ventricular function and survival in subjects with chronic heart failure. MOCHA Investigators. *Circulation.* 1996;94(11):2807-2816.
23. Kotlyar E, Keogh AM, Macdonald PS, Arnold RH, McCaffrey DJ, Glanville AR. Tolerability of carvedilol in patients with heart failure and concomitant chronic obstructive pulmonary disease or asthma. *J Heart Lung Transplant.* 2002;21(12): 1290-1295.
24. Effect of metoprolol CR/XL in chronic heart failure: Metoprolol CR/XL Randomised Intervention Trial in Congestive Heart Failure (MERIT-HF). *Lancet.* 1999;353(9169): 2001-2007.
25. Poole-Wilson PA, Swedberg K, Cleland JG, et al. Comparison of carvedilol and metoprolol on clinical outcomes in patients with chronic heart failure in the Carvedilol Or Metoprolol European Trial (COMET): randomised controlled trial. *Lancet.* 2003;362(9377):7-13.
26. The Cardiac Insufficiency Bisoprolol Study II (CIBIS-II): a randomised trial. *Lancet.* 1999;353(9146):9-13.
27. Gilbert EM, Abraham WT, Olsen S, et al. Comparative hemodynamic, left ventricular functional, and antiadrenergic effects of chronic treatment with metoprolol versus carvedilol in the failing heart. *Circulation.* 1996;94(11):2817-2825.
28. Lowes BD, Gilbert EM, Abraham WT, et al. Myocardial gene expression in dilated cardiomyopathy treated with beta-blocking agents. *N Engl J Med.* 2002;346(18): 1357-1365.
29. Swedberg K, Komajda M, Böhm M, et al. Ivabradine and outcomes in chronic heart failure (SHIFT): a randomised placebo-controlled study. *Lancet.* 2010;376(9744): 875-885.
30. Pitt B. Should chronic heart failure patients with reduced left-ventricular ejection fraction receive angiotensin-receptor blockers? *Nat Clin Pract Cardiovasc Med.* 2005;2(2):70-71.
31. Zannad F, McMurray JJ, Krum H, et al. Eplerenone in patients with systolic heart failure and mild symptoms. *N Engl J Med.* 2011;364(1):11-21.
32. Pitt B, Zannad F, Remme WJ, et al. The effect of spironolactone on morbidity and mortality in patients with severe heart failure. Randomized Aldactone Evaluation Study Investigators. *N Engl J Med.* 1999;341(10):709-717.
33. McMurray JJ, Packer M, Desai AS, et al. Angiotensin-neprilysin inhibition versus enalapril in heart failure. *N Engl J Med.* 2014;371(11):993-1004.
34. Loeb HS, Johnson G, Henrick A, Smith R, Wilson J, Cremo R, Cohn JN. Effect of enalapril, hydralazine plus isosorbide dinitrate, and prazosin on hospitalization in patients with chronic congestive heart failure. The V-HeFT VA Cooperative Studies Group. *Circulation.* 1993;87(6 Suppl):VI78-VI87.
35. Carson P, Ziesche S, Johnson G, Cohn JN. Racial differences in response to therapy for heart failure: analysis of the vasodilator-heart failure trials. Vasodilator-Heart Failure Trial Study Group. *J Card Fail.* 1999;5(3):178-187.
36. Taylor AL, Ziesche S, Yancy C, et al. Combination of isosorbide dinitrate and hydralazine in blacks with heart failure. *N Engl J Med.* 2004;351(20):2049-2057.
37. Kelly RA, Smith TW. Digoxin in heart failure: implications of recent trials. *J Am Coll*

Cardiol. 1993;22(4 Suppl A):107A-112A.

38. The Digitalis Investigation Group. The effect of digoxin on mortality and morbidity in patients with heart failure. *N Engl J Med.* 1997;336(8):525-533.
39. Adams KF Jr, Gheorghiade M, Uretsky BF, Patterson JH, Schwartz TA, Young JB. Clinical benefits of low serum digoxin concentrations in heart failure. *J Am Coll Cardiol.* 2002;39(6):946-953.
40. Goldenberg I, Gillespie J, Moss AJ, et al. Long-term benefit of primary prevention with an implantable cardioverter-defibrillator: an extended 8–year follow-up study of the Multicenter Automatic Defibrillator Implantation Trial II. *Circulation.* 2010;122(13):1265-1271.
41. Moss AJ, Zareba W, Hall WJ, Klein H, Wilber DJ, Cannom DS, et al.; Multicenter Automatic Defibrillator Implantation Trial II Investigators. Prophylactic implantation of a defibrillator in patients with myocardial infarction and reduced ejection fraction. *N Engl J Med* 2002;346:877-883.
42. Epstein AE, Dimarco JP, Ellenbogen KA, et al. ACC/AHA/HRS 2008 guidelines for Device-Based Therapy of Cardiac Rhythm Abnormalities: executive summary. *Heart Rhythm.* 2008;5(6):934-955.
43. Bardy GH, Lee KL, Mark DB, et al. Amiodarone or an implantable cardioverter-defibrillator for congestive heart failure. *N Engl J Med.* 2005;352(3):225-237.
44. Werling C, Weisse U, Siemon G, et al. Biventricular pacing in patients with ICD: how many patients are possible candidates? *Thorac Cardiovasc Surg.* 2002;50(2):67-70.
45. Nelson GS, Berger RD, Fetics BJ, Talbot M, Spinelli JC, Hare JM, Kass DA. Left ventricular or biventricular pacing improves cardiac function at diminished energy cost in patients with dilated cardiomyopathy and left bundle-branch block. *Circulation.* 2000;102(25):3053-3059.
46. Bristow MR, Saxon LA, Boehmer J, et al. Cardiac-resynchronization therapy with or without an implantable defibrillator in advanced chronic heart failure. *N Engl J Med.* 2004;350(21):2140-2150.
47. Cleland JG, Daubert JC, Erdmann E, et al. The effect of cardiac resynchronization on morbidity and mortality in heart failure. *N Engl J Med.* 2005;352(15):1539-1549.
48. Moss AJ, Hall WJ, Cannom DS, et al. Cardiac-resynchronization therapy for the prevention of heart-failure events. *N Engl J Med.* 2009;361(14):1329-1338.
49. Schmidt S, Hürlimann D, Starck CT, et al. Treatment with higher dosages of heart failure medication is associated with improved outcome following cardiac resynchronization therapy. *Eur Heart J.* 2014;35(16):1051-1060.
50. Bardy GH, Smith WM, Hood MA, et al. An entirely subcutaneous implantable cardioverter-defibrillator. *N Engl J Med.* 2010;363(1):36-44.
51. Psaty BM, Manolio TA, Kuller LH, et al. Incidence of and risk factors for atrial fibrillation in older adults. *Circulation.* 1997;96(7):2455-2461.
52. Pink J, Pirmohamed M, Hughes DA. Comparative effectiveness of dabigatran, rivaroxaban, apixaban, and warfarin in the management of patients with nonvalvular atrial fibrillation. *Clin Pharmacol Ther.* 2013;94(2):269-276.
53. January CT, Wann LS, Alpert JS, et al. 2014 AHA/ACC/HRS Guideline for the Management of Patients With Atrial Fibrillation: Executive Summary: A Report of the American College of Cardiology/American Heart Association Task Force on Practice Guidelines and the Heart Rhythm Society. *Circulation.* 2014;130(23): 2071-2104.

54. Goodman LS, Gilman A, Brunton LL. *Goodman & Gilman's Manual of Pharmacology and Therapeutics.* New York: McGraw-Hill Medical; 2008.

55. Brodsky MA, Allen BJ, Capparelli EV, Luckett CR, Morton R, Henry WL. Factors determining maintenance of sinus rhythm after chronic atrial fibrillation with left atrial dilatation. *Am J Cardiol.* 1989;63(15):1065-1068.

56. Ganesan AN, et al. Role of AV nodal ablation in cardiac resynchronization in patients with coexistent atrial fibrillation and heart failure a systematic review. *J Am Coll Cardiol.* 2012;59(8):719-726.

57. Pitt B, Brooks AG, Roberts-Thomson KC, Lau DH, Kalman JM, Sanders P. Spironolactone for heart failure with preserved ejection fraction. *N Engl J Med.* 2014;370(15):1383-1392.

58. Abraham WT, et al. Wireless pulmonary artery haemodynamic monitoring in chronic heart failure: a randomised controlled trial. *Lancet.* 2011;377(9766):658-666.

59. Boehmer JP/National Institutes of Health. Evaluation of Multisensor Data in Heart Failure Patients With Implanted Devices (MultiSENSE). 2014 [March 10, 2014]; Available from: http://clinicaltrials.gov/ct2/show/NCT01128166.

60. Kastor JA. Michel Mirowski and the automatic implantable defibrillator. *Am J Cardiol.* 1989;63(15):1121-1126.

61. Kastor JA, Moss AJ, Mower MM, Weisfeldt ML. Michel Mirowski: a man with a mission. *Pacing Clin Electrophysiol.* 1991;14(5 Pt 2):864-865.

第九章

C期：急性失代偿性心力衰竭的治疗

要点快报

- 心力衰竭“3F”评估——症状（Fit）、功能（Function）和病因（Factors），有助于心力衰竭患者急性失代偿期的评估和影响因素的确定。
- 大约一半失代偿性心力衰竭患者的射血分数＞40％（HF-pEF）。
- 间断或持续静脉注射利尿剂都可用于急性循环充血。
- 超滤是治疗失代偿性心力衰竭患者容量超负荷的替代疗法，尤其存在全身水肿时。
- HF-rEF急性失代偿阶段，如果因低血压或肾功能恶化而限制应用利尿剂或血管扩张剂，可考虑静注正性肌力药物。
- 用于循环支持的机械设备可能是改善血流动力学所必需的。

一名男性，“约60岁……腿部水肿，腹部肿胀，液波震颤明显，呼吸困难，脉冲不规则，不能平卧。最舒适的体位是站着并斜靠在椅边，这个姿势能维持几个小时，伴有劳力性呼吸困难，汗水顺着脸颊流下来，少尿。我认为每一种利尿剂均疗效甚微。”

—William Withering，1785[1]

失代偿性心力衰竭的“3F”评估

失代偿性心力衰竭，起病急，症状明显，危及生命，通过神经体液激活而被放大。早期心力衰竭的评估原则同样适用于急性失代偿性心力衰竭以及指导后续治疗：

症状： 临床表现是否符合失代偿性心力衰竭的诊断？

功能： 收缩或舒张功能异常？

病因： 引起急性失代偿的因素是什么？它们都可以治愈吗？

症状

急性失代偿性心力衰竭的诊断取决于既往病史、体格检查以及充血和低灌注的胸部 X 线影像学表现。实验室检查血浆钠尿肽水平升高可辅助诊断（见第 2 章）。生命体征和肾功能指标有助于确定病情的严重程度。补充氧气及面罩辅助通气治疗（如 BiPAP）可以改善低氧血症。少数情况，呼吸功能不全需要气管插管和机械通气。

功能

超声心动图与超声多普勒结果可共同评估左、右心室收缩和舒张功能。随着收缩功能的动态改变，治疗结果也随之改变（见下文）。在多中心 OPTIMIZE-HF 注册研究中，41 267 例患者因失代偿性心力衰竭住院，超过一半患者（51.2%）为 HF-pEF（EF＞40%）。HF-pEF 患者住院死亡率为 2.9%，而 HF-rEF 患者为 3.9%[2]。

病因

伴有急性冠状动脉综合征的失代偿性心力衰竭患者需要考虑早期血运重建（图 9.1）。心肌缺血作为诱发因素，多伴有胸痛、心电图异常或肌钙蛋白升高。失代偿性心力衰竭还有许多其他病因（框 9.1）。对于失代偿性心力衰竭的综合治疗方法包括评估病因和诱发因素，同时稳定血流动力学和保持液体平衡。治疗与循环应激相关的诱发因素（如感染），对缓解失代偿症状至关重要。鉴别出饮食和药物治疗不依从的患者，对于预防失代偿症状复发也非常重要。

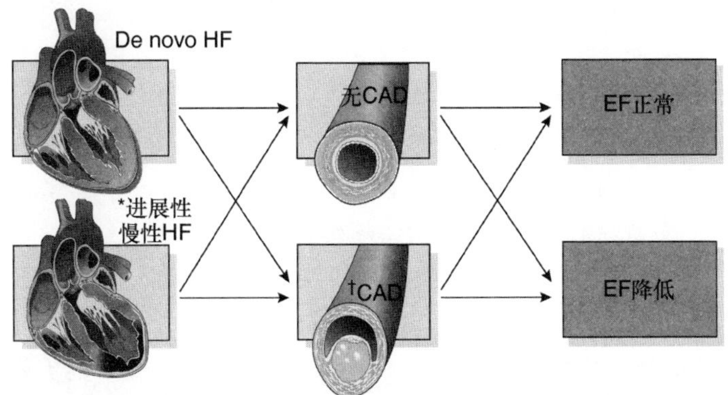

图 9.1　冠状动脉疾病在失代偿性心力衰竭中的作用。冠状动脉疾病存在与否（中图）与四种心力衰竭表现密切相关。* 进展性心力衰竭是慢性心力衰竭的一种亚型。† CAD＝冠状动脉疾病伴或不伴急性冠状动脉综合征[3]。来源：Adapted with permission from Gheorghiade M，Pang PS，*J Am Coll Cardiol*. 2009；53（7）：557-573.

框 9.1　心力衰竭患者入院的常见诱发因素

- 急性心肌缺血
- 瓣膜功能的改变
- 并发感染（如肺炎、病毒性疾病）
- 未控制的高血压
- 心房颤动和其他心律失常
- 近期服用负性肌力药物（如维拉帕米、硝苯地平、地尔硫䓬、β受体阻滞剂）
- 肺栓塞
- 非甾体抗炎药
- 过量饮酒或违禁药物使用
- 内分泌紊乱（如糖尿病、甲状腺功能亢进症、甲状腺功能减退症）
- 不遵守治疗方案、对钠和（或）液体的限制

后期治疗

一旦急性失代偿期恢复平稳，反复观察患者状态对评价最初诊断的准确性和治疗的有效性非常必要。随着急性临床症状改善，遵循循证指南的指导可以改善患者远期疗效（见第8章）。

失代偿性心力衰竭的血流动力学特点

急性心力衰竭常见两种表现：循环充血和组织灌注不足。肺循环压力增高和全身静脉压升高引起充血，可导致呼吸困难、端坐呼吸、颈静脉怒张、水肿以及腹水。由心排血量降低导致的组织低灌注常发生于急性心力衰竭，或当患者静脉注射过多的利尿剂或与脱水相关的疾病也可导致低灌注。灌注不足常引起疲劳、头晕、脉压缩小以及肾功能不全。因此，逆转循环充血，必要时增加心排血量，是治疗失代偿性心力衰竭的关键要素。

基于是否存在低灌注（冷或热）和/或充血（湿或干），Stevenson描述了4种静息血流动力学状态（图9.2）[4]。失代偿性心力衰竭患者被分为：温暖和潮湿、寒冷和干燥，或寒冷和潮湿。这种分类可指导治疗，恢复机体的温暖和干燥，这代表代偿性心力衰竭的“正常基线”。多数充血患者为潮热（温暖和潮湿）状态，可静注利尿剂及口服血管扩张剂治疗。干冷（寒冷和干燥）患者对于谨慎补液有疗效，但可能会变得“潮湿”。湿冷（寒冷和潮湿）患者情况更加严重，往往需要静注（IV）血管扩张剂或正性肌力药物治疗[4]。

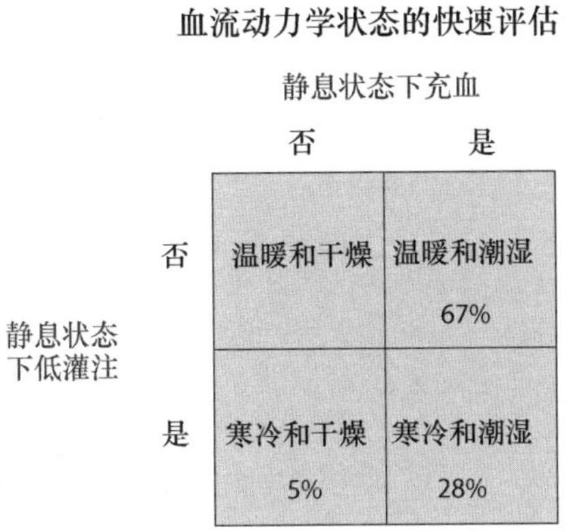

血流动力学状态的快速评估

静息状态下低灌注 \ 静息状态下充血	否	是
否	温暖和干燥	温暖和潮湿 67%
是	寒冷和干燥 5%	寒冷和潮湿 28%

图 9-2　基于充血和灌注情况的四种静息血流动力学状态，用于失代偿性心力衰竭患者的初始评估。随着心力衰竭的持续治疗，温暖和干燥（左上象限）被认为是“正常”或稳定状态。每一类百分比均来自伯明翰与妇女医院（Brigham and Women’s Hospital）收治的心力衰竭患者（n=452）[5]

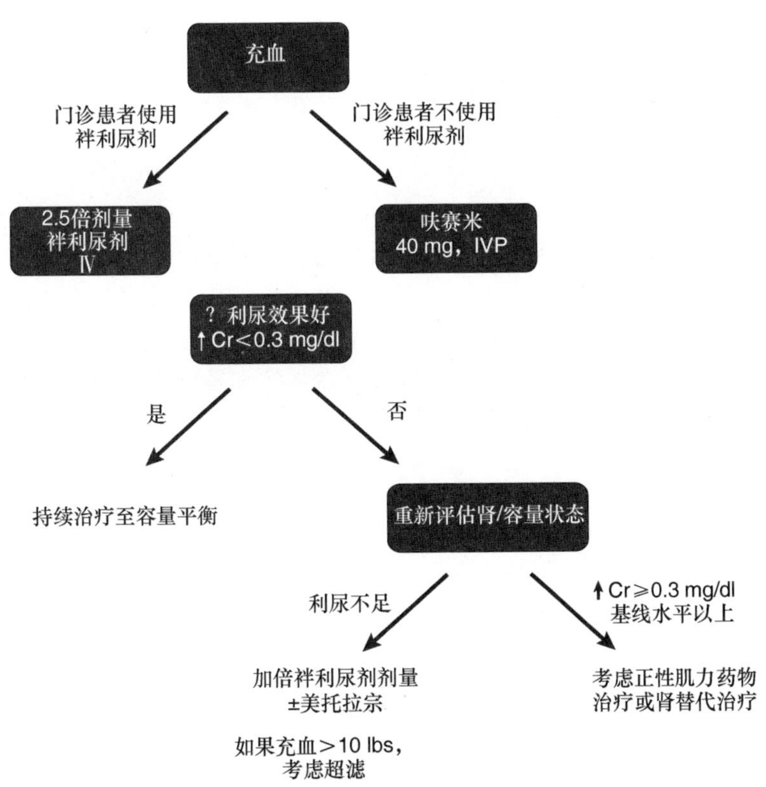

图 9.3　急性失代偿性循环充血的利尿剂治疗原则

容量管理

大多数失代偿性心力衰竭患者由于体液潴留和肺充血而引起急性症状。因此，缓解充血对于失代偿性心力衰竭的治疗非常重要（图 9.3）。利尿剂作为双刃剑（图 9.4），最佳剂量尤为重要。

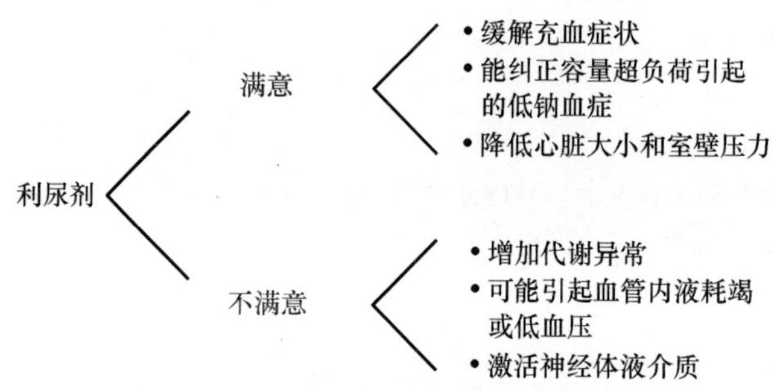

图 9.4 利尿剂对心力衰竭的影响

利尿剂优化策略评价研究

在利尿剂优化策略评价（Diuretic Optimization Strategies Evaluation，DOSE）研究中，急性失代偿性心力衰竭患者接受静注呋塞米的 2×2 析因设计：每 12 h 推注或持续静脉滴注，以低剂量或高剂量治疗（图 9.5）[6]。低剂量治疗的每日静注总剂量等同于之前的口服剂量，高剂量治疗为之前口服剂量的 2.5 倍。从基线到 72 h，高剂量呋塞米导致大量液体流失，体重减轻，呼吸困难改善（图 9.5）。然而，血清肌酐在推注和持续静脉滴注高剂量或低剂量利尿剂时并无明显差异[6]。

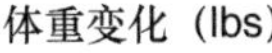

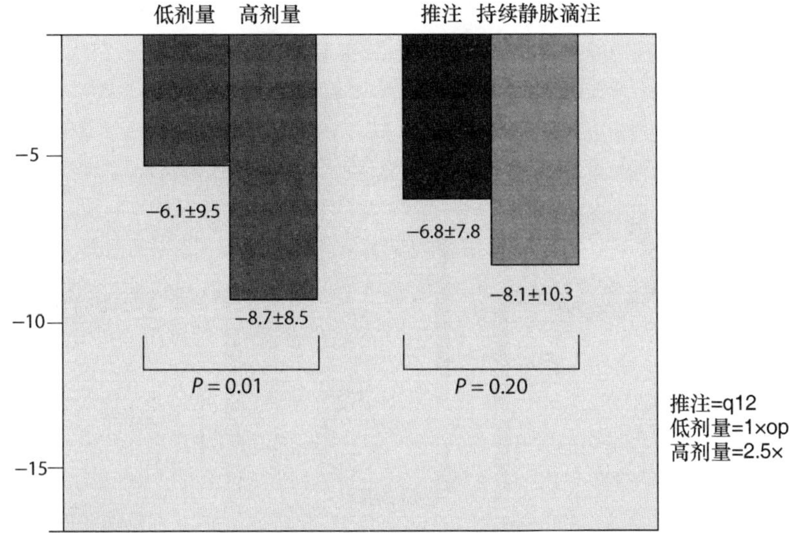

图 9-5　DOSE 试验中 72 h 体重的丢失。高剂量（2.5×门诊患者袢利尿剂剂量）的利尿效果更显著。推注与持续静脉滴注利尿剂相比，没有导致利尿效果的显著差异。OP＝门诊患者；n＝308[6]。来源：Adapted with permission from Felker et al. *N Engl J Med*. 2011，364（9）：797-805.

超滤

随着心力衰竭的进展，常见利尿剂敏感性降低[7]。虽然大多数患者可以单独使用利尿剂治疗，但超滤也可以减少多余的体液容量，提高机体对利尿剂的敏感性（图 9.6）[8]。与利尿剂相比，超滤可使电解质异常和神经体液激活最小化而达到容量平衡[9]。然而，肾功能恶化时，超滤可能会导致肾功能持续恶化，这种情况下，高剂量静注利尿剂辅以血管活性治疗可能更为有效（见第 10 章）[10]。

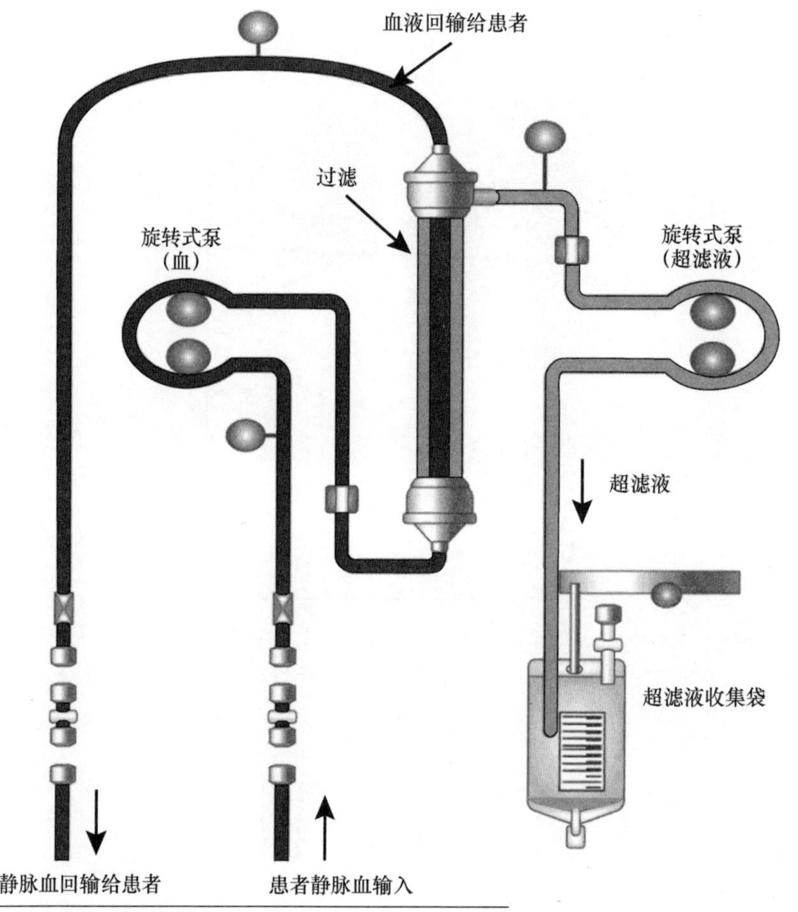

图 9.6 外周静脉通路超滤装置示意图。 过滤柱中，旋转泵通过对流产生压力梯度来提取液体[11]。来源：Adapted with permission from CHF Solutions Inc，Brooklyn Park，MN.

血管通路可来自外周或中心静脉导管。血细胞比容、电解质、尿素氮和肌酐需每12～24 h监测一次。当患者接受超滤时，为预测液体的丢失量和减少电解质紊乱，可停用袢利尿剂。当患者有明显肾功能损害时（血清肌酐≥3.0 mg/dl），应考虑肾病会诊；为纠正容量超负荷和代谢异常，透析可能是更好的选择。

以下情况中，超滤有效：

- 显著容量超负荷，包括全身水肿的患者
- 失代偿性心力衰竭患者和稳定的肾功能减低患者（肌酐＜3 mg/dl），包括右心室功能显著障碍者
- 对静脉注射利尿剂无效的难治性液体潴留患者

超滤对体液丢失、电解质平衡和神经激素激活的影响

UNLOAD试验中，Costanzo等人发现与常规静注袢利尿剂治疗48 h相比，超滤48 h后，患者体重下降和液体净损失更为显著（图9.7）[12]。参加试验的患者至少有2种充血体征，并且肌酐水平小于3 mg/dl。心力衰竭90天再住院率（次级试验终点）在超滤组减少50%。

对心力衰竭患者分别使用袢利尿剂与超滤利尿，Ali等检测了电解质钠、钾和镁的含量。每单位体积，超滤促进大量钠离子排出，同时减少钾和镁离子丢失（图9.8）[13]。由这种差异可以看出，超滤与静注利尿剂治疗比较，低钾血症的发病率较低[12]。

减轻体液过量的治疗效应可能不仅指去除的液体含量。Agostoni等人选取16位慢性心力衰竭患者（NYHA心功能Ⅱ～Ⅲ级），随机接受单独使用超滤，或静脉滴定呋塞米至基线右心房压力下降50%。基于体重和心室充盈压的减低，这两种方法排出的液体量相等。然而，呋塞米组与超滤组比较，后续的神经激素介质激活能力更强。3个多月后，与接受静脉注射呋塞米治疗的患者相比，接受超滤的患者体重持续下降（图9.9）[9]。

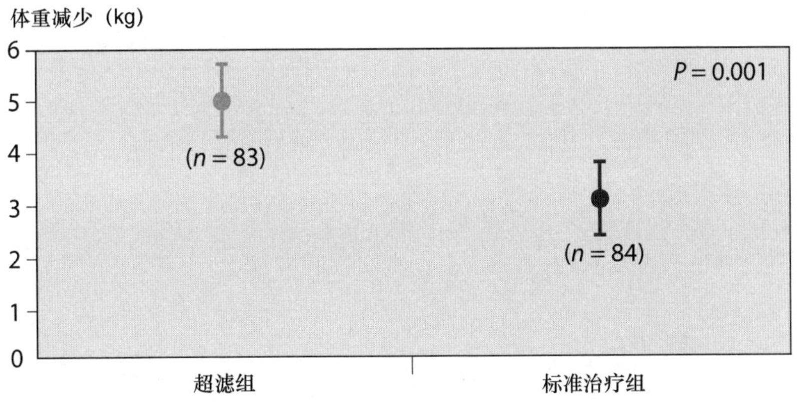

图9.7　超滤导致体重下降。失代偿性心力衰竭患者超滤组与标准治疗组，48 h平均体重下降。超滤组体重减少5.0±0.68 kg，标准治疗组减少3.1±0.75 kg。误差线提示95%可信区间（Cl）[12]。来源：Adapted with permission from Costanzo et al. *J Am Coll Cardiol*. 2007，49（6）：675-683.

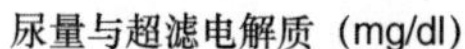

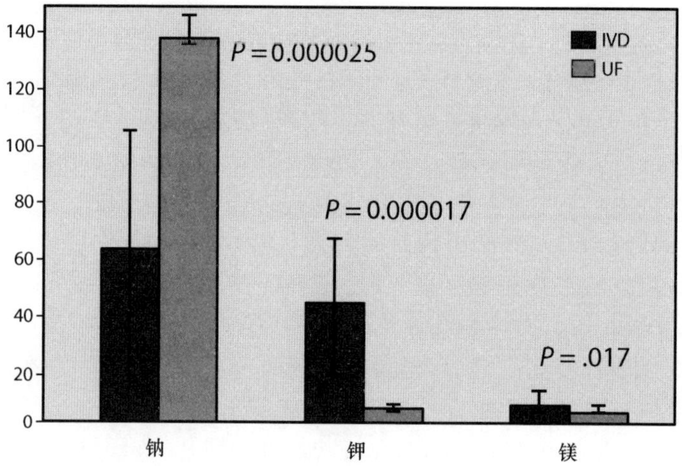

图9.8　超滤或静脉注射袢利尿剂（IVD）导致的电解质变化。与袢利尿剂导致的利尿相比，超滤每分升（dl）排出更大量的钠离子，排出钾离子和镁离子则相对较少[13]。来源：Adapted with permission from Ali et al.，*Congest Heart Fail*. 2009；15（1）：1-4.

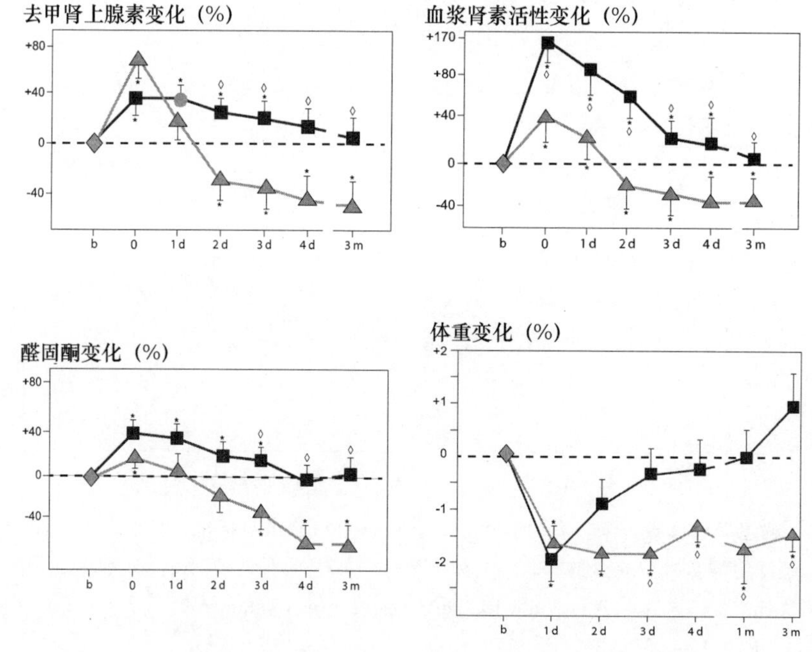

图9.9　超滤（n=8）或静脉注射呋塞米（n=8）治疗8 h后，右心房压力减少50%。随访3个月后，去甲肾上腺素、血浆肾素活性、醛固酮的循环水平百分比变化和体重（kg）百分比变化。符号：深灰色方块，静脉注射呋塞米；浅灰色三角形，超滤。X轴上的时间点：b，基线；0，超滤或呋塞米治疗后即刻；d，天；m，月。统计学符号：* 与基线对比 $P<0.01$，◇ 与其他治疗相比 $P<0.01$[9]。来源：Adapted with permission from Agostoni et al. *Am J Med*. 1994，96（3）：191-199.

静脉血管活性药物治疗与急性心力衰竭

与正常个体相比，代偿性心力衰竭患者的心脏储备减少，以应对循环应激因素，如容量超负荷、感染、缺血或心律失常。失代偿性心力衰竭患者病情恶化时，需要短期静脉注射血管活性药物。血管扩张剂或心肌正性肌力药物的作用能使心室充盈压降低，心排血量增加，超过内源性儿茶酚胺的单独效应。当对可逆性心功能失代偿进行治疗时，心肌功能暂时增强可避免呼吸衰竭、渐进性多脏器功能障碍和死亡。然而，血管扩张剂/正性肌力药物治疗应谨慎使用，因为可能引发其他不良心血管事件，包括心律失常、低血压和肾功能障碍[14-15]。

硝酸盐和硝普钠（血管扩张剂）

同口服硝酸酯类似，静脉注射血管扩张剂如硝普钠或硝酸甘油（一氧化氮供体）治疗，不直接影响心肌收缩力，而通过降低前后负荷改善循环功能[16]。

这两种药物均通过增加一氧化氮的产生而发挥作用。硝普钠自发产生一氧化氮，而硝酸甘油需从细胞生化环境中获取自由巯基。一氧化氮激活可溶性鸟苷酸环化酶，进而催化三磷酸鸟苷（GTP）形成环磷酸鸟苷（cGMP）。cGMP 一旦形成，作为细胞第二信使降低细胞内钙离子浓度和血管平滑肌张力[17]。

硝普钠对扩张动脉和静脉有“均衡”的作用。硝酸甘油的主要作用是扩张静脉。然而，两者均降低平均动脉压和静脉压[18]。硝酸甘油不分流缺血心肌的血流量，更适合急性心肌缺血综合征，如心力衰竭伴心绞痛或心肌梗死(MI)[19]。

肺血管阻力增加和左心室充盈压降低的右心衰竭患者，可通过吸入肺血管扩张剂一氧化氮进行治疗，这通常应用于接受机械通气治疗的患者。

奈西立肽（血管扩张剂/利尿剂）

奈西立肽是静脉途径的天然 B 型钠尿肽。除了温和的肾利尿作用，奈西立肽还具有均衡的静脉和动脉血管扩张功能。

失代偿性心力衰竭患者，开始治疗后 3 h，与静脉注射硝酸甘油（中等剂量，13 μg/min）相比，奈西立肽能更有效地降低肺毛细血管楔压和缓解呼吸困难（图 9.10）[20]。对于行心脏直视手术的患者，相对安慰剂，奈西立肽可使肾功能不全发病率降低，住院天数减少，死亡率降低[21]。

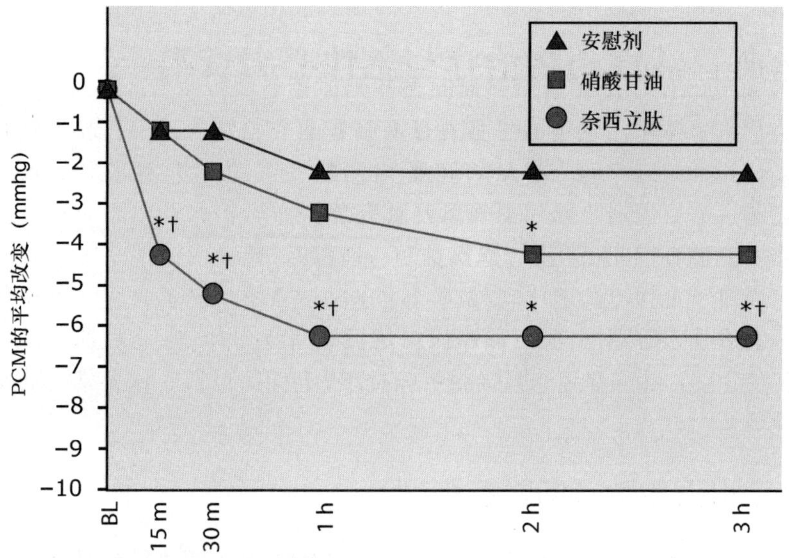

图 9.10　奈西立肽与静脉注射硝酸甘油比较。 使用安慰剂、静脉注射硝酸甘油或奈西立肽后，肺毛细血管楔压（PCW）自基线的变化。* 表示奈西立肽或硝酸甘油与安慰剂相比，$P<0.05$。† 表示奈西立肽与硝酸甘油相比，$P<0.05$[20]。来源：Adapted with permission from *JAMA*. 2002，287（12）：1531-1540.

急性心力衰竭患者使用奈西立肽相关试验的回顾性 meta 分析表明，奈西立肽可能损害肾功能[15]。随后，一项包括 7000 例患者的大规模试验（ASCEND-HF）表明，与安慰剂组比较，未发现奈西立肽使血清肌酐水平或 30 天死亡率升高[22]。在这项试验中，药物改善呼吸困难的结果未达到统计学意义。

奈西立肽剂量不超过 0.01 μg/(kg · min）或避免推注的起始剂量，可以使低血压和肾功能恶化的危险降低。

米力农（强力收缩/血管扩张）

> **米力农**
> - 磷酸二酯酶Ⅲ抑制剂
> - 使心脏和血管平滑肌细胞内 cAMP 增加
> - 使心肌收缩力增加和血管扩张

米力农是磷酸二酯酶抑制剂，可通过阻断 cAMP 代谢，增加心脏和血管平滑肌细胞内的 cAMP 水平。这导致心肌收缩能力和血管扩张功能增强，有效降低左心和右心的高充盈压，增加 HF-rEF 患者的心排血量[16]。在急性心力衰竭综合征中米力农应用不同于其他静脉注射药物，其生物半衰期较长，为 2～3 h，并且在肾功能障碍中进一步延长[23]。因而，米力农需要负荷剂量快速起效。当停止使用时药效将持续数小时。

多巴酚丁胺（正性肌力药）

多巴酚丁胺作为 β_1 肾上腺素能受体激动剂，增加心肌细胞内 cAMP 水平，增强心肌收缩力。作为温和的 β_2 受体激动剂，引起轻微的血管平滑肌舒张。多巴酚丁胺是外消旋化合物，具有化学结构相同的两个光学异构体。一种异构体发挥轻度 α 受体激动剂效应，另一种发挥轻度 α 受体拮抗剂效应。这两种 α 效应的净效应是轻度血管扩张[24]。因此，多巴酚丁胺为正性肌力药，增加心排血量，缩小血压变化，适度降低静脉充盈压。然而，对某些患者，由于使用药物前内源性交感去甲肾上腺素激活 α 受体的水平不同，多巴酚丁胺对血压的影响是可变的。

多巴酚丁胺

- 强效的 β_1 肾上腺素能受体激动剂，增加心肌细胞 cAMP 水平
- 温和的 β_2 受体激动剂
- 轻度 α 受体激动剂和拮抗剂同分异构体的 50∶50 混合体

多巴胺（正性肌力药/血管收缩剂）

多巴胺具有多种剂量依赖的作用效应[25]。低剂量［<3 μg/(kg · min)］作用于肾血管多巴胺受体，增加肾血流量，发挥利尿作用。中等剂量［3～5 μg/(kg · min)］激活多巴胺能和 β 肾上腺素能受体，因此多巴胺也是正性肌力药。高剂量［>5 μg/(kg · min)］通过突触前交感神经末梢释放内源性去甲肾上腺素[26]，发挥动脉和静脉血管收缩剂作用，即“酪氨样”药物效应。低血压进展性慢性心力衰竭患者，可能耗尽内源性去甲肾上腺素，直接静脉注射去甲肾上腺素（Levophed®）（代替使用更高剂量的多巴胺）有助于维持适度的体循环血压。失代偿性心力衰竭患者对多巴胺（或去甲肾上腺素）需求是合并感染的信号。

多巴胺

- 低到中等剂量，为多巴胺能和 β 受体激动剂
- 高剂量［> 5 μg/(kg · min)］，继发于内源性突触前去甲肾上腺素释放的 α 受体激动剂

静脉注射药物的血流动力学效果比较

大多数用于心力衰竭的血管活性药物都有一种以上作用方式。因此，了解多重效果的相互影响，增加联合治疗效益，效果又不相互抵消，显得尤为重要。

硝普钠与米力农

等容收缩期间，通过左心室内压上升峰值来测量，米力农而非硝普钠能增强心肌收缩力（峰值＋dp/dt）。作为血管扩张剂，硝普钠和米力农均降低主动脉平均压和左心室舒张末期压力。然而，与硝普钠对比，米力农显著增加每搏功指数，并降低左心室充盈压（图9.11）。

每搏功

- 每搏功＝每搏量×（平均动脉压-心室舒张末期压力）
- 每搏功指数：［g×m/m^2］指射血作功的概念，用能量单位/BSA表示。它与心室内压力-容量环相关

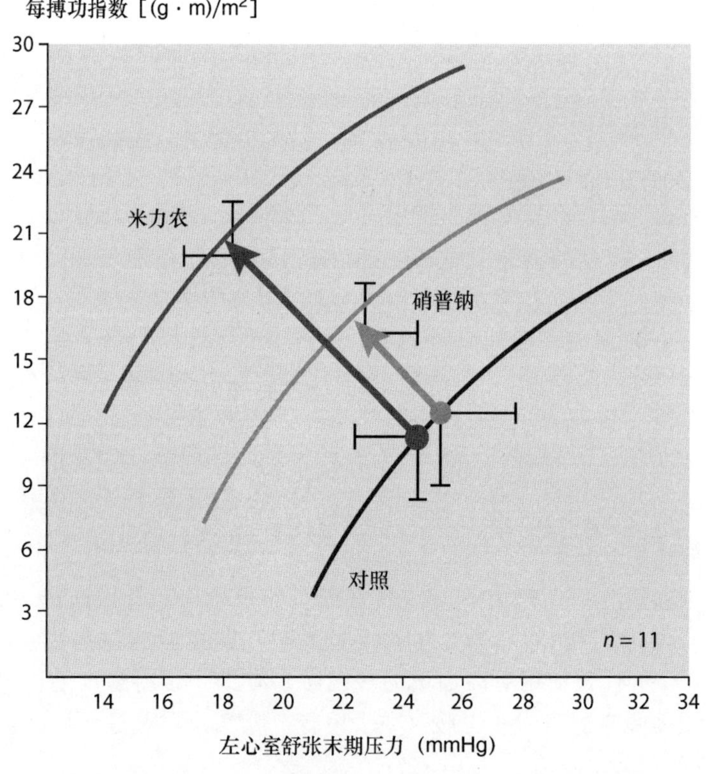

图9.11 静脉滴注硝普钠和米力农对左心室功能的影响（每搏功指数）。在导致平均动脉压（另一治疗变量）降低的药物剂量下，每搏功指数和左心室舒张末期压力的变化图形。箭头显示Frank-Starling曲线的变化[16]。来源：Adapted with permission from Jaski et al. *J Clin Invest*. 1985，75（2）：643-649.

与单纯的血管扩张剂效应相比，米力农的正性肌力和血管扩张作用可减弱平均动脉压降低的效应。在使心脏指数增加相同程度（约50%）的剂量下，米力农与硝普钠相比，降低左心充盈压的程度类似（图9.12）；然而，米力农可相对维持平均动脉压[16]。

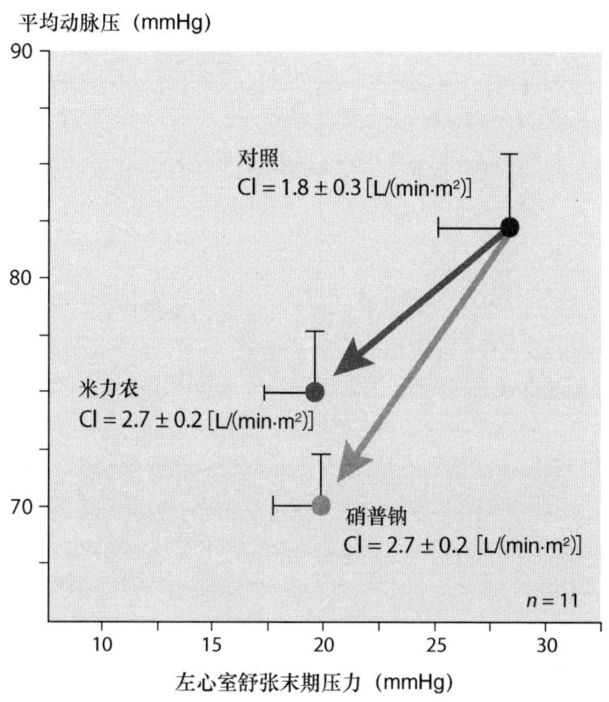

图9.12 米力农和硝普钠对动脉压影响的比较。与单独使用单纯血管扩张药（硝普钠）相比，正性肌力和扩血管药（米力农）可改善心脏功能，同时维持主动脉压。两种疗法均使心脏指数（CI）从1.8 L/(min·m^2）增加到2.7 L/(min·m^2)[16]。来源：Adapted with permission from Jaski et al. *J Clin Invest*. 1985，75（2）：643-649.

多巴酚丁胺和米力农

多巴酚丁胺和米力农均为正性肌力药物，具有血管舒张作用。然而，二者在血流动力学指标方面区别显著，如心率、每搏输出量、左室充盈压、平均动脉压、收缩力（峰值+dp/dt）和体循环血管阻力（图9.13）[27]。最大剂量的多巴酚丁胺和米力农均可增加心率10次/分，每搏输出量增加50%。多巴酚丁胺轻度降低左心室充盈压，但米力农明显降低左心室充盈压（多巴酚丁胺29% vs. 米力农46%）。多巴酚丁胺不改变平均动脉压，但米力农使平均动脉压降低10 mmHg。米力农明显降低全身血管阻力（多巴酚丁胺29%

vs. 米力农 51%)。两者均增加左心室收缩力(峰值+dp/dt),但多巴酚丁胺增加更显著(多巴酚丁胺 50% vs. 米力农 30%)。总之,高剂量时,多巴酚丁胺可作为更有效的正性肌力药,米力农为更强效的血管扩张剂(图 9.14)[27]。对心肌耗氧量的影响也不同,多巴酚丁胺增加心肌耗氧量,米力农没有此作用(图 9.15)[28]。

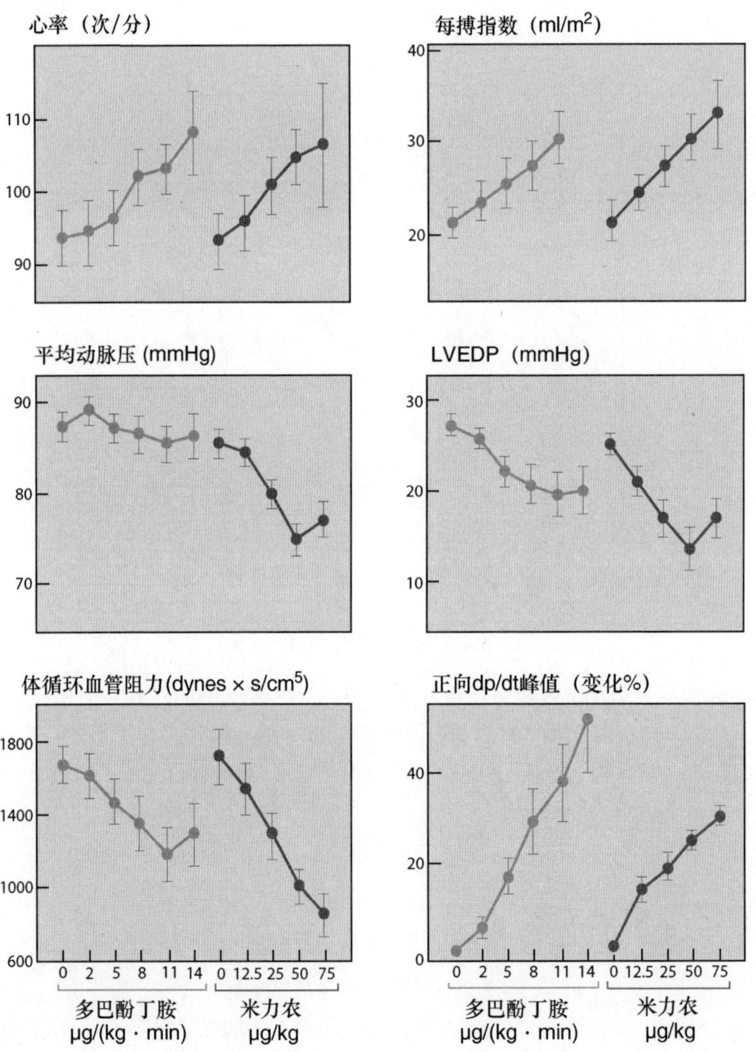

图 9.13 静脉注射多巴酚丁胺与米力农比较(n=15)。中、下图显示最大差别。大剂量多巴酚丁胺明显增加收缩力(峰值+dp/dt)。米力农显著降低左心室舒张末期压力(LVEDP)和后负荷(体循环血管阻力)(见正文)[27]。来源:Adapted with permission from Colucci et al. *Circulation*, 1986; 73 (3 Pt 2): III175-III183.

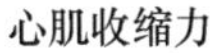

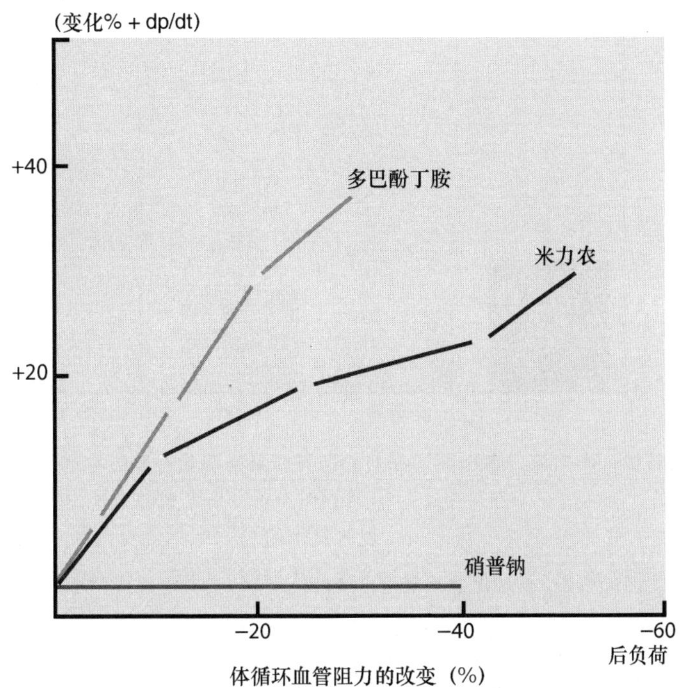

图 9.14 硝普钠、米力农和多巴酚丁胺对心肌收缩力和后负荷的影响。心肌收缩力（以纵轴表示，+dp/dt的变化百分比）和后负荷（以横轴表示，体循环血管阻力的变化百分比）。硝普钠对心肌收缩无效，但可作为一种有效的血管扩张剂（降低体循环血管阻力）。米力农使体循环血管阻力的下降幅度最大，并适度增加心肌收缩力。最后，高剂量多巴酚丁胺对心肌收缩力影响最大，并具有一定的血管扩张剂功能[27]。来源：Adapted with permission from Colucci et al，*Circulation*. 1986；73（3 Pt 2）：III175-III183.

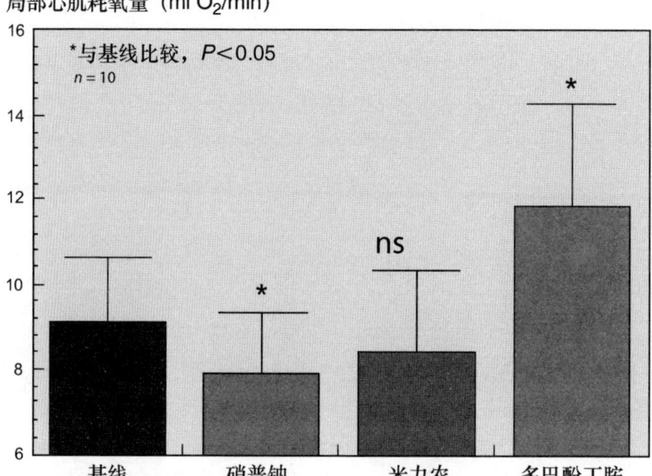

图9.15 硝普钠、米力农、多巴酚丁胺对心肌耗氧量的影响。硝酸盐通过舒张血管降低前负荷和后负荷，从而降低心肌耗氧量。米力农作为血管扩张剂的效应（类似于硝酸盐）部分被心肌收缩力增加所抵消，因此对心肌耗氧量的影响较小。多巴酚丁胺增加心肌收缩力，导致心肌耗氧量适度增加[28]。来源：Adapted with permission from Monrad et al. *Circulation*. 1986，73（3 Pt 2）：III168-III174.

多巴胺与多巴酚丁胺

由于心肌收缩力和体循环血管阻力增加，多巴胺通过增加心肌耗氧量为代价来升高血压和增加心排血量[29]。与多巴胺相比，多巴酚丁胺能用较少的心肌耗氧量（心率×收缩压的乘积可以代替心肌耗氧量）增加更多的心脏指数（图9.16，图A）。多巴胺也可引起室性期前收缩显著增加（图9.16，图B）。

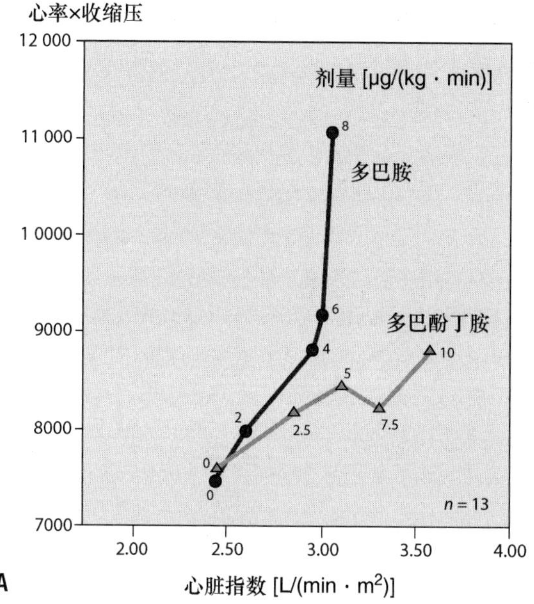

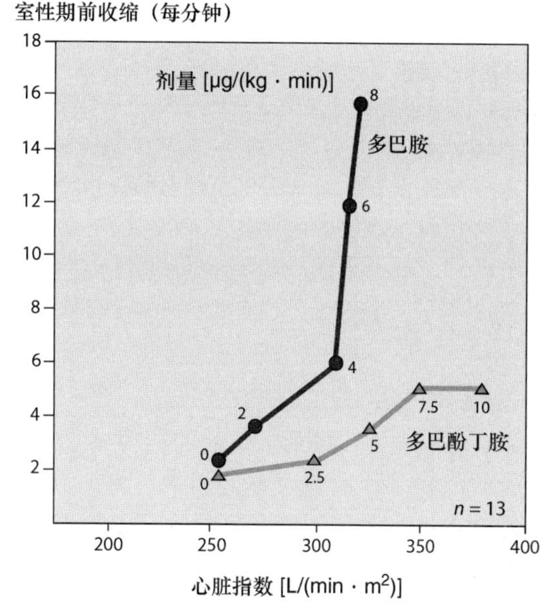

图 9.16　A. 多巴胺和多巴酚丁胺对心肌耗氧量的影响。Y 轴为心率和收缩压的乘积，代表心肌耗氧量。B. 多巴胺和多巴酚丁胺相关的室性期前收缩[29]。来源：Adapted with permission Leier et al. *Circulation*. 1978，58（3 Pt 1）：466-475.

多巴胺和多巴酚丁胺在 10 μg/（kg・min）剂量时，对左心室充盈压产生相反的作用（图 9.17）[30]。因为多巴酚丁胺既有血管扩张作用，又有正性肌力作用，因而充盈压降低。相同剂量的多巴胺，血管收缩作用强于正性肌力作用，因而心室充盈压增加[30]。

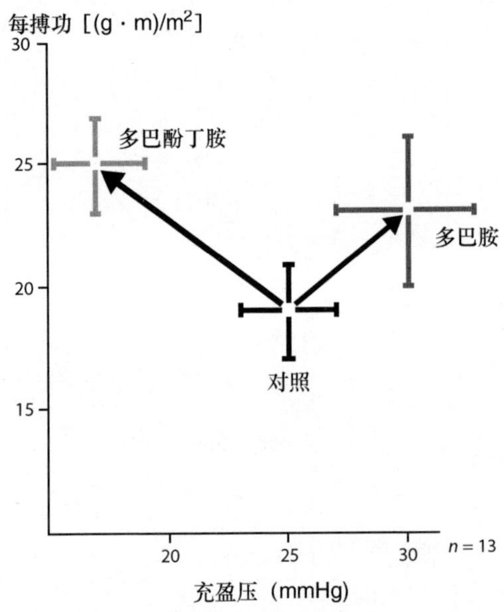

图 9.17　多巴酚丁胺与多巴胺对左心室充盈压的影响。两种药物均以 10 μg/(kg・min) 滴注。Frank-Starling 曲线显示每搏功与心室充盈压的变化。此剂量下，多巴胺的血管收缩作用占主导，左心充盈压增加[30]。来源：Adapted with permission from Loeb et al., *Circulation*. 1977，55（2）：375-378.

血管活性药物作用比较

Frank-Starling 曲线（图 9.18）显示了药物干预时心排血量与心室充盈压的预期变化。增加心肌收缩力或降低后负荷的药物导致 Frank-Starling 曲线上移，而增加后负荷的药物导致曲线下移。例如，单纯血管收缩剂如去氧肾上腺素升高血压，但也增加充盈压，降低心排血量。对心脏或血管无直接作用的利尿剂降低充盈压，而 Frank-Starling 曲线维持不变。

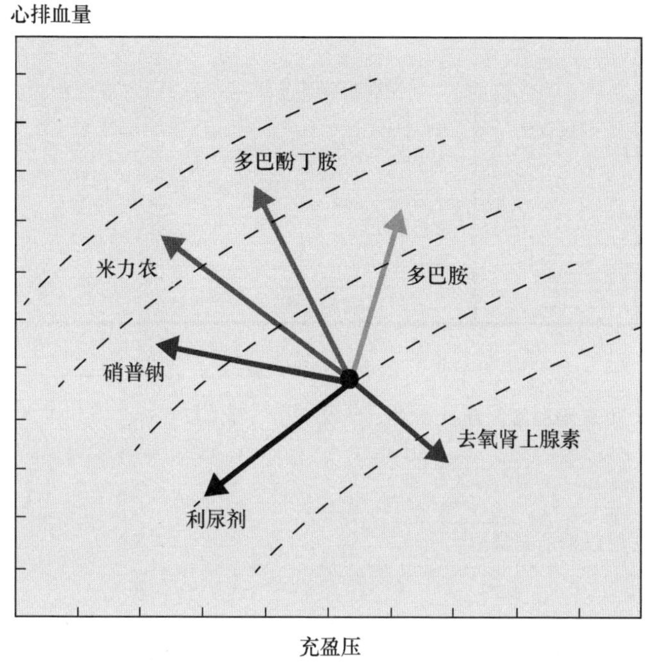

图 9.18 Frank-Starling 曲线显示静脉注射药物对左心室功能的影响[31]。来源：Adapted from Jaski BE，*Basics of Heart Failure*. Springer Science＋Business Media B. V.；2000：222，with permission.

急性心力衰竭图解

失代偿性心力衰竭和 HF-rEF 患者，静脉注射药物治疗的方法能以图形显示（图 9.19）。垂直轴（Y 轴）代表左心室后负荷，即收缩压。水平轴（X 轴）代表左心室前负荷，即肺动脉毛细血管楔压（PCWP）。依据临床或超声心动图标准或 Swan-Ganz 导管检测（如果必要时），可以预测左心充盈压。初始药物治疗方法显示在根据不同收缩压水平划分的每个区域里。例如，PCWP＞18 mmHg 但收缩压（SBP）＜80 mmHg，多巴胺是最佳药物选择。如果血压正常或增高，单纯的血管扩张剂治疗（如硝酸盐/奈西立肽）通常有效。多巴酚丁胺和米力农适用于中间部分。心力衰竭的静脉注射药物剂量总结见表 9.1。

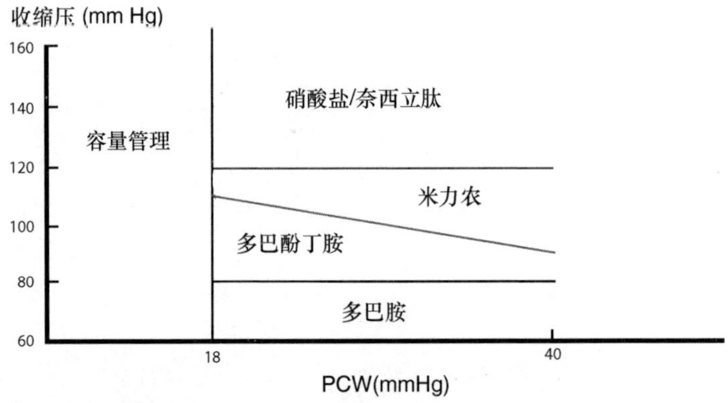

图 9.19　急性心力衰竭图解。详见正文[31]。来源：Adapted from Jaski BE，*Basics of Heart Failure*. Springer Science＋Business Media B. V.；2000：225，with permission.

表 9.1　静脉注射药物的剂量[31]

药物	剂量	主要血流动力学影响
硝普钠	10～400 μg/min	血管扩张
硝酸甘油	10～400 μg/min	血管扩张
奈西立肽	0.005～0.01 μg/(kg · min)	血管扩张
米力农	50 μg/kg，在 10 min 内 0.25～0.75 μg/(kg · min)	强心、血管扩张
多巴酚丁胺	2～14 μg/(kg · min)	强心、血管扩张
多巴胺	1～3 μg/(kg · min) 3～20 μg/(kg · min)	强心、血管扩张 强心、血管收缩
去甲肾上腺素/肾上腺素	0.5～20 μg/min	强心、血管收缩
去氧肾上腺素	10～100 μg/min	血管收缩

机械循环支持

急性心力衰竭血流动力学改变时，神经内分泌正性肌力刺激（内源性或外源性）可以改善心功能。然而，心脏收缩力增加也会增加心肌缺血风险。机械辅助装置利用外源的液压能量补充心肌收缩储备。机械辅助增加总的循环能力，以维持足够的组织灌注，同时降低心脏能量储备的利用率，从而增加可用储备（图 9.20）。与药物治疗相比，专业技术和谨慎态度能够降低血管内装置相关的并发症风险。

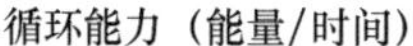

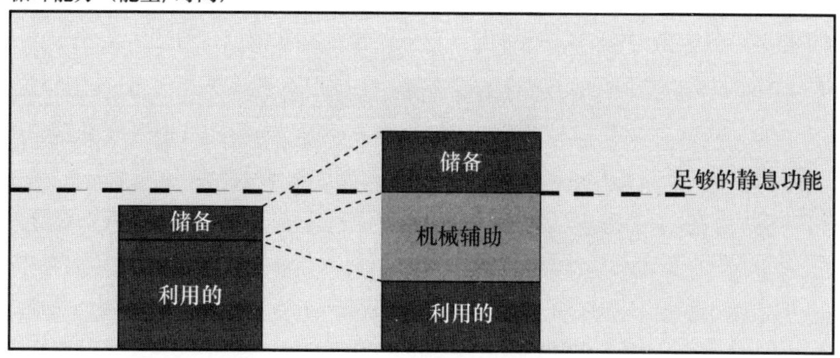

图 9.20 机械循环辅助的血流动力学。机械辅助保持足够的静息功能和恢复心肌储备的措施[31]。来源：Adapted from Jaski BE，*Basics of Heart Failure*. Springer Science+Business Media B. V.；2000：233，with permission.

从稳定到干预

根据心力衰竭病因、血流动力学恶化速度和稳定到干预的过程，评估是否需要机械循环辅助（图 9.21）。最初稳定急性心力衰竭的治疗方法为常规静脉注射，为避免突发心血管衰竭，必要时增加高级心脏生命支持（advanced cardiac life support，ACLS）措施[33]。

对血流动力学损害患者，有几个临床因素需要考虑。任何有严重血流动力学损害的患者，最先考虑的是血管内消耗。血流动力学稳定措施包括主动脉内球囊反搏或进一步的机械支持（图 9.22）。稳定性使诊断程序和冠状动脉内干预治疗更加安全。

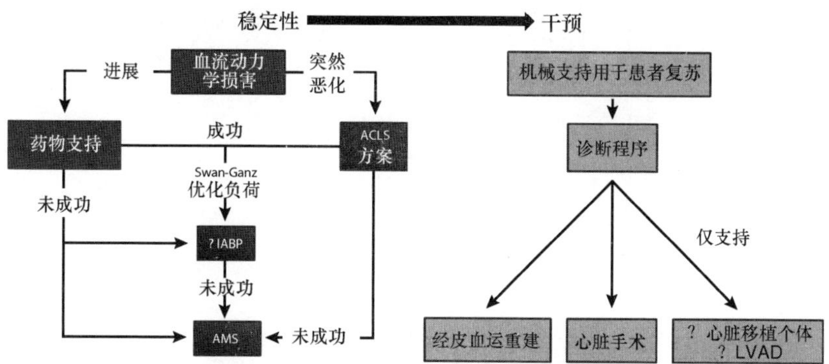

图 9.21 心力衰竭和机械支持[32]。IABP，主动脉内球囊反搏；LVAD，左心室辅助装置。来源：Adapted with permission from Jaski B，Branch KR. Supported circulation in the cardiac catheterization laboratory. In Peterson KL，Nicod P，eds. *Cardiac Catheterization：Methods，Diagnosis，and Therapy*. Philadelphia：WB Saunders；1997.

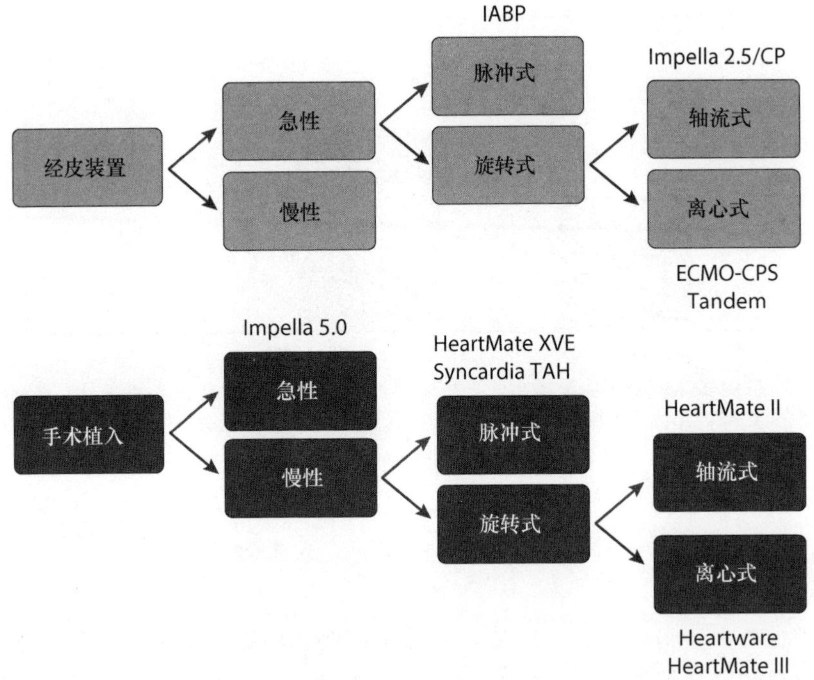

图9.22 不同类型的机械循环支持。经皮装置用于急性支持，而外科手术植入用于急性或慢性支持。IABP，主动脉内球囊反搏；TAH，全人工心脏；ECMO，体外膜肺氧合；CPS，心肺支持

主动脉内球囊反搏

主动脉内球囊反搏（intra-aortic balloon counterpulsation，IABP）用于静脉注射血管活性药物无效的急性失代偿性心力衰竭患者，特别是心肌梗死和心源性休克患者[35]。IABP治疗无效的患者，可选择经皮高级机械支持[36]。

> **主动脉内球囊反搏**
>
> 这是一种血管内球囊，从股动脉内的经皮导管在胸降主动脉内充气和放气，用来支持体循环和冠状动脉循环。

IABP支持的机制

与心脏舒张同步，IABP充气时置换主动脉内血容量，增加全身和心肌血流量。使用IABP支持，舒张压通常超过收缩压。当冠状动脉血管阻抗与收缩期比较降低时，这增加了心脏舒张期冠状动脉灌注压，改善了心肌供氧。心脏收缩时球囊放气，以减小主动脉内球囊体积，因此左心室后负荷和心肌耗氧量降低。

IABP 改善心肌氧平衡

心源性休克患者，主动脉内球囊反搏降低收缩张力-时间指数（tension-time index，TTI），即心肌耗氧量的测量参数，同时增加舒张压-时间指数（diastolic pressure-time index，DPTI），即冠状动脉灌注梯度指数（DPTI-LVDP）（图 9.23）。这种心肌耗氧量降低、冠状动脉灌注压升高，可以改善与心肌缺血有关的左心室功能障碍[37-39]。

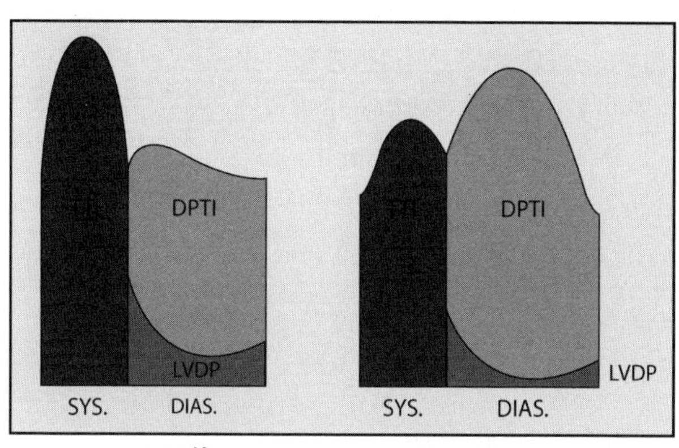

图 9-23　IABP 支持改善与心肌缺血有关的左心室功能障碍。 IABP 降低心肌耗氧量（以 TTI 表示），增加冠状动脉灌注（以 DPTI 表示）。缩写：IABP，主动脉内球囊反搏；LVDP，左心室舒张压；SYS，收缩期；DIAS，舒张期；TTI，张力-时间指数；DPTI，舒张压-时间指数。详见正文讨论[40]。来源：Adapted with permission from Hanlon-Pena PM，Quaal SJ，*Am J Crit Care*．2011，20（4）：323-333.

IABP 用于心源性休克合并心肌梗死和早期血运重建

传统上，经皮血运重建术前后，心源性休克合并心肌梗死应立即使用 IABP。然而，IABP-SHOCK Ⅱ试验的结果对此提出质疑。598 例急性心肌梗死和心源性休克患者尝试早期血运重建后，常规使用 IABP 治疗（86.6%的患者在血运重建后放置），30 天死亡率无显著变化（IABP 组为 39.7%，对照组为 41.3%；P＝NS）。患者平均射血分数为 35%，两组中 90%患者静脉注射儿茶酚胺。试验结果是否适用于非随机患者还不确定。使用更强大的机械循环支持装置（见下文）可能会导致两组死亡率增高[41]。

IABP 和心力衰竭的适应证

- 正性肌力药物治疗无效的心源性休克
- 急性心肌梗死合并二尖瓣反流或室间隔缺损
- 急性心肌炎合并心源性休克
- 心脏移植

高级经皮机械支持

近年来开发出了更多的高级机械支持设备，但它们仍然通过外周血管进入体内（表9.2）。

Seyfarth等对心肌梗死患者经皮血运重建术后平均基线心脏指数为1.7 L/(min·m^2)的患者使用Impella 2.5和传统的IABP进行安全性和有效性的比较（图9.24）。接受Impella 2.5患者组，心脏指数提高0.49 L/(min·m^2)，而接受IABP支持组仅增长0.11 L/(min·m^2)[43]。最近发布的Impella CP皮泵可以提供高达4 L/min心排血量的支持。

IABP使用的相对或绝对禁忌证

- 主动脉夹层或动脉瘤
- 严重主动脉瓣反流
- 外周血管阻塞性疾病
- 心排血量很少或没有（考虑高级机械支持）

表9.2 高级经皮机械支持设备

设备和经皮接入点	循环支持	BIV支持	价格
IABP：在胸降主动脉和腹主动脉内反搏	+	否	$
Impella 2.5/CP：跨越AV放置的轴泵，获得从左心室至升主动脉的持续血流	++	否	$$$
Tandem Heart：使用外部离心泵，获得从左心房（通过经房间隔的方法）至髂动脉的持续血流	+++	否	$$$
经皮体外膜肺氧合：使用外部离心泵和氧合器，获得从中央静脉系统/右心房到髂动脉的持续血流	+++	是	$$

BIV，两心室

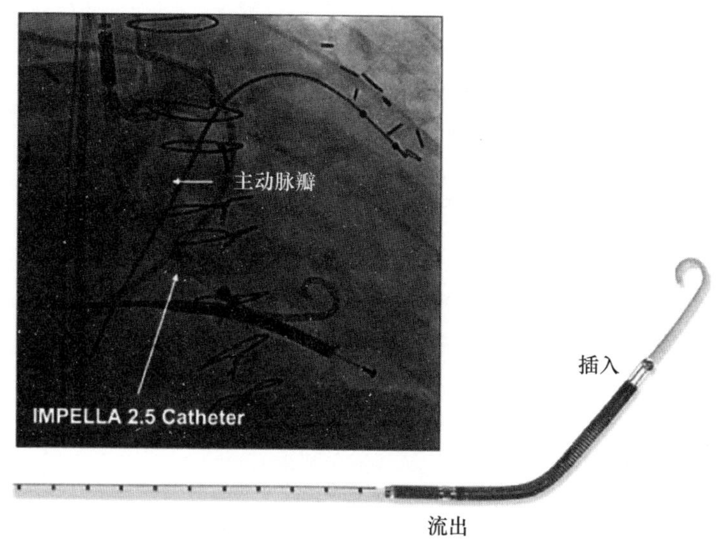

图 9.24　Impella 2.5 跨越主动脉瓣放置。图中可见右心室内 ICD/起搏器电极导线，通过冠状静脉窦到达左心室[42]。来源：Adapted with permission from Dixon et al.，*JACC Cardiovasc Interv*. 2009，2（2）：91-96.

ECMO 治疗暴发性心肌炎

暴发性心肌炎（fulminant myocarditis，FM）为罕见但可致命的疾病，常由病毒感染引起，特征是广泛的心肌炎症，引起严重的失代偿性心力衰竭或心源性休克[44]。急进性双心室功能障碍或恶性心律失常可诱发循环衰竭或进行性多器官功能衰竭[45]。据报道死亡率高达 58%[46]。某些情况下，严重的心肌顿抑和相关的血流动力学障碍使常规治疗（包括正性肌力药物和 IABP）均无效。机械循环支持，包括通过体外膜肺氧合（ECMO）的经皮心肺支持[47]或左心室辅助装置（left ventricular assist device，LVAD）植入术，可能有助于恢复（图 9.25 和图 9.26）[48]。值得一提的是，如果患者度过疾病的急性期，则长期预后很好[49]。

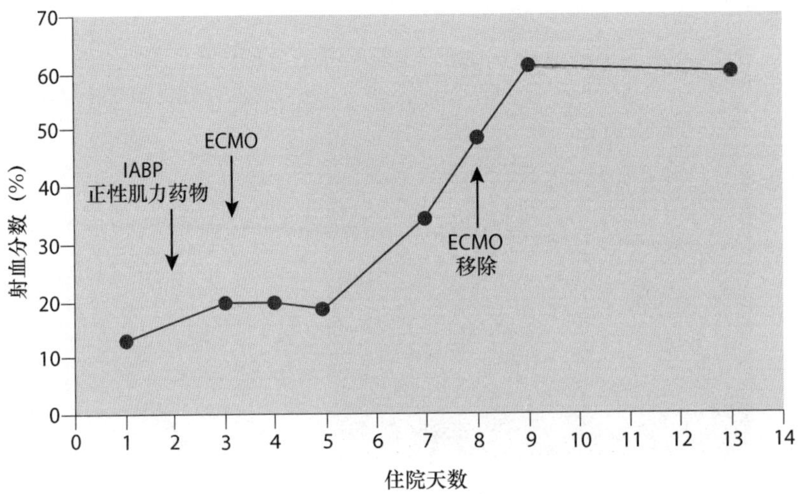

图 9.25 继发埃可病毒 30 感染的暴发性心肌炎的临床病程（恢复期效价测定）。患者男性，26 岁，2 天来胸膜炎性胸痛、呼吸困难、低血压、发热和干咳。超声心动图显示左心室射血分数 12%。冠状动脉造影显示冠状动脉正常。给予患者 IABP 及 ECMO 治疗，射血分数和临床完全恢复已超过 2 周[50]。来源：Adapted with permission from Nayak KR，Jaski BE，*J Invasive Cardiol*. 2006；18（9）：E253-E255.

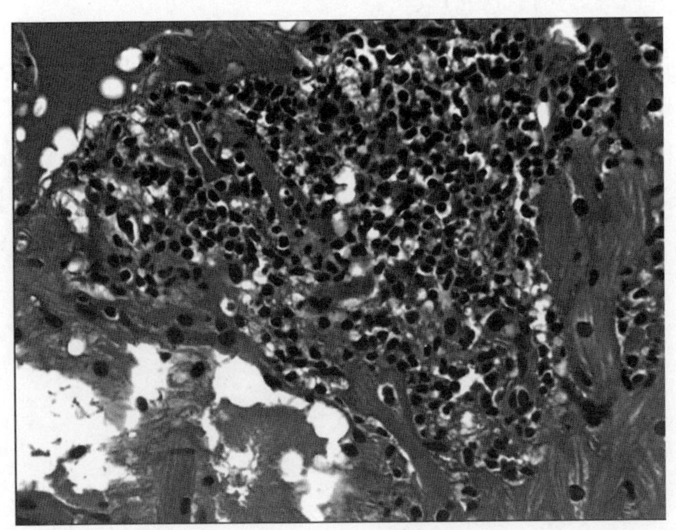

图 9.26（见书后彩图） 同一患者（图 9.25）右心室活检，显示广泛的单核细胞浸润和肌细胞溶解，无病毒包涵体、嗜酸性粒细胞或巨细胞[50]。来源：Adapted with permission from Nayak KR，Jaski BE，*J Invasive Cardiol*. 2006；18（9）：E253-E255.

FM患者临床表现为疲劳、发热、呼吸困难、心悸和胸部疼痛[44]。从症状开始到临床表现明显，历时数天到数周不等。患者可因胸痛、心电图改变和心肌标志物升高的三联征，而被归为急性ST段抬高型心肌梗死。有发热和心源性休克病史，而血管造影无冠状动脉疾病，常导致心肌炎的推定诊断。其他可能类似FM的诊断包括不伴心肌炎的新发扩张型心肌病（常不可逆）、伴心室功能不全的全身炎症反应综合征（见第6章）和嗜铬细胞瘤。

（孙玉荣）

参考文献

1. Withering W. An account of the foxglove, and some of its medical uses with practical remarks on dropsy, and other diseases. London: M Swinney for GGJ and J Robinson; 1785.
2. Fonarow GC, Gattis Stough W, Abraham WT, et al. Characteristics, treatments, and outcomes of patients with preserved systolic function hospitalized for heart failure: a report from the OPTIMIZE-HF Registry. *J Am Coll Cardiol.* 2007;50(8):768-777.
3. Gheorghiade M, Pang PS. Acute heart failure syndromes. *J Am Coll Cardiol.* 2009;53(7):557–573.
4. Stevenson LW. Tailored therapy to hemodynamic goals for advanced heart failure. *Eur J Heart Fail.* 1999;1(3):251-257.
5. Nohria A, Tsang SW, Fang JC, et al. Clinical assessment identifies hemodynamic profiles that predict outcomes in patients admitted with heart failure. *J Am Coll Cardiol.* 2003;41(10):1797-1804.
6. Felker GM, Lee KL, Bull DA, et al. Diuretic strategies in patients with acute decompensated heart failure. *N Engl J Med.* 2011;364(9):797-805.
7. Brater DC. Diuretic therapy. *N Engl J Med.* 1998;339(6):387-395.
8. Costanzo MR, Saltzburg M, O'Sullivan J, Sobotka P. Early ultrafiltration in patients with decompensated heart failure and diuretic resistance. *J Am Coll Cardiol.* 2005;46(11):2047-2051.
9. Agostoni P, Marenzi G, Lauri G, et al. Sustained improvement in functional capacity after removal of body fluid with isolated ultrafiltration in chronic cardiac insufficiency: failure of furosemide to provide the same result. *Am J Med.* 1994;96(3):191-199.
10. Bart BA, Goldsmith SR, Lee KL, et al. Cardiorenal Rescue Study in Acute Decompensated Heart Failure: Rationale and Design of CARRESS-HF, for the Heart Failure Clinical Research Network. *J Cardiac Fail.* 2012;18(3):176-182.
11. Felker GM, Mentz RJ. Diuretics and ultrafiltration in acute decompensated heart failure. *J Am Coll Cardiol.* 2012;59(24):2145-2153.
12. Costanzo MR, Guglin ME, Saltzburg MT, et al. Ultrafiltration versus intravenous diuretics for patients hospitalized for acute decompensated heart failure. *J Am Coll Cardiol.* 2007;49(6):675-683.
13. Ali SS, Olinger CC, Sobotka PA, Dahle TG, Bunte MC, Blake D, Boyle AJ. Loop diuretics can cause clinical natriuretic failure: a prescription for volume expansion.

Congest Heart Fail. 2009;15(1):1-4.

14. Cuffe MS, Califf RM, Adams KF Jr, et al. Short-term intravenous milrinone for acute exacerbation of chronic heart failure: a randomized controlled trial. *JAMA.* 2002;287(12):1541-1547.

15. Sackner-Bernstein JD, Skopicki HA, Aaronson KD. Risk of worsening renal function with nesiritide in patients with acutely decompensated heart failure. *Circulation.* 2005;111(12):1487-1491.

16. Jaski BE, Fifer MA, Wright RF, et al. Positive inotropic and vasodilator actions of milrinone in patients with severe congestive heart failure. Dose-response relationships and comparison to nitroprusside. *J Clin Invest.* 1985;75(2):643-649.

17. Harrison DG, Bates JN. The nitrovasodilators. New ideas about old drugs. *Circulation.* 1993;87(5):1461-1467.

18. Breisblatt WM, Navratil DL, Burns MJ, Spaccavento LJ. Comparable effects of intravenous nitroglycerin and intravenous nitroprusside in acute ischemia. *Am Heart J.* 1988;116:465-472.

19. Mann T, et al. Effect of nitroprusside on regional myocardial blood flow in coronary artery disease. Results in 25 patients and comparison with nitroglycerin. *Circulation.* 1978;57(4):732-738.

20. Publication Committee for the VMAC Investigators (Vasodilatation in the Management of Acute CHF). Intravenous nesiritide vs nitroglycerin for treatment of decompensated congestive heart failure: a randomized controlled trial. *JAMA.* 2002;287(12):1531-1540.

21. Mentzer RM Jr, Oz MC, Sladen RN, Graeve AH, Hebeler RF Jr, Luber JM Jr, Smedira NG; NAPA Investigators. Effects of perioperative nesiritide in patients with left ventricular dysfunction undergoing cardiac surgery:the NAPA Trial. *J Am Coll Cardiol.* 2007;49(6):716-726.

22. O'Connor CM, Starling RC, Hernandez AF, et al. Effect of nesiritide in patients with acute decompensated heart failure. *N Engl J Med.* 2011;365(1):32-43.

23. Colucci WS, Jaski BE, Fifer MA, Wright RF, Braunwald E. Milrinone: a positive inotropic vasodilator. *Trans Assoc Am Physicians.* 1984;97:124-133.

24. Leier CV, Unverferth DV. Drugs five years later. Dobutamine. *Ann Intern Med.* 1983;99(4):490-496.

25. Goldberg LI. Dopamine—clinical uses of an endogenous catecholamine. *N Engl J Med.* 1974;291(14):707-710.

26. Farmer JB. Indirect sympathomimetic actions of dopamine. *J Pharm Pharmacol.* 1966;18(4):261-262.

27. Colucci WS, Wright RF, Jaski BE, Fifer MA, Braunwald E. Milrinone and dobutamine in severe heart failure: differing hemodynamic effects and individual patient responsiveness. *Circulation.* 1986;73(3 Pt 2):III175-III183.

28. Monrad ES, Baim DS, Smith HS, Lanoue AS. Milrinone, dobutamine, and nitroprusside: comparative effects on hemodynamics and myocardial energetics in patients with severe congestive heart failure. *Circulation.* 1986;73(3 Pt 2): III168-III174.

29. Leier CV, Heban PT, Huss P, Bush CA, Lewis RP. Comparative systemic and regional hemodynamic effects of dopamine and dobutamine in patients with cardiomyopathic heart failure. *Circulation.* 1978;58(3 Pt 1):466-475.

30. Loeb HS, Bredakis J, Gunner RM. Superiority of dobutamine over dopamine for augmentation of cardiac output in patients with chronic low output cardiac failure.

Circulation. 1977;55(2):375-378.

31. Jaski BE. *Basics of Heart Failure: A Problem Solving Approach.* Boston: Kluwer Academic Publishers; 2000.
32. Jaski B, Branch KR. Supported circulation in the cardiac catheterization laboratory. In Peterson KL, Nicod P, eds. *Cardiac Catheterization: Methods, Diagnosis, and Therapy.* Philadelphia: WB Saunders; 1997.
33. Grauer KC, Daniel L. *ACLS Certification Preparation and a Comprehensive Review.* 3d ed. St. Louis: Mosby-Year Book; 1993.
34. Kapur NK. Circulatory support devices in the catheterization laboratory: evolution or revolution? *J Invasive Cardiol.* 2013;25(2):62-63.
35. Prondzinsky R, Unverzagt S, Russ M, et al. Hemodynamic effects of intra-aortic balloon counterpulsation in patients with acute myocardial infarction complicated by cardiogenic shock: the prospective, randomized IABP shock trial. *Shock.* 2012;37(4):378-384.
36. Reichman RT, Joyo CI, Dembitsky WP, et al. Improved patient survival after cardiac arrest using a cardiopulmonary support system. *Ann Thorac Surg.* 1990;49(1):101-104; discussion 104-105.
37. Moulopoulos SD, Topaz S, Kolff WJ. Diastolic balloon pumping (with carbon dioxide) in the aorta—a mechanical assistance to the failing circulation. *Am Heart J.* 1962;63:669-675.
38. Gewirtz H, Ohley W, Williams DO, Sun Y, Most AS. Effect of intraaortic balloon counterpulsation on regional myocardial blood flow and oxygen consumption in the presence of coronary artery stenosis: observations in an awake animal model. *Am J Cardiol.* 1982;50(4):829-837.
39. Leinbach RC, Buckley MJ, Austen WG, Petschek HE, Kantrowitz AR, Sanders CA. Effects of intra-aortic balloon pumping on coronary flow and metabolism in man. *Circulation.* 1971;43(5 Suppl):I77-I81.
40. Hanlon-Pena PM, Quaal SJ. Intra-aortic balloon pump timing: review of evidence supporting current practice. *Am J Crit Care.* 2011;20(4):323-333; quiz 334.
41. Thiele H, Zeymer U, Neumann FJ, et al. Intraaortic balloon support for myocardial infarction with cardiogenic shock. *N Engl J Med.* 2012;367(14):1287-1296.
42. Dixon SR, Henriques JPS, Mauri L, et al. A prospective feasibility trial investigating the use of the Impella 2.5 system in patients undergoing high-risk percutaneous coronary intervention (The PROTECT I Trial): initial U.S. experience. *JACC Cardiovasc Interv.* 2009;2(2):91-96.
43. Seyfarth M, Sibbing D, Bauer I, et al. A randomized clinical trial to evaluate the safety and efficacy of a percutaneous left ventricular assist device versus intra-aortic balloon pumping for treatment of cardiogenic shock caused by myocardial infarction. *J Am Coll Cardiol.* 2008;52(19):1584-1588.
44. Feldman AM, McNamara D. Myocarditis. *N Engl J Med.* 2000;343(19):1388-1398.
45. Leprince P, Combes A, Bonnet N, et al. Circulatory support for fulminant myocarditis: consideration for implantation, weaning and explantation. *Eur J Cardiothorac Surg.* 2003;24(3):399-403.
46. Aoyama N, Izumi T, Hiramori K, et al. National survey of fulminant myocarditis in Japan: therapeutic guidelines and long-term prognosis of using percutaneous cardiopulmonary support for fulminant myocarditis (special report from a scientific committee). *Circ J.* 2002;66(2):133-144.

47. Dembitsky WP, Moore CH, Holman WL, et al. Successful mechanical circulatory support for noncoronary shock. *J Heart Lung Transplant.* 1992;11(1 Pt 1):129-135.

48. Rockman HA, Adamson RM, Dembitsky WP, Bonar JW, Jaski BE. Acute fulminant myocarditis: long-term follow-up after circulatory support with left ventricular assist device. *Am Heart J.* 1991;121(3 Pt 1):922-926.

49. McCarthy RE 3rd, Boehmer JP, Hruban RH, et al. Long-term outcome of fulminant myocarditis as compared with acute (nonfulminant) myocarditis. *N Engl J Med.* 2000;342(10):690-695.

50. Nayak KR, Jaski BE. Mechanical circulatory support in fulminant myocarditis: case report with brief review and use of novel anterograde limb perfusion device. *J Invasive Cardiol.* 2006;18(9):E253-E255.

第十章

C 期：心肾综合征

要点快报

1. 依据原发器官（心或肾）功能障碍及慢性化程度，将心肾综合征分为 5 种亚型。
2. 依据肾小球滤过率估计值，根据严重程度将慢性肾疾病（chronic kidney disease，CKD）分为 5 期。
3. 心力衰竭住院患者，59.3%男性和 67.6%女性的肾小球滤过率估计值（estimated glomerular filtration rate，eGFR）＜60ml/(min・1.73m^2)，属于 CKD 的 3～5 期。
4. 心血管疾病患者右心导管插入术监测发现，无论中心静脉压高或低都与肾功能不全有关。
5. 服用多巴酚丁胺能改善 HF-rEF 患者肾功能恶化。持续非短暂的急性失代偿性心力衰竭患者肾功能恶化与远期不良预后相关。

“心力衰竭和肾衰竭，孰先孰后？”

心肾综合征：定义和特点

心肾综合征（cardiorenal syndrome，CRS）的定义为心脏和肾中某一器官的急性或慢性功能障碍与另一器官的急性或慢性功能障碍密切相关，从而导致心脏和肾的疾病[1]。通常具备以下三种特征的一种或多种：合并肾疾病的心力衰竭（心肾衰竭）、肾功能恶化（由治疗急性失代偿性心力衰竭而发展）和（或）利尿剂抵抗[2]。

心肾综合征的潜在机制

- 肾素-血管紧张素-醛固酮系统的过度异常激活
- NO/活性氧的稳态失衡
- 具有高水平细胞因子的炎症反应
- 交感神经系统的激活

心肾综合征亚型分类

Ronco等依据原发器官功能障碍以及慢性程度将心肾综合征分为5种亚型（表10.1和图10.1）[1]。3型和4型中存在原发性肾功能不全，因此被命名为“肾心综合征”。判断引起综合征的原发器官可作为治疗和预后的依据。Forman及其同事报道，住院治疗的心力衰竭患者中心肾综合征的发病率为27%[3]。肾功能恶化（worsening renal function，WRF）指血清肌酐值比基线值升高>0.3 mg/ml。有心力衰竭或糖尿病病史的患者，入院时肌酐>1.5 mg/dl和收缩压>160 mmHg，则WRF风险更大。WRF与患者住院死亡率增加、并发症及住院时间密切相关[3]。

表10.1　心肾综合征亚型分类[1]

类型	描述
1型 急性心肾综合征	心功能的急性恶化导致急性肾损伤
2型 慢性心肾综合征	慢性心功能不全导致慢性肾病进行性恶化
3型 急性肾心综合征	原发性肾功能的急剧恶化导致急性心功能不全
4型 慢性肾心综合征	慢性原发性肾疾病导致心功能减退、心室肥大、舒张期障碍和（或）不良心血管事件的危险增加
5型 继发性心肾综合征	急性或慢性系统性疾病导致心脏和肾功能联合异常

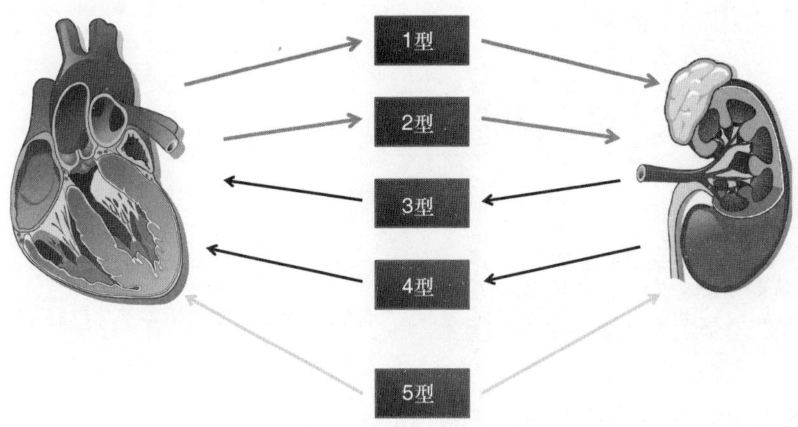

图10.1　Ronco等定义的5种心肾综合征亚型。心脏和肾的相互作用可由原发性心脏功能障碍（深灰色箭头）或肾功能障碍（黑色箭头）或两者合并（浅灰色箭头）产生[1]。来源：Adapted with permission from Ronco et al. *J Am CollCardiol*. 2008，52（19）：1527-1539.

肾功能测定

美国国家肾基金会根据肾小球滤过率估计值（eGFR）将肾功能及受损程度分为进展的5期（表10.2）。在这个分类中，慢性肾疾病（CKD）指持续3个月以上肾小球滤过率<60 ml/(min·1.73 m^2)，包括3、4、5期[4]。1期和2期中eGFR正常或轻度降低。

表10.2 国家肾基金会有关慢性肾疾病（CKD）的分期[5]

CKD分期	eGFR	GFR减低的情况
1	≥90	正常（没有功能异常）
2	60～89	轻度
3	30～59	中度
4	15～29	重度
5	<15	肾衰竭

以往肾小球滤过率（GFR）检测是收集24 h尿液，测定血液滤过标志物如肌酐。现今，成人中评价GFR可通过单独测量血液的标志物水平，通常是肌酐或胱抑素C，进一步通过成人验证方程计算（表10.3）。GFR估算值用体表面积来校正，表示为ml/(min·1.73 m^2)。2011年，92%的实验室报告中eGFR值是通过MDRD-4变量方程计算获得[6]。

肌酐与胱抑素C

肌酐是由骨骼肌磷酸肌酸分解产生的低分子量代谢产物［113Da（Daltons)］，这种代谢废物被广泛用作肾功能测定的生物标志物，并常常用于计算eGFR值。然而，如果细胞产物的减少显著降低血清肌酐（如恶病质、年龄、营养不良、女性、饮食蛋白质限制），将导致GFR估计值高于实际值。若未考虑到这些因素，将无法对CKD做出全面诊断。

最近，胱抑素C成为GFR测定的另一标志物。胱抑素C为大分子蛋白质（13250Da），作为半胱氨酸蛋白酶抑制剂，由有核细胞恒定产生。胱抑素C可自由通过肾小球滤过，不被分泌，但可被近端肾小管重吸收且完全代谢。因此，与单独应用肌酐比较，应用血清胱抑素C计算的eGFR更能反映肾实际滤过功能。

表 10.3　内源性滤过标志物计算成人 eGFR 的常用方程。缩写：BUN，血尿素氮；CCr，肌酐清除率；Cr，肌酐；CysC，胱抑素 C；eGFR，肾小球滤过率估计值；SCr，血清肌酐（mg/dl）；SCys，血清胱抑素 C（mg/L）

方程名称（eGFR 单位）	变量	可靠的标志物
Cockcroft-Gault 肌酐清除率[a]（ml/min）[7]	SCr、年龄、体重、性别	24 h 尿液收集的肌酐清除率
最初的肾病饮食改良[b]（MDRD）-6 变量[8]［ml/(min·1.73 m^2)］	SCr、年龄、种族（黑人或非黑人）、性别、BUN、白蛋白水平	恒定静脉输注情况下 24 h ^{125}I-碘酞酸盐清除率
修正的 MDRD[c]-4 变量[9]［ml/(min·1.73 m^2)］	SCr、年龄、种族（黑人或非黑人）、性别	恒定静脉输注情况下 24 h ^{125}I-碘酞酸盐清除率
慢性肾疾病流行病学协作[d]（CKD-EPI）[10]［ml/(min·1.73 m^2)］	SCr、年龄、种族（黑人或非黑人）、性别	胰岛素或^{125}I-碘酞酸盐的尿液或血浆清除率
CKD-EPI 胱抑素 C[e]［ml/(min·1.73m^2)］[11]	SCys、性别	尿液^{125}I-碘酞酸盐的清除率
CKD-EPI 肌酐-胱抑素 C[f]［ml/(min·1.73m^2)］[11]	SCr、SCys、种族（黑人或非黑人）、性别	尿液^{125}I-碘酞酸盐的清除率

图例：每个方程都存在影响其有效性的一些代谢参数。

[a]Cockcroft-Gault 肌酐清除率：血肌酐水平受患者肌群及肾小管分泌功能的影响。

[b]最初的 MDRD-6 变量：当 GFR＜60 ml/(min·1.73m^2) 时，方程有效。

[c]MDRD-4 变量：当 GFR＜60 ml/(min·1.73m^2) 时，方程有效。

[d]当肾功能基线水平正常［＞60 ml/(min·1.73m^2)］时，该方程对 GFR 变化比较敏感。

[e]胱抑素 C 的产生与肌群无关，且胱抑素 C 在肾完全代谢，既不排泌也不重吸收。

[f]CKD-EPI 肌酐-胱抑素 C：胱抑素 C 的产生与肌群无关，且胱抑素 C 在肾完全代谢，既不排泌也不重吸收

肾小球滤过率（GFR）异常与心力衰竭死亡率的相关性

目前，大约有 2600 万美国成人处在慢性肾疾病 3～5 期［GFR＜60 ml/(min·1.73m^2)］[12]。Hillege 及其同事[13]研究发现肾功能可作为左心室射血分数（left ventricular ejection fraction，LVEF）≤35％的心力衰竭门诊患者死亡率的预测指标（图 10.2）。肾功能不全与 LVEF 下降无关，但与心力衰竭患者死亡率及血清 N-末端心房钠尿肽（atrial natriuretic peptide，ANP）水平密切相关。

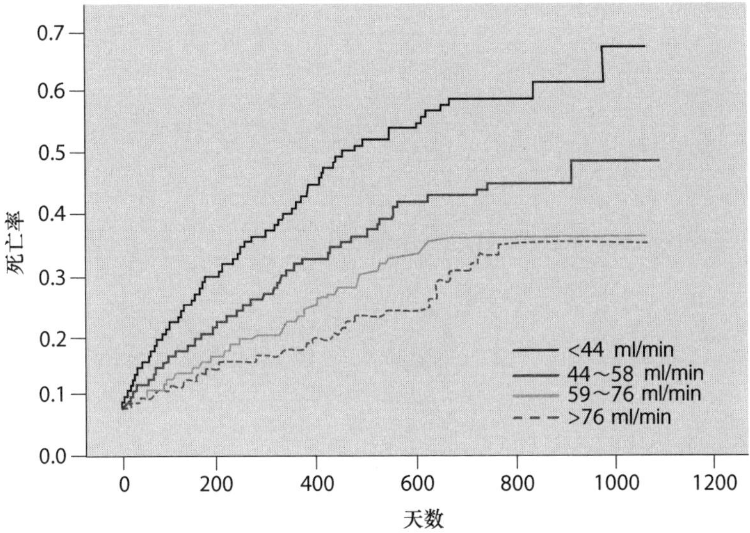

图 10.2　肾功能不全与Ⅲ/Ⅳ级心力衰竭门诊患者的发病率和死亡率增高相关。Kaplan-Meier 死亡率曲线的右下角显示基线肌酐清除率水平（GFRc）。GFRc 使用 Cockroft-Gault 方程计算。[NYHA 分级：Ⅲ（n=1138）；Ⅲ/Ⅳ（n=607）；Ⅳ（n=161）]。平均 277 天随访后，18%的患者已经死亡。与心脏功能受损指数（LVEF 和 NYHA 心功能分级）相比，肾功能受损是更重要的死亡预测因子，并且与 N-末端 ANP 水平升高有关。GFRc 的最低四分位数患者（＜44 ml/min），死亡风险几乎是最高肾功能患者（GFRc＞76 ml/min）的 3 倍[13]。来源：Adapted with permission from Hillege et al，*Circulation.* 2000；102（2）：203-210.

心力衰竭住院患者肾功能受损

根据 ADHERE 数据（n=105388），Heywood 及其同事对平均血肌酐清除率为（1.8±1.6）mg/dl 的心力衰竭住院患者使用 MDRD-4 变量方程计算 GFR。59.3%的男性和 67.6%的女性为中至重度肾功能不全（CKD3～5 期）。当肾功能从正常（CKD1 期）下降到严重肾功能不全（CKD4 期）或肾衰竭（CKD5 期）时，患者住院死亡率分别从 1.9%增加到 7.6%和 6.5%[14]。

GFR 影响因素

大部分的生理变量都会对 GFR 产生可预见的影响（表 10.4）。中心静脉压改变有以下不同的作用。

表 10.4 影响 GFR 的生理变量

变量	对 GFR 的急性影响
↑平均动脉压	↑
↑肾血流量	↑
↑中心静脉压	↓↑
↑肾交感神经支配的肾前性血管收缩	↓
↑肾血管紧张素Ⅱ支配的肾后性血管收缩	↑
↑外源性肾毒素	↓

中心静脉压和 GFR

体外动物实验显示，单纯肾静脉压力（相当于体内中心静脉压）增高导致 GFR 降低[15]。然而，心肾综合征患者的因果关系不明确，因为无论（中心）静脉压还是肾功能变化，均可导致另一器官继发性改变。心血管疾病患者行右心导管检查，中心静脉压（central venous pressure，CVP）与肾功能的关系为双峰，充盈压极低和极高都会导致肾功能恶化[16]。在 CVP（及可能心排血量）低水平时，Damman 及其同事观察到 CVP 和 GFR 同步逐渐增加（图 10.3）。然而，CVP＞6 mmHg 再进一步增加时，肾功能下降。患者心排血量维持（不降低），这种改变更加明显。某种程度上，这可能与高 CVP 导致肾血管压力梯度（动脉压－静脉压）下降有关，虽然 CVP 也可能是神经体液和炎症过程的替代指标。CVP 降低的个别病例中（充血缓解期），这种对肾功能的可变效应提示 CVP 和 GFR 间的相互作用由多重反馈通路调节[15]。

心力衰竭伴有肾功能受损的治疗

失代偿性心收缩功能不全与急性血肌酐水平增加有关[1,3]。应用多巴酚丁胺等正性肌力药物有助于肾功能恢复数天至数周（图 10.4）。然而，这种治疗是临时的治疗方案，正性肌力药适用于从 C 期到 D 期过渡的心力衰竭患者。

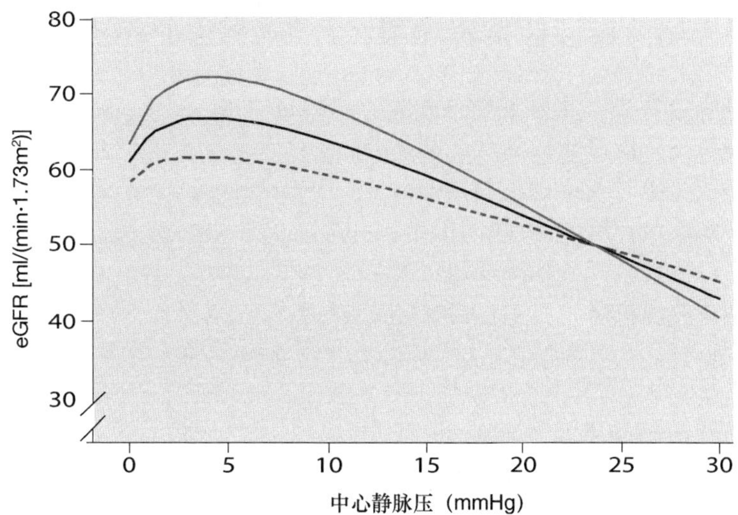

图 10.3　在心脏指数的三个不同水平，eGFR 与 CVP 之间的曲线关系。数据来自右心导管插入术［n=2577；三组的平均 eGFR=（65±24）ml/(min·1.73m²)，心脏指数（2.9±0.81）L/(min·m²)，CVP=（5.9±4.3）mmHg，$P<0.0001$］。虚线表示心脏指数<2.5 L/(min·m²)，黑色曲线表示心脏指数为 2.5～3.2 L/(min·m²)，灰色曲线表示心脏指数>3.2 L/(min·m²)。3 组中很低水平的 CVP 与 eGFR 降低相关。高水平的 CVP 与高心脏指数患者的肾功能损伤密切相关（灰色曲线）[16]。来源：Adapted with permission from Damman et al. *J Am CollCardiol*. 2009，53（7）：582-588.

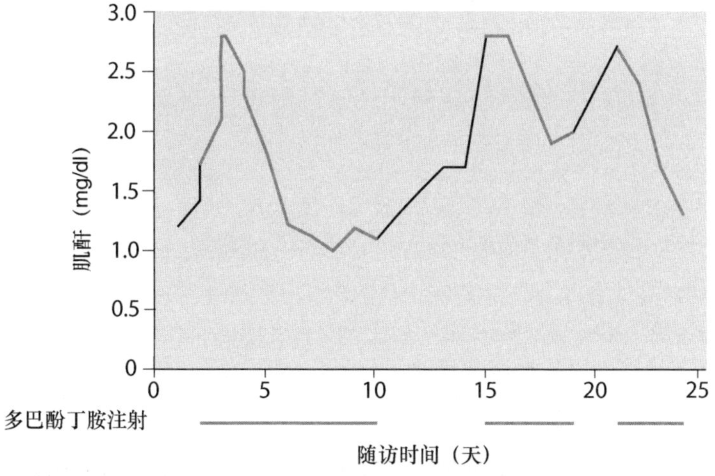

图 10.4　反复发作肾功能障碍的住院患者举例。注射多巴酚丁胺（灰色线）能够改善肌酐的水平。然而，当患者暂停使用正性肌力药（黑线）时，肾功能恶化复发。

液体目标清除率以保护肾功能

急性心力衰竭患者液体清除治疗过程中存在肾功能恶化的危险。某些因素在基线水平时便存在，而其他因素需要在初次治疗后评估（框10.1）。当存在危险因素时，考虑降低利尿剂剂量或减少超滤液体清除率。尽管允许体液从血管外进入血管内补充血容量，使血浆再充盈，这有助于维持肾功能，但其他临床因素也很重要[17]。当需要改善初始血容量超负荷来避免威胁生命的严重并发症，包括因呼吸衰竭需要机械通气，这些顾虑可以抵消。对于高危患者，临时的正性肌力治疗可能会减少液体清除治疗导致肾功能恶化的可能。如上所述，当初始中心静脉压水平高时，减轻充血和降低CPV的治疗可能会改善肾功能[18]。如果持续充血，肾功能仍将恶化，此时，有必要通过右心导管术重新评估患者的循环状态。

心肾综合征患者肾功能恶化的治疗选择

- 评估有无新的心或肾病因，包括血管内衰竭
- 左心室或右心室收缩功能不全时静脉注射正性肌力药
- 通过利尿剂、超滤或透析来实现正常血容量
- 使用肾素-血管紧张素-醛固酮抑制剂（尤其是HF-pEF患者）

框10.1　影响心力衰竭患者液体目标清除率的因素

使液体目标清除率减慢的基础因素

低收缩压
低肾小球滤过率
低中心静脉压
低初始容量负荷
糖尿病
蛋白尿
身材小

一旦治疗开始，提示需要减慢液体目标清除率的其他因素

肌酐增长
收缩压降低/低血压
尿排出量<125 cm^3/6 h
血液浓缩

心肾综合征伴有肾功能恶化（WRF），药物治疗与超滤治疗比较

急性失代偿性心力衰竭的心肾救援研究（Cardiorenal Rescue Study in

Acute Decompensated Heart Failure，CARRESS-HF），对伴有 WRF 的急性失代偿性心力衰竭患者，进行了利尿剂和血管活性药物治疗与超滤治疗的比较（表 10.5 和表 10.6）。在该试验中，WRF 指在入院前 12 周和入院后 10 天，肌酐增加≥0.3 mg/dl。随机分组后 96 h 评估表明，与超滤相比，高剂量连续滴注袢利尿剂（外加美托拉宗、血管活性药物，或两者同时），患者的体重下降程度相似，但后者的肾功能维持更好。导致这种结果的一个因素是，与超滤治疗组相比，药物治疗组接受静注正性肌力药物的人数更多（12% vs. 3%）。

表 10.5　WRF 的阶梯式药物治疗法则：CARRESS-HF[19]

根据每日随机评估及 24、48 和 96 h 评估的基础尿排出量（urine output，UO）	
UO>5 L/d	必要时，减少目前的利尿剂治疗方案
UO 3～5 L/d	继续当前的利尿剂治疗方案
UO<3 L/d	见利尿剂治疗方案（表 10.6）

在每一个日常评估的额外建议

24 h 评估

UO 推荐如上

如果 UO<3 L/D，推进到下一步

48 h 评估

UO 推荐如上

如果 UO<3 L/D，推进到下一步

如果 SBP<110 mmHg、EF<40%或右心室收缩功能不全，考虑多巴胺或多巴酚丁胺以 2 μg/(kg·min) 滴注

如果 SBP>120 mmHg（任何 EF）和严重的症状，考虑使用硝酸甘油或奈西立肽

72 h 和 96 h 评估

如果 UO<3 L/D，推进到下一步

如果 SBP<110 mmHg、EF<40%或右心室收缩功能不全，考虑多巴胺或多巴酚丁胺以 2 μg/(kg·min) 滴注

如果 SBP>120 mmHg（任何 EF）和伴有严重的症状，考虑给予硝酸甘油或奈西立肽

考虑血流动力学引导的 IV 治疗、LVAD、透析或超滤交叉

缩写：SBP，收缩压；EF，射血分数；LVAD，左心室辅助装置

表 10.6　CARRESS-HF[19] 利尿剂治疗方案

门诊患者初始治疗		建议剂量	
阶梯式治疗		每日袢利尿剂剂量（呋塞米或等效药物，mg）	噻嗪类
A	≤80 mg	40 mg 静脉推注+5 mg/h	没有
B	81～160 mg	80 mg 静脉推注+10 mg/h	5 mg 美托拉宗，1 次/日
C	161～240 mg	80 mg 静脉推注+20 mg/h	5 mg 美托拉宗，2 次/日
D	>240 mg	80 mg 静脉推注+30 mg/h	5 mg 美托拉宗，2 次/日

短暂性与持续性肾功能恶化

在急性充血性心力衰竭的血管扩张治疗（Vasodilation in the Management of Acute Congestive Heart Failure，VMAC）试验的分析中，Aronson 及其同事对住院期间持续性和短暂性的 WRF 特点进行了描述[20]。持续的肾功能异常定义为入院后持续 30 天血清肌酐增加≥0.5 mg/dl。与短暂性 WRF（恢复到血清肌酐增加<0.5 mg/dl 的水平）相比，仅持续性 WRF 与长期预后不良相关（图 10.5）。

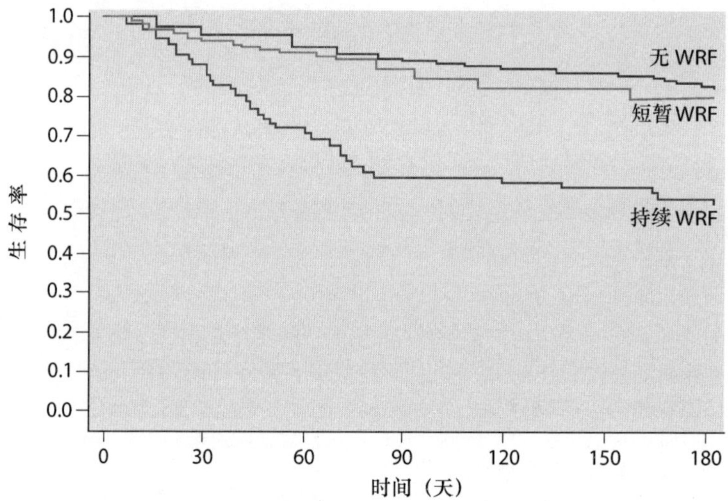

图 10.5 持续性 WRF 与死亡率增加相关。在 VMAC 试验中，静息呼吸困难的住院急性心力衰竭综合征患者分为 3 组：无 WRF、短暂 WRF 或持续 WRF（见正文）。6 个月的死亡率三组分别为 17.3%、20.5%和 46.1%（无 WRF vs. 短暂 WRF：$P=0.68$；无 WRF vs. 持续 WRF：$P<0.0001$）。平均血清肌酐（SCr）的基线水平，在无 WRF 组、短暂 WRF 组和持续 WRF 组分别为（1.5±0.9）mg/dl、（1.7±0.7）mg/dl 和（2.1±1.4）mg/dl。与基线相比，持续 WRF 患者显示 SCr 水平在 30 天平均增加（1.17±1.05）mg/dl。（n=467，$P<0.001$）[20]。来源：Adapted with permission from Aronson D，Burger AJ，*J Card Fail*.2010，16（7）：541-547.

去充血治疗过程中的血容量

心力衰竭治疗中血液浓缩意味着血管内血容量减少和进行性缺血。血容量丢失速度大于血容量补充速度时，心力衰竭患者可发生血液浓缩。利尿或超滤引起的血容量丢失超过血管内液体再充盈（自细胞外液，及口服补液或静脉输液）时，心力衰竭患者将发生血液浓缩。Testani 及其同事[21]研究了肾功能恶化时血液浓缩与生存率的关系。血液浓缩指入院和出院期间血细胞比容增加、总蛋白或白蛋白浓度增加。WRF 指计算的 eGFR 降低 20%。应用利尿剂的心力衰竭患者，血液浓缩的发生（血容量减少）与更多的流体移除、体重降低和肾功能恶化密切相关。尽管如此，血液浓缩组患者长期生存率得到改善（图 10.6）。在随后三次试验的回顾性分析中，Testani 及其同事[21]使用 BUN/肌酐比值代表肾神经内分泌激活。肾功能不全患者，入院时如血 BUN/肌酐比值较高，则住院死亡率增加。

因此，失代偿性心力衰竭患者肾功能不全的机制将影响患者预后。如果伴有不可逆的肾损伤或明显的神经内分泌激活，提示肾功能损伤预后较差。治疗过程中，如果仅由血管充血减少造成短暂肾功能受损，意味着可能预后较好。治疗过程中，器质性肾损伤与功能性肾损伤很难区别[22]。

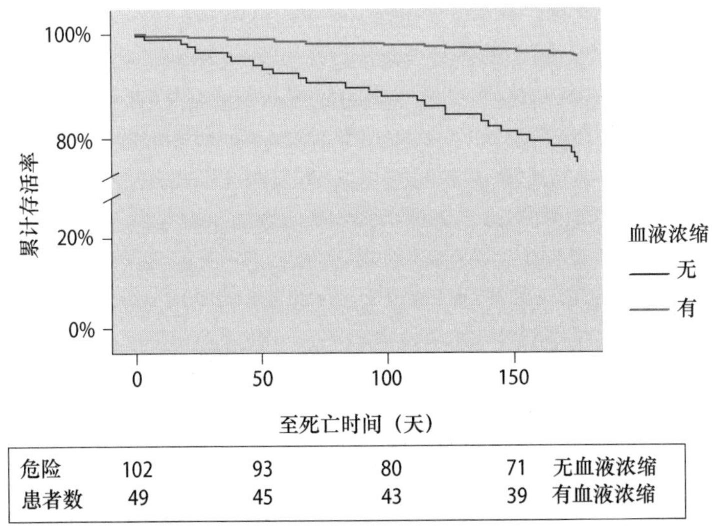

图 10.6　血液浓缩改善了患者的长期生存率，尽管伴有肾功能恶化（WRF）。有或无血液浓缩的住院心力衰竭患者的生存曲线。所有患者均有 WRF。基础因素校正后，满足血液浓缩标准的患者与非血液浓缩患者比较，长期生存率得到改善（$P<0.001$），尽管血液浓缩患者与无血液浓缩患者相比 GFR 降低。底框显示起始阶段及每个时间段每组患者的数量[21]。来源：Adapted with permission from Testani et al. *Circulation.* 2010，122（3）：265-272.

低钠血症和加压素

因心力衰竭住院的患者约 20%患有低钠血症，即血清钠值≤135 mmol/L。心力衰竭患者神经体液系统激活，导致加压素（抗利尿激素）水平升高，造成电解质紊乱（见第 4 章）。研究表明，先后被诊断为心力衰竭的 5347 位住院患者，低钠血症与患者住院时间延长、肾功能加剧恶化和住院死亡率增加密切相关[23]。

高容量或等容量患者，口服加压素拮抗剂托伐坦可用于治疗严重低钠血症（≤125 mmol/L）或由于液量限制而无法矫正的显著低钠血症。为达到理想血清钠水平，每日口服剂量根据需要可以从 15 mg 增加到 60 mg（图 10.7）[24]。此外，也可考虑静注盐酸考尼伐坦[25]。

应在医院使用加压素拮抗剂治疗，可监测患者血清钠水平和血容量状态。尽管该治疗可提高血清钠水平——这与改善认知功能、利尿和改善血流动力学有关，但对控制发病率与死亡率的影响仍不确定。快速纠正低钠血症［如 >12 mmol/(L · 24 h)］，可引起中枢神经系统渗透性脱髓鞘相关症状[26]。

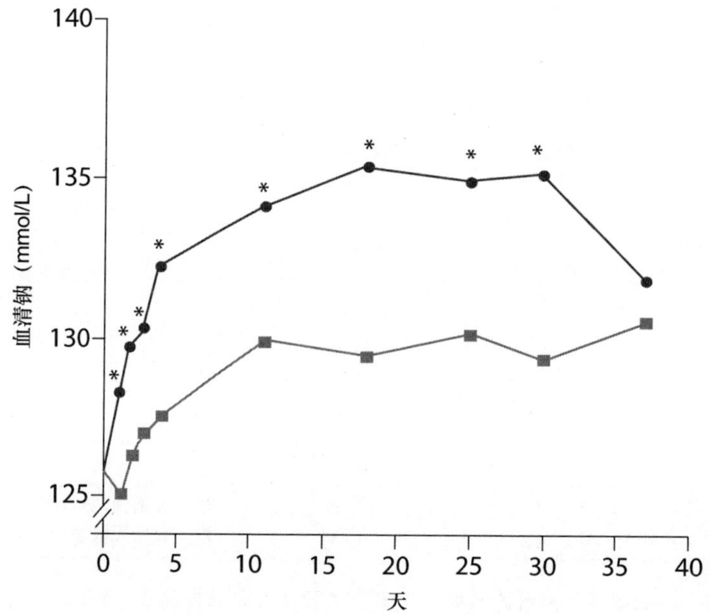

图 10.7　SALT-1，严重低钠血症（<125 mmol/L）药物治疗。患者口服托伐坦（深灰色）或安慰剂（浅灰色）后血清钠随时间的变化（n=99）。该研究中约 1/3 心力衰竭患者有低钠血症。$^*P < 0.05$[24]。来源：Adapted with permission from Schrier et al. *N Engl J Med*. 2006；355（20）：2099-2112.

判定容量的未来策略

对于个别患者，体液容量与长期预后的相关性很难判定。体格检查可以发现患者“潮湿”状态，而对同样患者评估是否处于“体液容量正常”或“干燥”状态则不敏感。当患者服用与液体潴留有关的药物（如钙通道阻滞剂）时，尽管血容量丢失，也可出现持续水肿。即使伴有短暂的肾功能损害，恢复患者正常血容量状态是非常必要的。然而，过度的液体清除可能导致神经体液系统过度激活、急性肾小管坏死及患者不良预后。液体超负荷治疗期间，应密切监测代表肾功能的实验室标志物，但这些生物标志物对血容量的评估具有非特异性和延时性。

未来，新型生物标志物有助于预测急性肾损伤以及指导治疗[27]。已证实，生物标志物如中性粒细胞明胶酶相关载脂蛋白（neutrophil gelatinase-associated lipocalin，NGAL），能够在观察到肌酐水平升高之前 24～48 h，提前预测急性肾损伤[28]。此外，皮肤电生物阻抗测量装置和其他指标可对体液和干重进行评估，从而协助临床医生判断患者的真实血容量[29-31]。

研究发现心力衰竭患者肾功能障碍的发生与发展过程中，肾交感传入神经和传出神经的激活发挥重要作用[32]。因此，未来基于导管的肾动脉交感神经的去神经支配可能对心肾综合征的治疗发挥重要作用。

（王绍清）

参考文献

1. Ronco C, Haapio M, House AA, Anavekar N, Bellomo R. Cardiorenal syndrome. *J Am Coll Cardiol.* 2008;52(19):1527-1539.
2. Liang K, Williams AW, Greene EL, Redfield MM. Acute decompensated heart failure and the cardiorenal syndrome. *Crit Care Med.* 2008;36(1 Suppl):S75-S88.
3. Forman DE, Butler J, Wang Y, et al. Incidence, predictors at admission, and impact of worsening renal function among patients hospitalized with heart failure. *J Am Coll Cardiol.* 2004;43(1):61-67.
4. McCullough PA, Kellum JA, Mehta RL, et al. Cardiorenal Syndrome Type 5: Clinical Presentation, Pathophysiology and Management Strategies from the Eleventh Consensus Conference of the Acute Dialysis Quality Initiative (ADQI). *Contrib Nephrol.* 2013;182:174-194.
5. Levey AS, Coresh J, Balk E, et al. National Kidney Foundation practice guidelines for chronic kidney disease: evaluation, classification, and stratification. *Ann Intern Med.* 2003;139(2):137-147.
6. Matsushita K, Mahmoodi BK, Woodward M, et al. Comparison of risk prediction using the CKD-EPI equation and the MDRD study equation for estimated glomerular filtration rate. *JAMA.* 2012;307(18):1941-1951.
7. Cockcroft DW, Gault MH. Prediction of creatinine clearance from serum creatinine. *Nephron.* 1976;16:31–41.
8. Levey AS, Bosch JP, Lewis JB, Greene T, Rogers N, Roth D. A more accurate method to estimate glomerular filtration rate from serum creatinine: a new prediction equation. Modification of Diet in Renal Disease Study Group. *Ann Intern Med.* 1999;130(6):461-470.
9. Levey AS, Coresh J, Greene T, et al. Using standardized serum creatinine values in the modification of diet in renal disease study equation for estimating glomerular filtra-

tion rate. *Ann Intern Med.* 2006;145(4):247-254.

10. Levey AS, Stevens LA, Schmid CH, et al. A new equation to estimate glomerular filtration rate. *Ann Intern Med.* 2009;150(9):604-612.
11. Inker LA, et al. Estimating glomerular filtration rate from serum creatinine and cystatin C. *N Engl J Med.* 2012;367(1):20-29.
12. McMurray MD, JE Trivax, McCullough PA. Serum cystatin C, renal filtration function, and left ventricular remodeling. *Circ Heart Fail.* 2009;2(2):86-89.
13. Hillege HL, Girbes AR, de Kam PJ, et al. Renal function, neurohormonal activation, and survival in patients with chronic heart failure. *Circulation.* 2000;102(2):203-210.
14. Heywood JT, et al. High prevalence of renal dysfunction and its impact on outcome in 118,465 patients hospitalized with acute decompensated heart failure: a report from the ADHERE database. *J Card Fail.* 2007;13(6):422-430.
15. Firth JD, Raine AE, Ledingham JG. Raised venous pressure: a direct cause of renal sodium retention in oedema? *Lancet.* 1988;1(8593):1033-1035.
16. Damman K, van Deursen VM, Navis G, Voors AA, van Veldhuisen DJ, Hillege HL. Increased central venous pressure is associated with impaired renal function and mortality in a broad spectrum of patients with cardiovascular disease. *J Am Coll Cardiol.* 2009;53(7):582-588.
17. Raichlin E, Haglund NA, Dumitru I, et al. Worsening renal function in patients with acute decompensated heart failure treated with ultrafiltration: predictors and outcomes. *J Card Fail.* 2013;19(12):787-794.
18. Mullens W, Abrahams Z, Grancis GD, et al. Importance of venous congestion for worsening of renal function in advanced decompensated heart failure. *J Am Coll Cardiol.* 2009;53(7):589-596.
19. Bart BA, Goldsmith SR, Lee KL, et al. Cardiorenal rescue study in acute decompensated heart failure: rationale and design of CARRESS-HF, for the Heart Failure Clinical Research Network. *J Card Fail.* 2012;18(3):176-182.
20. Aronson D, Burger AJ. The relationship between transient and persistent worsening renal function and mortality in patients with acute decompensated heart failure. *J Card Fail.* 2010;16(7):541-547.
21. Testani JM, Chen J, McCauley BD, Kimmel SE, Shannon RP. Potential effects of aggressive decongestion during the treatment of decompensated heart failure on renal function and survival. *Circulation.* 2010;122(3):265-272.
22. Brandimarte F, Vaduganathan M, Mureddu GF, et al. Prognostic implications of renal dysfunction in patients hospitalized with heart failure: data from the last decade of clinical investigations. *Heart Fail Rev.* 2013;18(2):167-176.
23. Shchekochikhin DY, Schrier RW, Lindenfeld J, Price LL, Jaber BL, Madias NE. Outcome differences in community- versus hospital-acquired hyponatremia in patients with a diagnosis of heart failure. *Circ Heart Fail.* 2013;6(3):379-386.
24. Schrier RW, Gross P, Gheorghiade M, et al. Tolvaptan, a selective oral vasopressin V2-receptor antagonist, for hyponatremia. *N Engl J Med.* 2006;355(20):2099-2112.
25. Udelson JE, Smith WB, Hendrix GH, et al. Acute hemodynamic effects of conivaptan, a dual V(1A) and V(2) vasopressin receptor antagonist, in patients with advanced heart failure. *Circulation.* 2001;104(20):2417-2423.
26. Konstam MA, Gheorghiade M, Burnett JC Jr, et al. Effects of oral tolvaptan in patients hospitalized for worsening heart failure: the EVEREST Outcome Trial. *JAMA.*

2007;297(12):1319-1331.

27. Goldstein SL, Jaber BL, Faubel S, et al. AKI transition of care: a potential opportunity to detect and prevent CKD. *Clin J Am Soc Nephrol.* 2013;8(3):476-483.

28. Ronco C, Cruz D, Noland BW. Neutrophil gelatinase-associated lipocalin curve and neutrophil gelatinase-associated lipocalin extended-range assay: a new biomarker approach in the early diagnosis of acute kidney injury and cardio-renal syndrome. *Semin Nephrol.* 2012;32(1):121-128.

29. National Institutes of Health. *Evaluation of Multisensor Data in Heart Failure Patients With Implanted Devices (MultiSENSE).* March 10, 2014; Available from: http://clinicaltrials.gov/ct2/show/NCT01128166.

30. Liebo MJ, Katra RP, Chakravarthy N, Libbus I, Tang WHW. Noninvasive wireless bioimpedance monitoring tracks patients with healthcare utilization following discharge from acute decompensated heart failure: Results from the ACUTE pilot study. *J Card Fail.* 2013;19(8):S88-S89.

31. Auricchio A, Brugada J, Ellenbogen KA, et al. Assessment of a novel device-based diagnostic algorithm to monitor patient status in moderate-to-severe heart failure: rationale and design of the CLEPSYDRA study. *Eur J Heart Fail.* 2010;12(12): 1363-1371.

32. Sobotka PA, Krum H, Böhm M, Francis DP, Schlaich MP. The role of renal denervation in the treatment of heart failure. *Curr Cardiol Rep.* 2012;14(3):285-292.

第十一章

D 期心力衰竭：选择与机会

要点快报

- D 期患者为心力衰竭进展阶段，易诊断，此期患者多次住院，出现心肾综合征，对神经激素阻断药物治疗不耐受，需要多次适当的 ICD 电击，或长期正性肌力药物的支持。
- 对于不适合使用介入措施的 D 期患者应考虑选择姑息治疗。
- 踏车测试对峰值耗氧量的测量有助于确定何时对患者进行心脏移植或左心室辅助装置置入。
- 2006—2011 年，心脏和肺移植国际学会报道未经调整 1 年期患者生存率为 84%，5 年期估计生存率为 73%。
- 不符合心脏移植条件的 D 期患者体内置入恒流式左心室辅助装置，2 年存活率为 58%。
- 对 D 期患者的干细胞和基因治疗仍在临床研发阶段，但前景广阔。

“膏肓之疾只能靠猛药治愈，否则徒劳无益。”

—威廉·莎士比亚，《哈姆雷特》第四幕第三场

D 期心力衰竭患者的特点

D 期心力衰竭，又称进展性心力衰竭，代表一组即使住院治疗仍不能稳定病情的难治性心力衰竭患者。对患者心力衰竭晚期阶段的判断具有挑战性，往往家人或护理者难以识别患者身体和精神状态的逐步改变。然而，一些表征的出现，如患者多次住院、心肾综合征、需要减少神经激素阻断药物的剂量、反复发作室性心律失常、疾病进展的实验室指标（包括低钠血症或贫血等），都预示着疾病进展至晚期和预后不良[1]。需要长期正性肌力药物支持，尤其表明预后较差（图 11.1）。患者身体虚弱和缺乏心理社会支持会进一步降

低其应对心脏和非心脏限制的能力。积极采取措施，如心脏移植或左心室辅助装置置入，对心力衰竭导致整体功能障碍的D期患者更加有利。当多系统受累，姑息治疗更为合适。

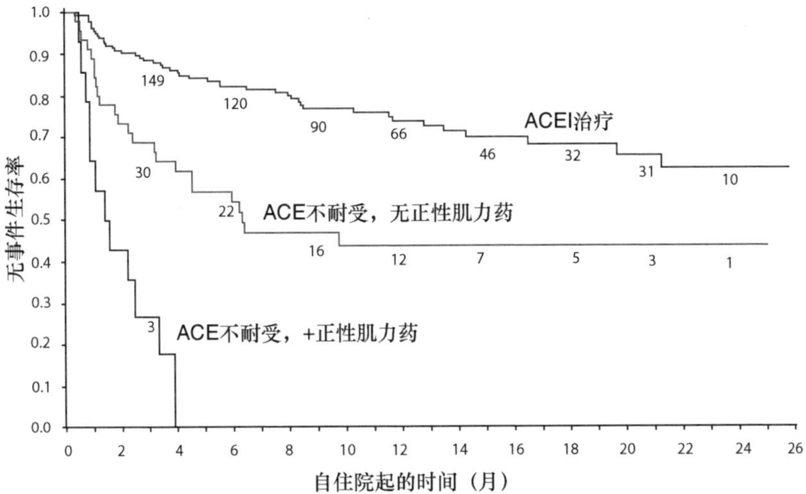

图 11.1　长期依赖正性肌力药物支持的心力衰竭患者死亡率。ACE 抑制剂不耐受和需要正性肌力药是识别心力衰竭患者预后较差的指标[2]。来源：Adapted with permission from Kittleson et al. *J Am Coll Cardiol*. 2003，41（11）：2029-2035.

一般来说，D期患者在休息或日常生活简单活动时出现症状，1年期预后差。有一些临床标准可以表明心力衰竭进展到D期（框11.1）。大多数患者在过去的12个月内因心力衰竭住院治疗。即使对于D期患者，也需要详细评估以确认症状出现的病因为心力衰竭。如果可能的话，应识别和处理诱发因素。对患者A、B和C期已采取的治疗措施也应审查，以备下一步的治疗选择。

心力衰竭50%死亡率预计时间[3]

- 心源性休克（伴有快速进展的终末器官功能障碍的慢性心力衰竭、急性心肌梗死、心脏切开术后休克）——**院内死亡率>50%**
- 依赖于Ⅳ型正性肌力药的慢性心力衰竭——**3～6个月**
- D期收缩功能障碍性心力衰竭——**12个月**

框 11.1　提示 D 期的临床标准

- 尽管最大限度药物或设备治疗，仍不可接受的症状
- 踏车测试：峰值耗氧量≤14ml/(kg · min）或≤50%年龄-性别预测的最大值
- 由于心脏恶病质导致体重降低
- 复发性有症状的室性心律失常
- 6 个月内复发充血性心力衰竭而住院治疗
- 进展的心肾综合征
- 对目标水平的神经激素阻断药物治疗不能耐受
- 需要长期正性肌力药物的支持

姑息治疗

症状严重且持续不缓解的患者，不适合或不计划行心室替代治疗（如心脏移植或左心室辅助装置置入）时，应该考虑姑息治疗。姑息治疗与患者和家属对护理和症状控制的满意度提高、再住院率降低、手术和介入治疗及医疗成本密切相关[4]。姑息治疗包括许多治疗，通常不被认为是心力衰竭治疗的一部分（表 11.1）。为减轻患者痛苦可能会推荐临终关怀，这通常是家庭计划。令人惊讶的是，对于晚期心力衰竭患者，与未接受临终关怀的患者相比，接受临终关怀的患者生存时间延长[4]。

表 11.1　D 期症状的姑息治疗[4]

症状	推荐分类				
	Ⅰ	ⅡA	ⅡB	Ⅲ	不充分
呼吸困难	• 袢利尿剂伴或不伴噻嗪类利尿剂 • 硝酸盐 • 低剂量阿片样物质	• 正性肌力药 • 超滤（如果利尿剂耐受） • 助行器 • 呼吸训练 • 运动训练 • 山楂提取物	• 氧气（无缺氧）	• 苯二氮䓬类药物	• 针刺/指压
疼痛	• 阿片类 • 骨痛：双磷酸盐 • 心绞痛：硝酸盐，β 受体阻滞剂，钙通道阻滞剂，雷诺嗪，冠状动脉血运重建		• 针刺 • 运动训练 • 音乐	• 非甾体抗炎药	

续表

症状	推荐分类*				
	Ⅰ	ⅡA	ⅡB	Ⅲ	不充分
抑郁	• 选择性5羟色胺再摄取抑制剂， • 5羟色胺-去甲肾上腺素再摄取抑制剂， • 三环类抗抑郁药	• 心理干预：认知行为治疗，咨询或支持性治疗	• 运动		• 针刺
疲劳		• 治疗继发性原因（贫血、感染、睡眠呼吸暂停等） • 刺激剂 • 运动训练 • 山楂提取物		• 增加休息和减少身体活动	• 抗炎剂 • L-肉碱 • 营养补充剂或食欲刺激剂

* 姑息治疗建议是基于治疗的获益与风险比。
Ⅰ类：证据和（或）一般共识认为操作或治疗是有用和有效的。
ⅡA类：证据或意见的权重度支持操作或治疗。
ⅡB类：证据或意见不能很好地支持其有用性/有效性。
Ⅲ类：证据和（或）一般共识认为操作或治疗不是有用的/有效的，甚至某些情况下可能有害。
不充分：证据不充分时的建议

心脏移植

心脏移植作为治疗晚期心脏病的方法，已被广泛接受。即便如此，社会心理需求和长期免疫抑制治疗及程序的复杂性需要仔细进行患者选择和准备。

推荐或考虑心脏移植

经过C期综合治疗后进展为D期的心力衰竭患者可考虑心脏移植。当评估时发现明显的非心血管并发症或综合治疗方案无效时禁忌移植。大多数心脏移植患者的候选年龄为70岁或以下。

临床证据表明对移植患者进行评估非常必要。心脏性恶病质为过去6个月非人为地体重下降至少达7.5%，这种不良表现与1年期死亡率为39%有相关性[5]，可视为死亡的独立危险因素。

心肺运动试验时，测量患者耗氧量（见第2章）可以为心脏移植时机提供有效的预后信息。峰值O_2消耗量≤14 ml/(kg · min）提示1年预后不良，不能进行心脏移植，只能持续药物治疗（图11.2）[6]。尤其40岁以下患者，预测峰值O_2消耗量百分比（percent predicted peak O_2 consumption，$PPVO_2$）可能更准确[7]。在这些患者，与使用固定阈值≤14 ml/(kg · min）相比，

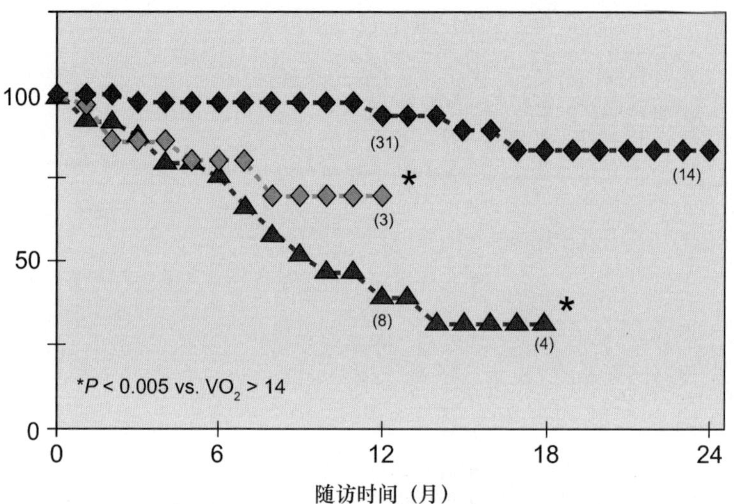

图 11.2 心肺运动试验：峰值 O_2 消耗量（VO_2）和预后。峰值 $VO_2 \leqslant 14$ ml/(mg · min)（黑色三角形和浅灰色菱形）预示着较差的预后。一些患者被接受为移植候选人［浅灰色菱形（n=35）］，一些患者被拒绝进行移植［黑色三角形（n=27）］。$VO_2 > 14$ ml/(kg · min)［深灰色菱形（n=52）］不被考虑移植[6]。来源：Adapted with permission from Mancini et al. *Circulation*. 1991，83（3）：778-786.

$PPVO_2$（校正年龄、体重和性别）≤50%是一个预后更差的指标（图 11.3）。相反，$PPVO_2$>50%分别与 1 年存活率 98%、两年存活率 90%密切相关。峰值 O_2 消耗量和 $PPVO_2$ 可用于临床实践。

心力衰竭患者运动能力降低，改进的 Naughton 踏板方案（与标准的 Bruce 方案相比，以较慢的速率增加工作负荷量）可以更好地评估峰值 O_2 消耗量。改进的 Naughton 方案中，每个阶段估计 O_2 消耗量将增加 1 MET［3.5 ml O_2/(kg · min)］（表 11.2）。

通过评估心力衰竭患者的 O_2 消耗量和分级运动持续时间，踏板试验还可提供患者在心脏移植后预期功能改善程度的基线指标[8-9]。

心脏移植后功能恢复

心功能改善是心脏移植术后生活质量提高的重要方面。大多数患者在心脏移植时 NYHA（纽约心脏协会）心功能评估Ⅳ级。

移植后，虽然峰值运动能力和耗氧量仍低于对照组，但多数患者心功能都恢复至Ⅰ级功能状态[9]。总的来说，心脏移植后最初 6 个月，运动峰值 O_2

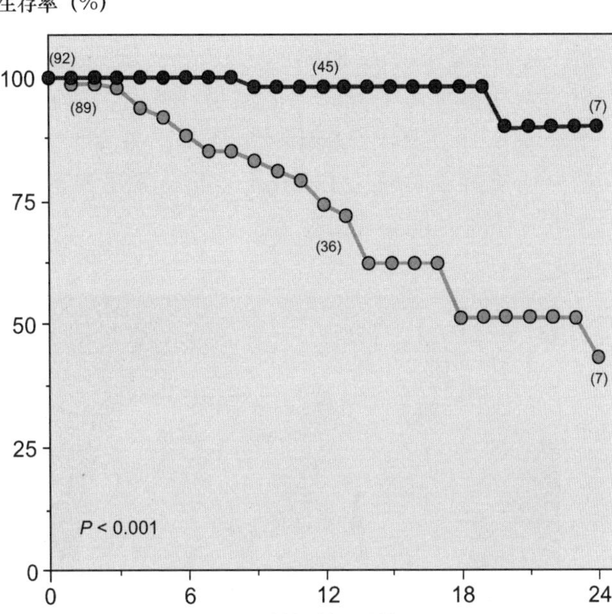

图 11.3　年轻患者预后的决定因素为预测峰值 O_2 消耗量百分比（PPVO$_2$）。与 PPVO$_2$＞50%［深灰色（n＝92）］相比，PPVO$_2$≤50%［浅灰色（n＝89）］的患者预后较差[7]。来源：Adapted with permission from Stelken et al. *J Am Coll Cardiol*. 1996，27（2）：345-352.

表 11.2　改进的 Naughton 方案用于心力衰竭患者运动试验的实例。本方案的第Ⅹ阶段等同于 Bruce 方案的第 3 阶段[10]

阶段（以 2 min 为增量）	速度（MPH）	分级（%）
Ⅰ	1.0	0
Ⅱ	1.5	0
Ⅲ	2.0	3.5
Ⅳ	2.0	7.0
Ⅴ	2.0	10.5
Ⅵ	3.0	7.5
Ⅶ	3.0	10.0
Ⅷ	3.0	12.5
Ⅸ	3.4	12.0
Ⅹ	3.4	14.0

消耗量提高[9]。加入器质性心脏康复计划的患者将获得更大的峰值 O_2 消耗量[11]。

心脏移植后，患者静息心率增加到 80～120 次/分，这是心脏去神经状态和降低静息心率的副交感神经支配缺乏的结果。然而，运动时，循环中儿茶酚胺可进一步增加心率。多变量分析中，年龄小、峰值心率高、体重指数低和舒张功能良好为移植后运动峰值 O_2 消耗量的独立预测指标[12]。无明显并发症的年轻患者，身体耐力可显著提高（图 11.4）。

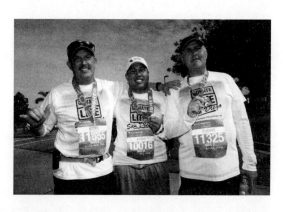

图 11.4　心脏移植后功能恢复。2012 年完成第一次 3 个半程马拉松后，三位心脏移植接受者（52 岁、29 岁和 45 岁）合影。受者分别是心脏移植后 1.8 年、2.8 年和 3.3 年

心脏移植历程与免疫抑制治疗的历史

年	事件
1906	Carrel：提出了心脏移植技术
1960	Shumway：狗的原位移植模型.
1967	Bernard：在人类成功进行心脏移植手术
1968	Shumway：在美国成功进行心脏移植
1972	心内膜心肌活检
1977	远隔供体心脏获得
1980	环孢素-A
1991	他克莫司
1998	吗替麦考酚酯
2003	西罗莫司/依维莫司

心脏移植后死亡原因

目前，虽然心脏移植治疗方法确切，但受到可用的供体器官限制。到2011年止，全球范围内报告给国际心肺移植学会（ISHLT）的心脏移植数量趋于稳定约4096例。2006—2011年，ISHLT注册的未调整1年生存率和预计5年生存率分别为84%和73%[13]，1992—2001年中位生存期为10.7年(图11.5)[13]。目前选择长期使用的免疫抑制剂包括吗替麦考酚酯、他克莫司、西罗莫司和依维莫司[14]。

随着心脏移植术后生存时间延长，移植患者死亡的主要病因也不同[13]。移植后最初1个月，患者死亡主要是非免疫机制或排斥导致的移植失败，此过程伴有或不伴有心肌细胞浸润为主的炎症[13]。ISHLT已经建立了急性细胞排斥反应分级系统（图11.6）。在1～12个月之间，感染和排斥是患者死亡的主要原因。1年后，移植心脏冠状动脉粥样硬化、恶性肿瘤和非特异性移植失败为死亡的主要原因。慢性免疫抑制患者的特征性恶性肿瘤包括淋巴瘤、肺癌和快速进展性皮肤癌[15]。

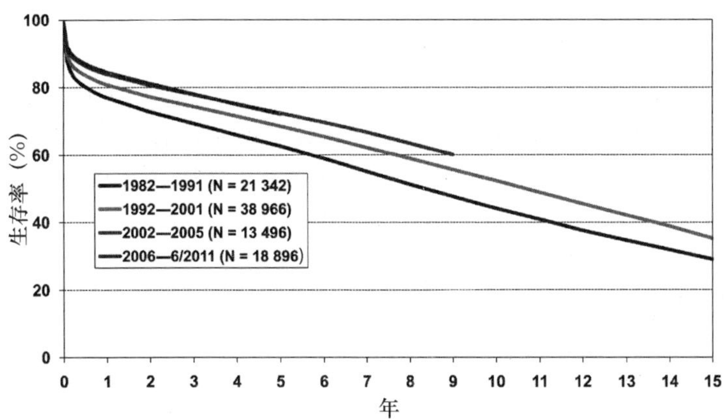

图11.5（见书后彩图）　心脏移植后Kaplan-Meier生存曲线。1982—1991年和1992—2001年两个阶段中位存活时间分别是8.4年和10.7年，2002—2005年、2006—2011年两个阶段未建立存活时间数据。除2002—2005年vs. 2006—2011年的比较外，所有成对比较都具有显著性差异（$P<0.0001$）[13]。来源：Adapted with permission from Lund et al. *J Heart Lung Transplant*. 2013，32（10）：951-964.

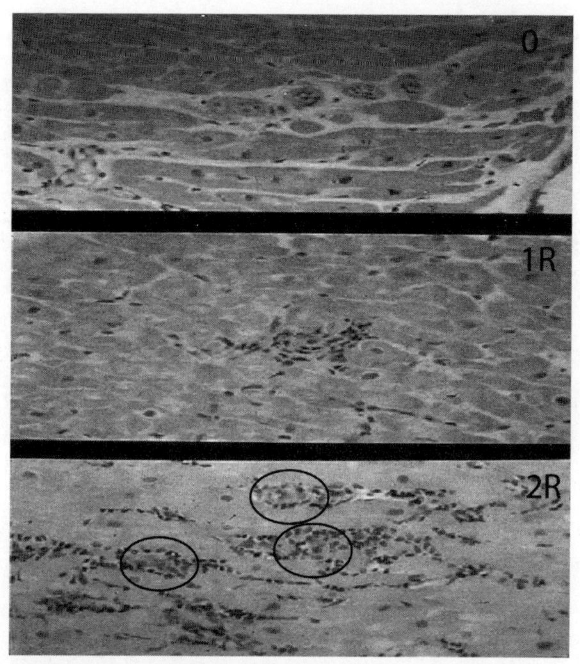

图 11.6（见书后彩图） 急性细胞排斥反应 ISHLT 分级系统。心脏移植后右心活检样本：

0 级：没有排斥

1 级（R）：轻度。间质性和（或）血管周围浸润，达一个心肌细胞损伤病灶。

2 级（R）：中度。两个或以上心肌细胞损伤病灶（椭圆形所示），有浸润。

3 级（R）：重度（没有显示）。多灶心肌细胞损伤，弥漫浸润，伴有或不伴水肿、出血和血管炎。

左心室辅助装置

无论是作为桥梁还是作为心脏移植的替代品（目标治疗），左心室辅助装置（left ventricular assist device，LVAD）的使用已成为公认的晚期心力衰竭患者的治疗方法。静息状态的患者，体循环血流几乎完全通过左心室辅助装置（作为系列泵）由左心室心尖部射血进入主动脉，左心室只间歇性通过自身主动脉瓣射血。运动时，需要用更大的收缩力和左心室负荷，血液从左心室到主动脉既通过 LVAD，也通过并行的自身主动脉瓣[16]。

老款脉动 LVAD 由于设备大和耐久性差而受限。相比之下，目前的旋转小型泵可提供连续的血液流动（图 11.7）。通常，非脉动肱动脉压可通过血压袖带和皮肤多普勒探测器血流探头估测。大约 50%的患者残余左心室收缩可促进 LVAD 流动，自动化袖带可准确测量血压[17]。

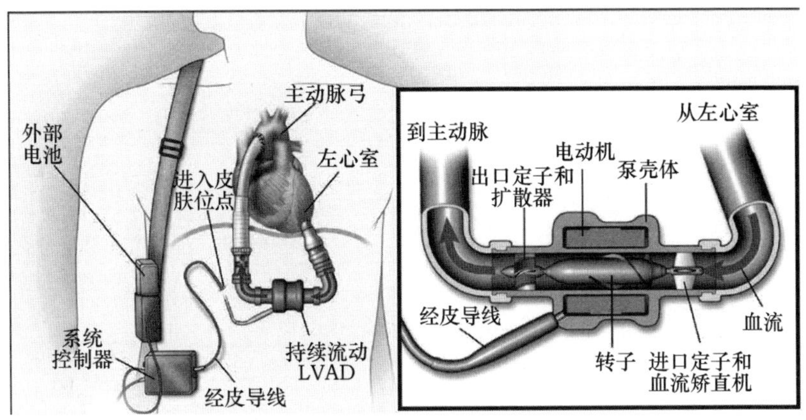

图 11.7（见书后彩图）　HeartMate Ⅱ 左心室辅助装置（LVAD）。置入该设备提供进入体循环的连续轴流。插图显示了组件和血液流动方向[18]。来源：Adapted with permission from Miller et al. *N Engl J Med*. 2007，357（9）：885-896.

截至 2014 年，全球最大的 LVAD 辅助体验治疗，使用连续轴流 HeartMate Ⅱ 泵（图 11.7），并配有超过 18 000 个置入物（personal communication，Thoratec Corporation，Pleasanton，CA）。该装置由通过手术连接到左心室心尖部的流入管道及吻合于升主动脉的流出导管组成。肺氧合血液通过左心室，不断从心尖通过流入管道进入内部轴流式血泵，然后，被泵（由转子的旋转通过流出导管）进升主动脉，进入体循环。泵自身放置在腹壁或腹腔内，通过电线，经皮引线，连接到外部系统控制器，电池组安装在支持装置上。

移植的桥梁：LVAD（HeartMate Ⅱ）入选标准

- 符合移植要求
- 身体表面积（BSA）≥1.2 m^2
- 纽约心脏协会（NYHA）Ⅳ类心脏病症状
- 正性肌力药支持治疗（如果耐受），进展性终末器官功能障碍

移植的桥梁

Miller 等评估了使用 HeartMate Ⅱ 恒流泵 LVAD 作为心脏移植桥梁的 133 例患者。主要复合终点是移植生存率、心脏复苏或具备移植条件的持续 LVAD 支持。设备置入后 6 个月，75％的患者取得了一定疗效（图 11.8）[18]。

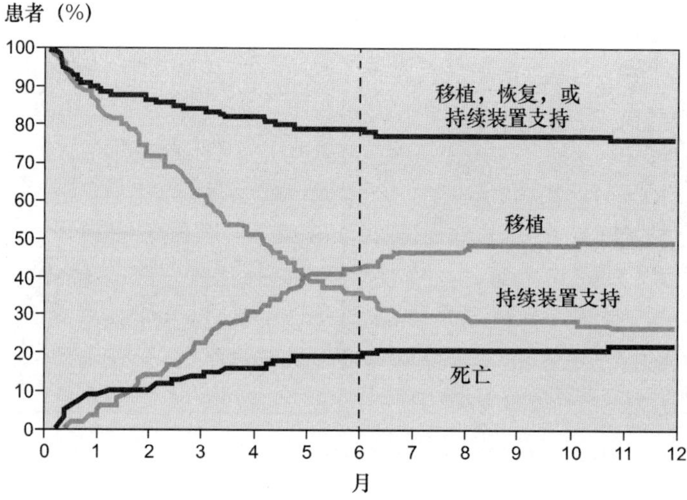

图 11.8 使用恒流式左心室辅助装置的患者疗效。 LAVD作为移植的桥梁被置入。超过3/4的患者（最上面的线）在6个月存活，6～12个月变化很小[18]。来源：Adapted with permission from Miller et al. *N Engl J Med*. 2007，357（9）：885-896.

LVAD 目标疗法

许多D期的心力衰竭患者，由于免疫抑制治疗禁忌证和供体器官数量有限，心脏移植可能不可行。对于这些患者，LVAD可作为永久性治疗或目标治疗。在REMATCH试验中，心功能Ⅳ级心力衰竭患者129例随机置入脉冲式LVAD或接受最佳药物治疗。与接受药物治疗组相比，LVAD降低2年全因死亡风险48%[19]。

随后，Slaughter等比较了作为目标疗法的LVAD两种设计模式（脉冲式和恒流式装置）的疗效。研究中，134例患者接受HeartMate Ⅱ恒流式装置，而66例患者接受以前在REMATCH试验中使用的脉冲流动式装置（图11.9）。经过2年的随访，接受恒流式装置组的不良事件和设备故障率明显减少，生存率更高[20]。使用恒流泵的患者1年和2年生存率分别为68%和58%。

LVAD 目标疗法的入选标准：

- 不适合心脏移植
- 尽管最大限度的药物治疗和起搏器/除颤器治疗，仍为晚期、具有难以接受的心力衰竭症状（NYHA ⅢB级或Ⅳ级）的患者
- 左心室射血分数≤25%
- 峰值 O_2 消耗量＜14 ml/(kg · min）或 $PPVO_2$＜50%，同时达到无氧阈值（AT，RER＞1.0），如果静注正性肌力药非禁忌、心绞痛或体力活动障碍
- 体表面积（BSA）＞1.2 m^2

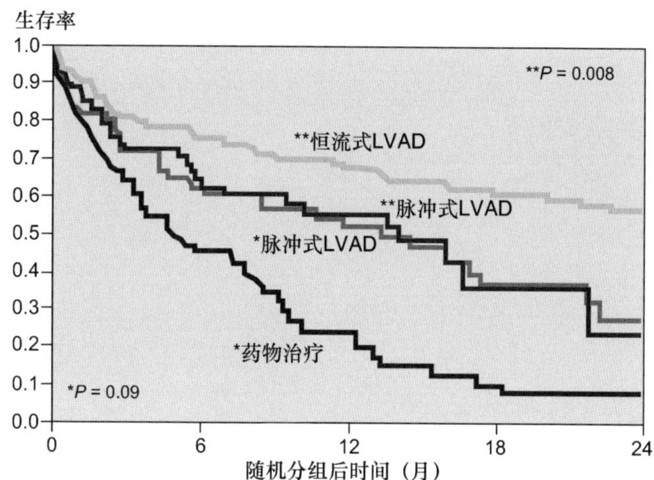

图 11.9　2 个随机试验置入 LVAD 后患者生存率比较。 置入恒流式或脉冲流动式装置的患者与接受最佳药物治疗的患者生存时间比较。注：标记（*）的曲线表示来自 2001 年 REMATCH 试验的数据[19]，*P＝0.09。标记（**）的曲线表示来自 2009 年由 Slaughter 等人进行的 HMⅡ目标治疗试验的数据，**P＝0.008[20]。尽管来自不同的试验数据，脉冲式 LVAD 的生存结果相似。2 年生存率 HMⅡ是 58%，药物治疗是 8%[21]。来源：Adapted with permission from Fang JC，*N Engl J Med*. 2009，361（23）：2282-2285.

LVAD 治疗的并发症

LVAD 置入后，患者为 LVAD-心脏联合复合体[16]，任何组成部件可能存在潜在的问题。应用 LVAD 的重要并发症包括装置的机械故障、神经并发症、感染、术后出血。尽管具有最优的 LVAD 功能，患者仍可出现持续性右心衰竭。与以前的脉冲泵设计相比，恒流式装置的不利影响显著减少，特别在泵更新方面（表 11.3）。对于 LVAD 患者，存在主动脉瓣关闭不全的特殊问题，它可引起血液通过泵回流而未进入体循环。对于 LVAD 置入患者，无论是置入时或随后，必要时关闭主动脉瓣是安全并可以耐受的[22]。

表 11.3 恒流式 LVAD 与脉冲流动式 LVAD 的不良事件比较[20]

	恒流式 LVAD (n=133) 211 例患者-年		脉冲流动式 LVAD (n=59) 41 例患者-年	
事件类型	数量（%）	不良事件率/患者-年	数量（%）	不良事件率/患者-年
泵更换	12（9）	0.06	20（34）	0.51
卒中	24（18）	0.13	8（14）	0.22
缺血性	11（8）	0.06	4（7）	0.10
出血性	15（11）	0.07	5（8）	0.12
LVAD 相关感染	47（35）	0.48	21（36）	0.90
局部非 LVAD 感染	65（49）	0.76	27（46）	1.33
败血症	48（36）	0.39	26（44）	1.11
出血				
出血需要 PRBC	108（81）	1.66	45（76）	2.45
出血需要手术	40（30）	0.23	9（15）	0.29
其他神经系统事件	29（22）	0.17	10（17）	0.29
右心衰竭				
长期使用正性肌力药	27（20）	0.14	16（27）	0.46
使用 RAVD 治疗	5（4）	0.02	3（5）	0.07
心律失常	75（56）	0.69	35（59）	1.31
呼吸衰竭	50（38）	0.31	24（41）	0.80
肾衰竭	21（16）	0.10	14（24）	0.34
肝功能障碍	3（2）	0.01	0	0.00
使用 LVAD 血栓形成	5（4）	0.02	0	0.00
再次入院治疗	107（94）	2.64	42（96）	4.25

LVAD 术前风险评估

对超过 1000 例接受 HeartMate Ⅱ LVAD 置入的患者多因素分析中术前风险评分发现，严重低白蛋白血症、肾功能不全、凝血酶原时间升高的老年患者 90 天死亡率较高[23]。在单中心研究中，Adamson 等回顾性评估了患者预后，他将置入 HeartMate Ⅱ LVAD 的心功能Ⅳ级患者分为两组：组 1≥70

岁，组 2<70 岁[24]。两组间 24 个月生存期相似。生活质量指标改善和不良事件发生频率方面，老年患者与年轻患者相同。因此，以 LVAD 为目标治疗，对于被选的老年患者可与年轻患者一样受益（图 11.10）[24]。

机械辅助循环支持跨部门注册研究（INTERMACS）根据临床情况和手术风险分类，把可能会受益于LVAD 置入的患者分成不同亚组（亚组1～7），亚组1手术风险最高（表 11.4）。该分类也提示了对每个亚组干预的最佳时间框架。

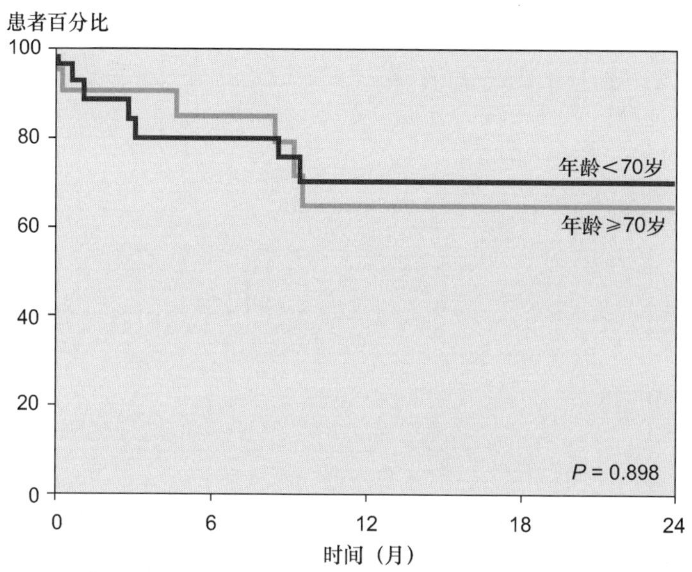

图 11.10　不同年龄层次患者置入 LVAD 后 Kaplan-Meier 生存分析。 Sharp Memorial 医院置入 LVAD 的患者≥70 岁组［（n=30）］与<70 岁组［（n=25）］的比较[24]。来源：Adapted with permission from Adamson et al. *J Am Coll Cardiol*. 2011，57（25）：2487-2495.

表 11.4　使用 LVAD 治疗候选者的 INTERMACS 分类[25]。 机械辅助循环支持跨部门注册研究（INTERMACS）的患者资料和 LVAD 干预时间。*如果其他干预措施可能导致临床症状的逆转，则可能不需要 LVAD：例如，血运重建、临时经皮支持设备；存在威胁生命的室性心律失常可能加速干预时间。

INTERMACS 分类描述	使用 LVAD 干预时间*
亚组 1： 危险的心源性休克——“崩溃”	在数小时内
亚组 2： 正性肌力药物支持下进行性下降	在数天内
亚组 3： 稳定但依赖正性肌力药——“依赖稳定性”	在数周的时间内
亚组 4： 静息出现症状——复发进展性心力衰竭	数周到数月时间
亚组 5： 运动不耐受	变化
亚组 6： 运动限制——“行走受伤”	变化
亚组 7： NYHA Ⅲ 级患者临床情况稳定，可以做有意义的活动，轻度体力活动受限，有失代偿病史	目前还没有提示

Boyle 等评估了 LVAD 置入后的患者结局，根据术前 INTERMACS 分类将患者分成三组：1 组，应用正性肌力药物仍进展的心源性休克（INTERMACS 亚组 1）；2 组，依赖正性肌力药物（INTERMACS 亚组 2 或 3）；3 组，不依赖正性肌力药物（INTERMACS 亚组 4～7）。与 2 组（93.8%）或 3 组（95.8%）相比，1 组患者病情更重，出院生存率更低（70.4%）。然而，出院后，中间组 2 组患者的长期生存率开始下降，并接近 1 组中的较低生存率，而症状较轻组 3 组保持较高的生存率（图 11.11）。虽然研究发现与药物治疗比较，LVAD 置入后生存期均提高，但建议在发展为正性肌力药物依赖的心力衰竭阶段之前选择 LVAD 患者[26]。

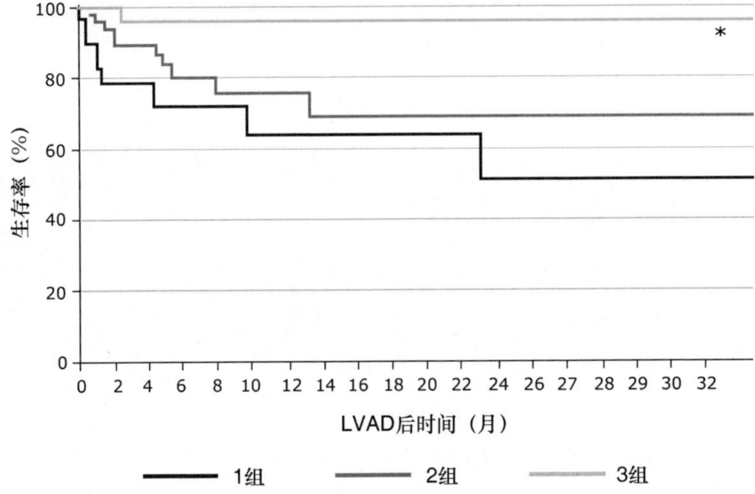

图 11.11 基于 INTERMACS 分类的三组，在 LVAD 术后生存率。 1 组（应用正性肌力药仍进展的心源性休克），2 组（依赖正性肌力药），3 组（不依赖正性肌力药）。注意：基于 INTERMACS 分类的分组情况详见正文。星号（*）代表 3 组与 1 组比较，$P<0.05$[26]。来源：Adapted with permission from Boyle et al. *J Heart Lung Transplant*. 2011，30（4）：402-407.

其他 LVAD

HeartWare LVAD 为离心设计的恒流式 LVAD 替代品（图 11.12），在美国注册研究 ADVANCE 试验中发现其作为移植装置的桥梁，不逊于 HeartMate Ⅱ[27]。Aaronson 等对比研究了置入 HeartWare 装置的 140 例患者和入选 INTERMACS 的 499 例患者。在 INTERMACS 组内，95%的患者置入恒流泵。随访 180 天发现，主要终点——置入后生存率、移植或恢复，在接受 HeartWare 的患者为 90.7%，在 INTERMACS 注册患者为 90.1%。

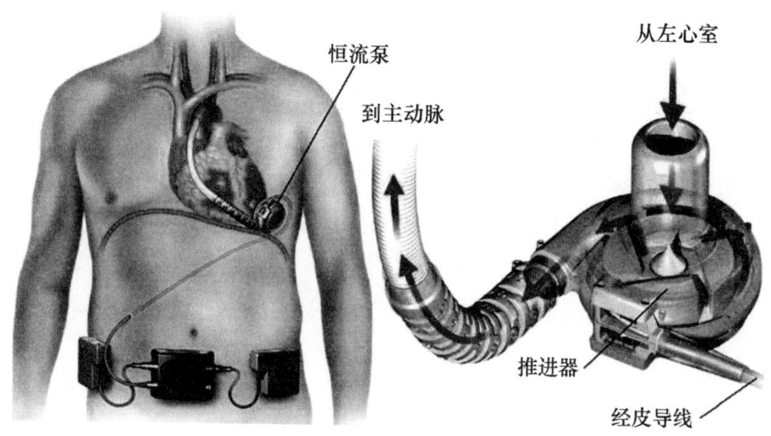

图 11.12（见书后彩图）　HeartWare 左心室辅助装置[27]。来源：Adapted with permission from Aaronson et al. *Circulation*. 2012，125（25）：3191-3200.

新技术

随着可以完全内部置入和由无线经皮充电电池驱动的 LVAD 平台获得批准，预期人体试验将会很快开始。这将消除当前的经皮动力传动系统的不便和持续的入口感染。

研究性治疗

干细胞治疗

固有干细胞、内源性或外源性干细胞或成肌细胞的心脏组织再生，一直是基础和临床的研究热点。尽管骨髓移植等为细胞治疗策略提供了证据支持，但在心血管疾病治疗应用时依然存在挑战。因为心脏组织具有高度结构化的细胞结构，不断变化以应对各种刺激、损伤和动态需求，导致心脏几何形态的改变（见第 4 章）。总的来说，通过静脉、冠状动脉或心室壁内注射心肌祖细胞，对照试验显示小但不一致的心脏功能改善[28]。可以想象，若能深入了解干细胞机制，体外创建免疫相同或非抗原性的心脏器官置入体内后，免疫抑制治疗便几乎不再需要。

增加蛋白质 SERCA2a 产物的基因治疗

从历史上看，基因治疗具有操纵人类基因组的潜力，所以一直被质疑和伦理所困扰着，基因转移技术的最新进展有助于解决这些问题。重组腺相关病毒（rAAV）是最成功的载体之一，它源于普通病毒，90%的成年人已经有早期接触史。不像早期完整的腺病毒载体，腺相关病毒载体是人工合成、非复制，具有最小的免疫原性，并建立长期稳定的转基因表达。同时允许功能DNA 进入细胞核，只作为循环外显子，不与细胞染色体整合[29]。

晚期收缩功能障碍（HF-rEF）患者的共同特点是多种病因导致钙循环蛋白、肌（内）质网 Ca^{2+} ATPase2a（SERCA2a）的 mRNA 和蛋白质表达降低(见第 4 章)[30]。心力衰竭动物模型应用 rAAV 载体进行 SERCA2a 转基因，可修复细胞内钙离子的转运功能，恢复收缩缺陷，降低心肌耗氧量，减少室性心律失常[31]。

近期的临床试验允许针对 NYHA Ⅲ或Ⅳ级心力衰竭患者进行转基因治疗以修正类似的缺陷[32]。小剂量心脏疾病基因治疗经皮给药的钙上调试验(CUPID）中，39 例患者随机接受单次剂量冠状动脉内 rAAV-SERCA2a 或安慰剂治疗[33]。12 个月内，患者接受最高剂量转基因治疗，射血分数有增高趋势，临床事件明显降低（图 11.13)。未发现与基因治疗相关的安全问题。目前，正在开展更大规模的试验以进一步证实研究结果。

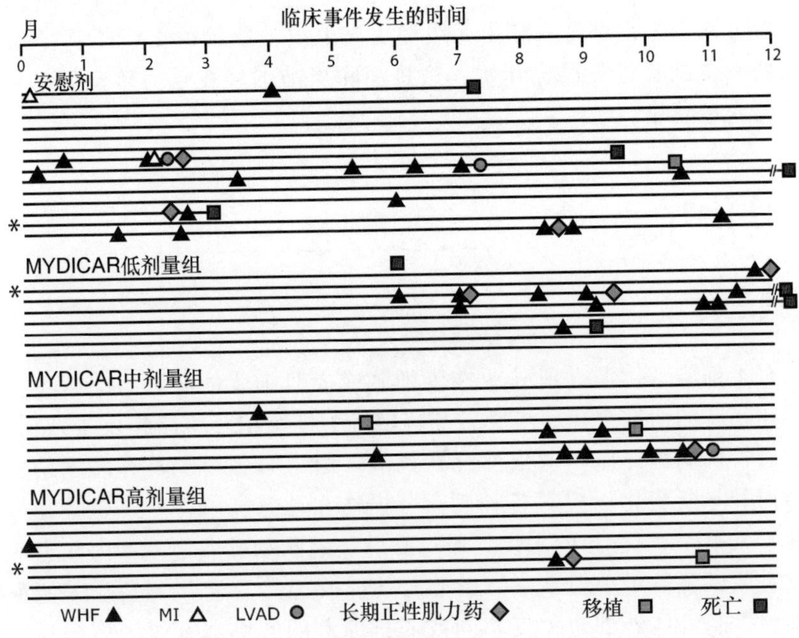

图 11.13　基于剂量反应的 SERCA2a 基因治疗（MYDICAR）和临床事件减少。MYDICAR 高剂量组（底部）临床事件较少。中剂量和低剂量 MYDICAR 患者，与安慰剂相比，观察到中等程度或延迟发生的临床事件。临床事件由符号描述，并且在符号“//”后表示发生在 12 个月后的事件。每条线代表单个患者活动观察期的累积随访与长期随访。每条线起始处星号表示患者筛选期间抗 AAV1 中和抗体滴度<1∶2，但基线时≥1∶2。WHF，心力衰竭恶化；MI，心肌梗死；LVAD，左心室辅助装置[33]。来源：Adapted with permission from Jessup et al. *Circulation*. 2011，124（3)：304-313.

NORMAN EDWARD SHUMWAY，MD，PhD（1923—2006）

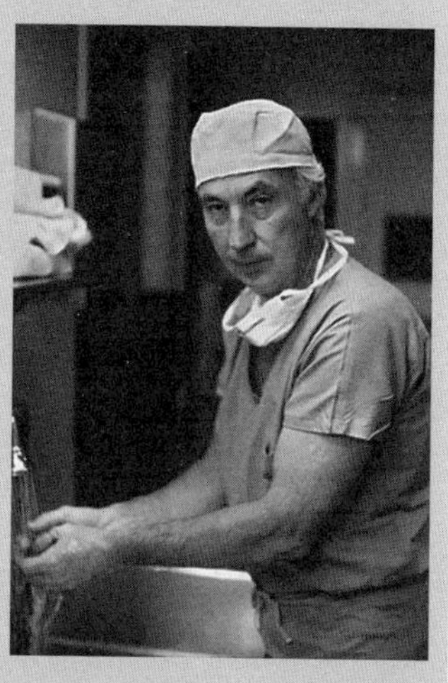

“鼓舞人心的领导者和精神导师，他使心脏移植成为现实。”

—Senator Bill Frist，MD

1968年1月6日在美国加利福尼亚州Palo Alto的斯坦福大学，Norman Shumway博士在历经十多年实验动物心脏移植手术，并继南非的Christian Barnard博士进行了世界上首次人类心脏移植之后，进行了美国首例人类心脏移植。

早期心脏移植手术死亡率很高，多年来，许多外科中心已停止尝试，但Shumway博士仍然致力于此项工作。在他的指导下，斯坦福大学在国际心脏移植方面首屈一指。他和他的团队精炼手术，使用经静脉心脏活检来识别排斥反应，并率先使用免疫抑制药物如环孢素预防器官排斥。他率领的研究中心研制了局部低温方法远程运输供体心脏，该方法显著增加了用于心脏移植的器官数量。

同事们认为Shumway博士是一位有敬业精神并富有幽默感的导师。他培养了当今许多心脏移植方面的领导者，其中包括他的孩子，明尼苏达大学的心脏移植外科医生。Shumway荣获众多殊荣，包括国际心肺移植学会授予的“生命名誉主席（Honorary President for Life）”称号。

（刘　婷）

参考文献

1. Teuteberg JJ, Lewis EF, Nohria A, et al. Characteristics of patients who die with heart failure and a low ejection fraction in the new millennium. *J Card Fail.* 2006;12(1):47-53.

2. Kittleson M, Hurwitz S, Shah MR, et al. Development of circulatory-renal limitations to angiotensin-converting enzyme inhibitors identifies patients with severe heart failure and early mortality. *J Am Coll Cardiol.* 2003;41(11):2029-2035.

3. Stevenson LW, Kormos RL. Mechanical cardiac support 2000: current applications and future trial design. *J Heart Lung Transplant.* 2001;20(1):1-38.

4. Adler ED, Goldfinger JZ, Kalman J, Park ME, Meier DE. Palliative care in the treatment of advanced heart failure. *Circulation.* 2009;120(25):2597-2606.

5. Anker SD, Ponikowski P, Varney S, et al. Wasting as independent risk factor for mortality in chronic heart failure. *Lancet.* 1997;349(9058):1050-1053.
6. Mancini DM, Eisen H, Kussmaul W, Mull R, Edmunds LH, Jr., Wilson JR. Value of peak exercise oxygen consumption for optimal timing of cardiac transplantation in ambulatory patients with heart failure. *Circulation.* 1991;83(3):778-786.
7. Stelken AM, Younis LT, Jennison SH, et al. Prognostic value of cardiopulmonary exercise testing using percent achieved of predicted peak oxygen uptake for patients with ischemic and dilated cardiomyopathy. *J Am Coll Cardiol.* 1996;27(2):345-352.
8. Jaski BE. *Basics of Heart Failure: A Problem Solving Approach.* Boston: Kluwer Academic Publishers; 2000.
9. Jaski BE, Lingle RJ, Kim J, et al. Comparison of functional capacity in patients with end-stage heart failure following implantation of a left ventricular assist device versus heart transplantation: results of the experience with left ventricular assist device with exercise trial. *J Heart Lung Transpl.* 1999;18(11):1031-1040.
10. Fletcher GF, Balady GJ, Amsterdam EA, et al. Exercise standards for testing and training: a statement for healthcare professionals from the American Heart Association. *Circulation.* 2001;104(14):1694-1740.
11. Kobashigawa JA, Leaf DA, Lee N, et al. A controlled trial of exercise rehabilitation after heart transplantation. *N Engl J Med.* 1999;340(4):272-277.
12. Roten L, Schmid JP, Merz F, et al. Diastolic dysfunction of the cardiac allograft and maximal exercise capacity. *J Heart Lung Transplant.* 2009;28(5):434-439.
13. Lund LH, Edwards LB, Kucheryavaya AY, et al. The Registry of the International Society for Heart and Lung Transplantation: thirtieth official adult heart transplant report—2013; focus theme: age. *J Heart Lung Transplant.* 2013;32(10):951-964.
14. Mentzer RM, Jr., Jahania MS, Lasley RD. Tacrolimus as a rescue immunosuppressant after heart and lung transplantation. The U.S. Multicenter FK506 Study Group. *Transplantation.* 1998;65(1):109-113.
15. Adamson R, Obispo E, Dychter S, et al. High incidence and clinical course of aggressive skin cancer in heart transplant patients: a single-center study. *Transplant Proc.* 1998;30(4):1124-1126.
16. Jaski BE, Kim J, Maly RS, et al. Effects of exercise during long-term support with a left ventricular assist device. Results of the experience with left ventricular assist device with exercise (EVADE) pilot trial. *Circulation.* 1997;95(10):2401-2406.
17. Bennett MK, Roberts CA, Dordunoo D, Shah A, Russell SD. Ideal methodology to assess systemic blood pressure in patients with continuous-flow left ventricular assist devices. *J Heart Lung Transplant.* 2010;29(5):593-594.
18. Miller LW, Pagani FD, Russell SD, et al. Use of a continuous-flow device in patients awaiting heart transplantation. *N Engl J Med.* 2007;357(9):885-896.
19. Rose EA, Gelijns AC, Moskowitz AJ, et al. Long-term use of a left ventricular assist device for end-stage heart failure. *N Engl J Med.* 2001;345(20):1435-1443.
20. Slaughter MS, Rogers JG, Milano CA, et al. Advanced heart failure treated with continuous-flow left ventricular assist device. *N Engl J Med.* 2009;361(23):2241-2251.
21. Fang JC. Rise of the machines—left ventricular assist devices as permanent therapy for advanced heart failure. *N Engl J Med.* 2009;361(23):2282-2285.
22. Adamson RM, Dembitsky WP, Baradarian S, et al. Aortic valve closure associated with HeartMate left ventricular device support: technical considerations and long-term results. *J Heart Lung Transplant.* 2011;30(5):576-582.

23. Cowger J, Sundareswaran K, Rogers JG, et al. Predicting survival in patients receiving continuous flow left ventricular assist devices: the HeartMate II risk score. *J Am Coll Cardiol.* 2013;61(3):313-321.

24. Adamson RM, Stahovich M, Chillcott S, et al. Clinical strategies and outcomes in advanced heart failure patients older than 70 years of age receiving the HeartMate II left ventricular assist device: a community hospital experience. *J Am Coll Cardiol.* 2011;57(25):2487-2495.

25. Stevenson LW, Pagani FD, Young JB, et al. INTERMACS profiles of advanced heart failure: the current picture. *J Heart Lung Transplant.* 2009;28(6):535-541.

26. Boyle AJ, Ascheim DD, Russo MJ, et al. Clinical outcomes for continuous-flow left ventricular assist device patients stratified by pre-operative INTERMACS classification. *J Heart Lung Transplant.* 2011;30(4):402-407.

27. Aaronson KD, Slaughter MS, Miller LW, et al. Use of an intrapericardial, continuous-flow, centrifugal pump in patients awaiting heart transplantation. *Circulation.* 2012;125(25):3191-3200.

28. Rasmussen TL, Raveendran G, Zhang J, Garry DJ. Getting to the heart of myocardial stem cells and cell therapy. *Circulation.* 2011;123(16):1771-1779.

29. Hajjar RJ, Zsebo K, Deckelbaum L, et al. Design of a phase 1/2 trial of intracoronary administration of AAV1/SERCA2a in patients with heart failure. *J Card Fail.* 2008; 14(5):355-367.

30. Ginsburg R, Bristow MR, Billingham ME, Stinson EB, Schroeder JS, Harrison DC. Study of the normal and failing isolated human heart: decreased response of failing heart to isoproterenol. *Am Heart J.* 1983;106(3):535-540.

31. Kranias EG, Hajjar RJ. Modulation of cardiac contractility by the phospholamban/SERCA2a regulatome. *Circ Res.* 2012;110(12):1646-1660.

32. Jaski BE, Jessup ML, Mancini DM, et al. Calcium upregulation by percutaneous administration of gene therapy in cardiac disease (CUPID Trial), a first-in-human phase 1/2 clinical trial. *J Card Fail.* 2009;15(3):171-181.

33. Jessup M, Greenberg B, Mancini D, et al. Calcium Upregulation by Percutaneous Administration of Gene Therapy in Cardiac Disease (CUPID): a phase 2 trial of intracoronary gene therapy of sarcoplasmic reticulum Ca^{2+}-ATPase in patients with advanced heart failure. *Circulation.* 2011;124(3):304-313.

第十二章

从以患者为中心的角度阐述心力衰竭4阶段

要点快报

- 以患者为导向的生活方式和教育计划为心力衰竭患者的生活提供基础。
- 根据需要使用药物和介入治疗有助于提高患者生活质量和延长生存时间。
- HF-ACTION试验表明，适度锻炼对心力衰竭患者是安全的，它有助于改善心功能。
- 限钠膳食适合大多数C期或D期心力衰竭患者。
- 多学科门诊监测患者症状、体重和其他生理信息是对传统临床管理的补充。
- 关注心力衰竭的分期可以为选择以循征为基础的治疗方案提供依据。

“关照病人的秘密是关爱病人。”

—Francis Peabody[1]

生活方式建议

门诊咨询和教育

对患者的教育包括识别症状、药物指导、心脏生理基础、心力衰竭病因和诊断性检测，通常也包括加强口头指导的纸质材料。如果需要，患者或其家属应知道如何获得额外信息。互联网的飞速发展成为获取心力衰竭症状和治疗所有方面信息的重要便捷平台（例如，www.heartfailure.org；图12.1）。患者家庭教育和预后讨论同样非常重要，因为情感支持缺乏是心血管疾病预后的重要指标[2]。

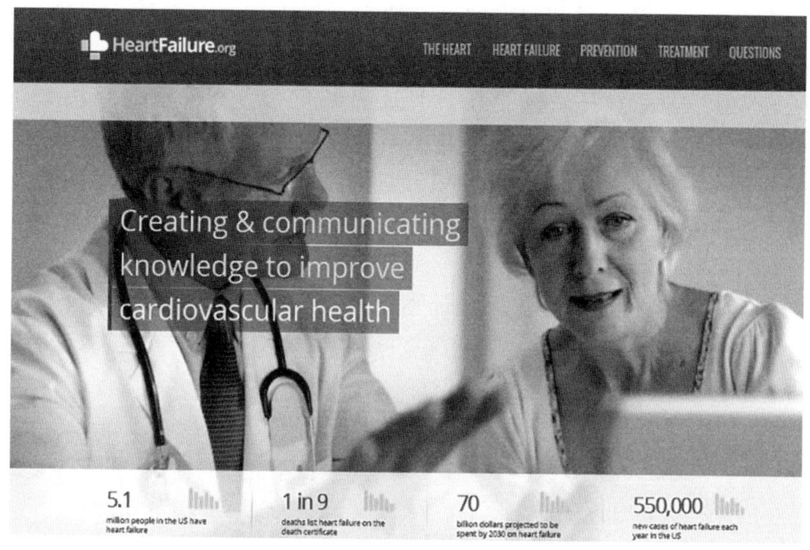

图 12.1　可用网络资源示例：www. heartfailure. org

对患者的词语选择

一些医学术语对于医生来说司空见惯，但往往会导致没有医学背景的患者感到危险和恐惧。“衰竭”这个词带有巨大的负担，意味着心脏的全面崩溃，甚至更糟的是，个人健康崩溃。本书的引言使用“功能不全”这个词，比较好地描述了实际临床情况。心力衰竭主要是身体对循环的需求与心脏泵氧合血液的能力之间的不匹配，使用“不匹配”意味着需要卫生和医疗干预措施使情况好转，并恢复平衡。

运动

只要有可能，应该鼓励患者每周 4～5 天在平地行走 20～40 min 或者进行相同运动量，并给出必要的休息时间。有些患者可能受益于监护下训练的器质性心脏康复计划。规律性训练会长期降低心率和血压。对于心力衰竭患者，规律性训练可恢复神经激素的平衡[3]——实际上是对长期心力衰竭异常神经激素反应的自然阻断。心力衰竭患者的运动康复研究已报道，神经-激素撤退的“保健方法”非常有利（见下文 HF-ACTION 研究）。

心力衰竭患者往往有骨骼肌生理异常，这限制了他们的功能，但通过训练可以改善[3]。Belardinelli 及其同事发现，10 年内实施一周 2 次有氧运动训练计划的心力衰竭患者，峰值氧耗量保持在基线峰值 VO_2 的 60%[4]。而非训练患者，峰值 VO_2 逐渐下降。Hare 及其同事发现，接受阻力锻炼的患者，其胸、肩和膝部的肌肉力量和耐力增强。然而，仅进行此类训练与峰值 VO_2 提高并不相关[5]。

除了功能改善，适度运动训练计划还可减少心力衰竭患者的其他重要事件。HF-ACTION 试验（心力衰竭：运动训练调查结果的对照试验）[6]将 2331 名患者（中位年龄 59 岁，EF≤35%）随机分为常规治疗加有氧运动训练组和仅常规治疗组，中位随访时间为 30.1 个月。运动训练包括 36 个监护训练，随后是家庭训练。调整预后风险因素后，运动训练组心血管死亡率或心力衰竭住院率显著减少了 15%，具有统计学意义。

相同的研究发现，3 个月的随访中，运动训练组患者较常规治疗组患者功能状态改善显著。中等距离 6 min 步行试验（20 米 vs. 5 米；$P<0.001$）、心肺运动试验的运动时间（1.5 min vs. 0.3 min；$P<0.001$）和峰值氧耗量［0.6 vs. 0.2 ml O_2/(min・kg)；$P<0.001$］在运动训练组患者有显著改善。因此，HF-ACTION 试验证实，HF-rEF 患者适度锻炼是安全的，并与治疗结果和心功能状态改善、生活质量提高相关。

饮食

饮食指导是心力衰竭患者治疗的有效组成部分，最好由一位营养学家和（或）心力衰竭临床医生制订。根据心力衰竭严重程度，患者应限制钠的摄入，1.5～4 g/d。其次，在排除患者血清钠浓度降低之外，要关注患者摄入的液体总量。这种情况下，限制钠摄入的同时应伴随 1～2 L 液体摄入限制。由于心力衰竭患者源于冠状动脉疾病，饮食应有助于控制高脂血症。尽管有“肥胖悖论”的可能（第 3 章），大多数临床医生建议体重指数>30 的患者减肥。如果心力衰竭是晚期，患者肌肉重量丧失（心脏恶病质）。患者可能过度虚弱或呼吸短促，无法规律饮食。如果患者坚持减肥，建议必要时补充高热量、高蛋白质饮食（如 Boost®、Ensure®）。患者可少量多餐，并定期监测和记录体重。

最佳心脏“保健”的其他限制

乙醇抑制心肌功能。“特发性心肌病”患者，停止饮酒可显著改善心肌功能。轻至中度左心室功能紊乱患者，建议每天饮酒不超过 1 杯，这可抵消其他生活方式限制造成的心理负担。然而，对于左心室射血分数<30%的患者，指南建议停止乙醇摄入[7]。类似建议适用于有心脏毒性毒品服用史的患者。

建议所有患者戒烟，但很困难。尼古丁贴片、低剂量口服安非他酮（Zyban®、Wellbutrin®）、伐尼克兰（Chantix®）或正式戒烟计划可能会有帮助[8]。

心力衰竭患者的基本建议主要是适度活动和健康饮食（表 12.1）。

表 12.1　心力衰竭患者饮食和生活方式建议

活动	建议
运动	步行，骑自行车等，每天 20～30 min
盐的摄入量	严格控制在每天 2～4 g
液体摄入	适度，没有钠摄入量要求那么严格
热量摄入	适当，达到理想的体重
乙醇摄入	应该劝阻，应该建议饮酒的患者每天饮用不超过 1 杯（1 杯等于 1 杯啤酒或葡萄酒，或含有不超过 1 盎司乙醇的混合饮料或鸡尾酒）
吸烟	立即停止

门诊支持与监测

心力衰竭症状具有潜在的复发性和致残性。“低科技”方法的新范例，包括多学科心力衰竭诊疗，可以补充“高科技”方法以减少慢性心力衰竭相关的致残（图 12.2）。鼓励患者教育和合理利用医疗资源的方案可以减轻患者症状，并改善长期治疗结果。

作为指导心力衰竭患者临床治疗的团队成员，有经验的临床护士可提供比临床医生更多的护理。此外，在临床实践中，患者预后的数据评估有助于判定需要额外关注的患者护理趋势[9]。

传统上，远程监控干预需要数据处理人员、中等水平专业人员和专科医师之间的沟通交流，以决定是否联系患者改变治疗。或者，独立的资深护士也可对患者提供更及时的反馈。未来理想情况下，患者将有权评估和应对自己的生理信息[10]。

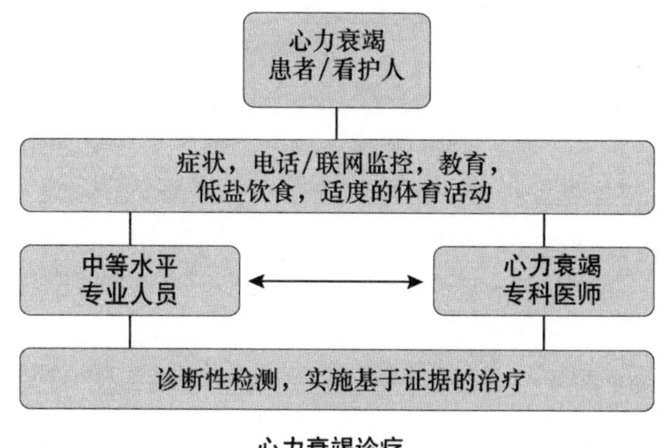

图 12.2　多学科心力衰竭团队诊疗方法。高科技和低科技方法的联合治疗提供全面护理

心力衰竭4阶段治疗方法总结

心力衰竭涉及多方面情况，从早期危险因素识别到疾病进展的自然历史进程，多种治疗选择有助于患者不同阶段的功能优化。Arnold Katz 博士利用驮马系列画类比心力衰竭全过程（图 12.3）。

尽管有些重叠，每个阶段治疗目标和方法都有区别。明晰疾病自然进程的整体观念和患者在疾病谱中的位置非常重要，这对以心力衰竭 4 阶段为基础建立系统治疗方法起到推动作用（图 12.4）。大多数治疗建议均基于临床试验结果（见附录 B）。

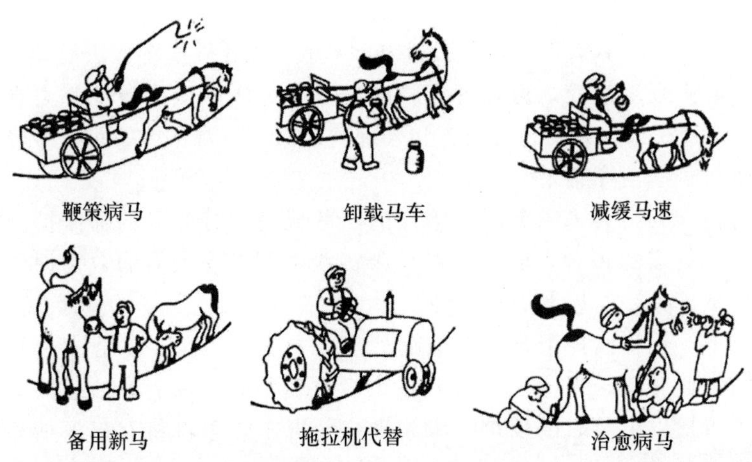

图 12.3　驮马类比心力衰竭治疗过程。 Arnold Katz 博士创建了一组类比图画来描述心力衰竭治疗的选择。一个正受鞭打上陡坡的病马可以视为病态、衰竭的心脏。鞭子（正性肌力药）驱赶使马走得更快可对动物造成伤害，卸载马车（血管舒张药）可能有益处。通过减缓马速（β受体阻断剂）来延缓旅行有救助作用。只要有足够备用的“健康马”，取代马（心脏移植）具有优势。如果合适的机器可用，拖拉机（左心室辅助装置）是一个解决方案。理想的解决方案是知道什么可以治疗病马[11]。来源：Adapted with permission from Katz AM, *Heart failure: Pathophysiology, molecular biology, and clinical management*. Philadelphia: Lippincott Williams & Wilkins, 2000.

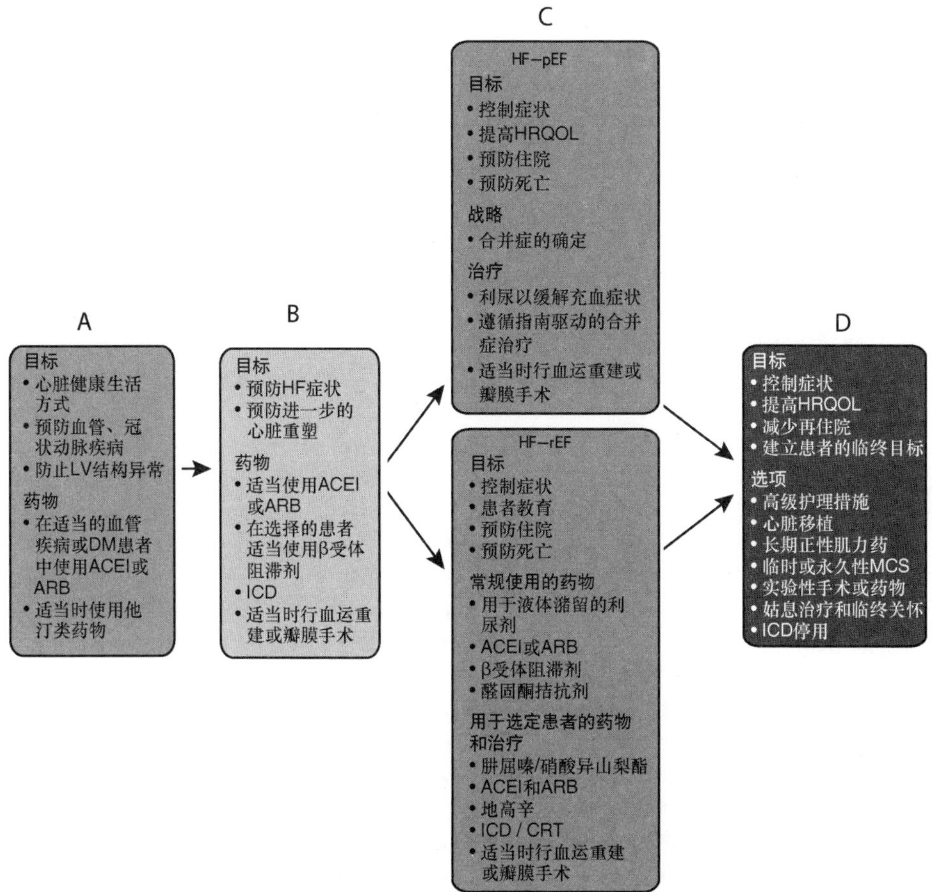

图 12.4　2013 年 ACCF/AHA 指南中有关心力衰竭 4 阶段的治疗总结。缩写：ACEI，血管紧张素转化酶抑制剂；ARB，血管紧张素-2 受体阻滞剂；CRT，心脏再同步治疗；DM，糖尿病；HRQOL，健康相关的生活质量；ICD，埋藏式心脏复律除颤器；MCS，机械循环支持[12]。来源：Adapted from Yancy et al. *J Am Coll Cardiol*. 2013，62（16）：e147-e239，with permission.

结语

在美国，心力衰竭是一种常见病，发病率逐年增加，到 2030 年发病率将超过 800 万人[13]。因为心力衰竭是生命过程中所有对心脏和相关身体系统损害的累积结果，所以这本书强调改善症状和防止结构性心脏病进展的综合方法。患者和医疗团队之间的疾病管理合作有助于促进理解和遵守治疗方案。心力衰竭具有危及生命的可能，因此具有较强挑战性。为迎接这一挑战，希望临床医生践行希波克拉底的誓言，对患者做到“有时去治愈，常常去帮助，总是去安慰”。

（刘 婷 张北玉）

参考文献

1. Peabody FW. The care of the patient. *JAMA.* 1927;88(12):877-882.
2. Krumholz HM, Butler J, Miller J, et al. Prognostic importance of emotional support for elderly patients hospitalized with heart failure. *Circulation.* 1998;97(10):958-964.
3. Coats AJ. Exercise training for heart failure: coming of age. *Circulation.* 1999;99(9): 1138-1140.
4. Belardinelli R, Georgiou D, Cianci G, et al. 10-year exercise training in chronic heart failure: a randomized controlled trial. *J Am Coll Cardiol.* 2012;60(16):1521-1528.
5. Hare DL, Ryan TM, Selig SE, Pellizzer AM, Wrigley TV, Krum H. Resistance exercise training increases muscle strength, endurance, and blood flow in patients with chronic heart failure. *Am J Cardiol.* 1999;83(12):1674-1677, A7.
6. O'Connor CM, Whellan DJ, Lee KL, et al. Efficacy and safety of exercise training in patients with chronic heart failure: HF-ACTION randomized controlled trial. *JAMA.* 2009;301(14):1439-1450.
7. Lang RM, Borow KM, Neumann A, Feldman T. Adverse cardiac effects of acute alcohol ingestion in young adults. *Ann Intern Med.* 1985;102(6):742-747.
8. Konstam MA, Dracup K, Baker DW. Heart failure: evaluation and care of patients with left ventricular systolic dysfunction. *J Card Fail.* 1995;1(2):183-186.
9. Rich MW, Beckham V, Wittenberg C, Leven CL, Freedland KE, Carney RM. A multidisciplinary intervention to prevent the readmission of elderly patients with congestive heart failure. *N Engl J Med.* 1995;333(18):1190-1195.
10. Desai AS, Stevenson LW. Connecting the circle from home to heart-failure disease management. *N Engl J Med.* 2010;363(24):2364-2367.
11. Katz AM. *Heart Failure: Pathophysiology, Molecular Biology, and Clinical Management.* Philadelphia: Lippincott Williams & Wilkins, 2000: xvi, 381.
12. Yancy CW, Jessup M, Bozkurt B, et al. 2013 ACCF/AHA guideline for the management of heart failure: A report from the American College of Cardiology Foundation/American Heart Association Task Force on Practice Guidelines. *J Am Coll Cardiol.* 2013;62(16):e147–e239.
13. Heidenreich PA, Albert NM, Allen LA, et al. Forecasting the impact of heart failure in the United States: a policy statement from the American Heart Association. *Circ Heart Fail.* 2013;6(3):606-619.

词汇表

A

abdominojugular reflux（腹颈静脉回流征）：用力压迫中腹上部可观察到颈静脉扩张

aldosterone（醛固酮）：肾上腺皮质释放的一种类固醇激素（属于盐皮质激素家族）

anasarca（全身性水肿）：严重的全身性水肿

angiotensin converting enzyme inhibitor（血管紧张素转化酶抑制剂）：阻断血管紧张素转化酶产生血管紧张素Ⅱ的一类药物

angiotensin Ⅱ（血管紧张素Ⅱ）：产生血管收缩和其他细胞效应的肽类激素。血管紧张转化酶催化血管紧张素Ⅰ转化为血管紧张素Ⅱ（活性激素）

angiotensin Ⅱ receptor blocker（血管紧张素Ⅱ受体阻滞剂）：阻止血管紧张素Ⅱ与其受体结合的一类药物

apoptosis（凋亡）：程序性细胞死亡（与坏死相对应）

autophagy（自噬）：利用溶酶体降解不必要的或功能异常的细胞成分的细胞内分解代谢机制

B

β-adrenergic receptor blocker（β-肾上腺素受体阻滞剂）：阻断儿茶酚胺对心脏和其他组织作用的一类药物（又称为β-受体阻滞剂）

bioavailability（生物利用度）：物质被生物体吸收或使其到达生理活性部位被利用的速率和程度

biomarkers（生物标志物）：体液或组织中可用于提示特殊生物学状态或疾病的可检测的生物分子

biphasic positive airway pressure（BiPAP）［双相气道正压通气（BiPAP）］：通气周期中允许无限制的自主呼吸的压力控制通气

B-type natriuretic peptide（B型钠尿肽）：由心室肌细胞释放的可用于心力衰竭诊断的一个含32个氨基酸的多肽。同时，奈西立肽，也是静脉血管扩张剂，用于急性心力衰竭的治疗

C

cardiac output（心排血量）：每分钟心脏射入循环系统的血量。在没有明显的瓣膜关闭不全或心血管分流时，它等于每搏量乘以心率（次/分）

cardiogenic shock（心源性休克）：心力衰竭伴有严重全身性低灌注，通常伴有低血压和肺水肿

cardiomegaly（心脏扩大）：因各种病因而引起心脏扩大的病理状态

Cheyne-Stokes respiration（潮式呼吸）：呼吸的循环模式，随着深度的逐渐增加，有时速率达到最大值，接着是逐渐下降（尤其是速率），导致呼吸暂停；周期通常为 30 s 到 2 min 的持续时间，呼吸暂停 5～30 s。与心力衰竭患者呼吸反馈异常有关

D

diastolic dysfunction（舒张功能障碍）：心室充盈障碍

E

ejection fraction（射血分数）：心脏每次搏动时，收缩期射血量或每搏量与舒张末期容积的比值。计算公式：(EDV－ESV)/EDV＝SV/EDV，EDV＝舒张末期容积，ESV＝收缩末期容积，SV＝每搏量。这个参数也可以表示为一个百分比，即射血分数×100

epigenetics（表观遗传学）：由于化学反应使 DNA 或 RNA 中某些碱基对激活或失活导致基因表达的变化

F

Frank-Starling Law of the Heart（Frank-Starling 心脏定律）：心脏每搏量（SV）随左心室舒张末期容积的增加而增加的规律。以心脏生理学家 Otto Frank（1865—1944）和 Ernest Starling（1866—1927）的名字命名。同样的原则也适用于其他心脏功能检测，如心排血量（SV×心率）或每搏功。心脏功能可以通过体重除以体表面积进行调整。在一些临床或研究中，左心室舒张末压或肺毛细血管楔压可以取代左心室舒张末期容积

fulminant myocarditis（暴发性心肌炎）：导致急性、严重的心力衰竭或心源性休克的广泛的心肌炎症

G

genotype/phenotype（基因型/表现型）：个体的基因构成/个体可观察到的生理特性

H

HF-pEF/HF-rEF（射血分数正常的心力衰竭/射血分数降低的心力衰竭）：以射血分数区分的两类心力衰竭，射血分数正常的心力衰竭 EF＞40％，而射血分数降低的心力衰竭 EF≤40％。在文献中，射血分数正常与降低之间的临界点是 40％～55％

Hypertrophy（肥大）：由于组成细胞增大导致器官或组织体积增加

I

intra-aortic balloon pump（主动脉内球囊泵）：在股动脉经皮导管进入胸降主动脉的血管内球囊，球囊通过充气和放气支持全身和冠状动脉循环

Ischemia（缺血）：由于组织血流量不足而影响细胞功能

L

loop diuretic（袢利尿剂）：作用于肾的髓袢升支，增加钠、氯和水排出的一类药物。特定药物包括呋塞米、布美他尼、托拉塞米、依他尼酸

M

mineralocorticoid receptor antagonist（盐皮质激素受体拮抗剂）：抑制盐皮质激素生理功能的一类药物，如醛固酮

N

neck vein distention（颈静脉扩张）：由于静脉压增高，颈部两侧可见颈静脉搏动，提示右心房压力增加

necrosis（坏死）：由于损伤、辐射或化学物质引起的非程序性的细胞或组织死亡。通常涉及毒性成分的广泛释放导致组织进一步损伤

O

orthopnea（端坐呼吸）：平卧时呼吸困难或进一步加重

oxygen consumption（VO_2）［耗氧量（VO_2）］：VO_2 等于循环系统中心排血量乘以组织氧摄取量或 ΔAVO_2（运输到人体组织中的动脉血氧浓度减去毛细管交换后静脉循环中剩余氧浓度的差值）

P

paroxysmal nocturnal dyspnea（阵发性夜间呼吸困难）：夜间突然出现呼吸困难，患者通常 1 h 或 2 h 睡眠后憋醒；通常是因为左心衰竭引起的肺水肿

和肺充血

phenotype（表现型）：见基因型/表现型

pheochromocytoma（嗜铬细胞瘤）：分泌儿茶酚胺的细胞肿瘤

phospholamban（受磷蛋白）：心肌和骨骼肌调节内质网钙 ATPase（SERCA2a）的含 52 个氨基酸残基的膜蛋白

R

renin（肾素）：由肾小球旁器的颗粒细胞分泌的含有 340 个氨基酸残基的酶，可以使血管紧张素原转换为血管紧张素 Ⅰ，激活肾素-血管紧张素-醛固酮系统

S

sarco（endo）plasmic reticulum calcium ATPase2a（SERCA2a）［肌浆网（内质网）钙 ATP 酶（SERCA2a）］：肌细胞钙 ATP 酶是在 ATP 作用下，使钙离子从胞质转位到肌浆网腔的钙离子转运酶。肌肉收缩需要肌浆网的钙量充足

stroke volume（每搏量）：每次心脏搏动时的射血量，计算公式：心室充盈末期容积（舒张）和收缩末期容积（收缩）的差值。或计算为舒张末期容积×射血分数

stroke work（每搏功）：心脏每次收缩，压力-容积作功的测量；可作为心室收缩指数。每搏功可估计为每搏量×（平均动脉-心室舒张末压）或更简单的为每搏量×平均动脉压

stroke work index（每搏作功指数）：射血作功表示为能量/体表面积的单位。

structural heart disease（结构性心脏病）：心肌、瓣膜或心包成分中可检测到的生理或生化异常

systolic dysfunction（收缩功能障碍）：心室收缩功能受损

T

tissue oxygen extraction（ΔAVO_2）［组织氧摄取量（ΔAVO_2）］：动脉和静脉血氧浓度的差值

U

ultrafiltration（超滤）：通过利用对流的体外循环，去除血液中等渗液体的一种方法（通过过滤器真空负压去除）

V

Valsalva（Valsalva 动作）：一种操作方法，要求患者深吸气后屏气，再用力

做呼气动作，呼气时对抗紧闭的气道，以检测心脏功能

valvuloplasty（瓣膜成形术）：通过球囊导管充气，使狭窄的心瓣膜面积增加的一种方法

vasopressin（加压素）：神经垂体激素，也称为抗利尿激素，可作为血管收缩剂和增加肾水重吸收的信号

（李春峰　肖　薇）

附录 B

临床治疗试验总结

第 1 部分：药理学试验

血管紧张素转化酶（ACE）抑制剂试验

ATLAS

赖诺普利治疗与生存评估

（Assessment of Treatment with Lisinopril and Survival）

设计： 中度或重度充血性心力衰竭患者随机使用小剂量赖诺普利（2.5～5 mg/d）或大剂量赖诺普利（32.5～50 mg/d）。

结果： 使用大剂量赖诺普利的患者不良反应发生率更低。

来源： *Circulation*，1999，100：2312

SOLVD PREVENTION TRIAL

左心室功能不全预防试验

（SOLVD：Studies of Left Ventricular Dysfunction）

设计： 本研究包括 4228 名射血分数<35%，没有接受过心力衰竭药物治疗的无症状患者。患者随机使用依那普利（2.5～20 mg/d）或安慰剂。

结果： 平均随访 37 个月，依那普利组与安慰剂组相比，发生死亡或心力衰竭的联合终点更低（30% vs. 39%），住院率也减少（21% vs. 25%）。

来源： *N Engl J Med*，1992，327：685

SOLVD TREATMENT TRIAL

左心室功能不全治疗试验

设计： 本研究包括 2569 名射血分数<35%，没有接受过心力衰竭药物治

疗的慢性心力衰竭患者。患者随机使用依那普利（2.5～10 mg，2次/日）或安慰剂。

结果： 研究表明，依那普利组与安慰剂组相比，因心力衰竭死亡或住院的发生率更低（48% vs. 57%）。

来源： *N Engl J Med*，1991，325：293

V-HeFT Ⅱ

退伍军人管理局心力衰竭试验Ⅱ

（Veterans Administration Heart Failure Trial Ⅱ）

设计： 本研究包括804名患有NYHAⅡ～Ⅲ级的男性心力衰竭患者，射血分数<45%，随机分配至肼屈嗪/硝酸异山梨酯联合治疗组（75 mg+40 mg，4次/日）或依那普利组（10 mg，2次/日）。

结果： 随访2年时，依那普利组与肼屈嗪/硝酸异山梨酯组相比，死亡率降低（18% vs. 28.2%）。死亡率降低主要是由于心源性猝死减少所致。

来源： *N Engl J Med*，1991，325：303

血管紧张素Ⅱ受体阻滞剂（ARB）试验

CHARM-ALTERNATIVE

坎地沙坦治疗心力衰竭：发病率和死亡率减少的评估

（Candesartan in Heart Failure：Assessment of Reduction in Morbidity and Mortality）

设计： 在该项研究中，2028名射血分数≤40%并对ACE抑制剂不耐受的有症状心力衰竭患者，随机使用坎地沙坦（目标剂量32 mg，1次/日）或安慰剂。

结果： 研究表明，坎地沙坦组与安慰剂组相比，因充血性心力衰竭死亡或住院的概率减少（33% vs. 40%）。

来源： *Lancet*，2003，362：772

ELITE

老年人群氯沙坦效用评估

（Evaluation of Losartan in the Elderly）

设计： 该项研究中，722名射血分数<40%并伴有Ⅱ～Ⅳ级充血性心力衰竭的患者，随机使用卡托普利（6.25～50 mg，3次/日）加安慰剂或氯沙坦（12.5～50 mg/d）加安慰剂。

结果：研究表明，使用氯沙坦与卡托普利相比，能降低死亡率（4.8% vs. 8.7%）、住院率（22% vs. 30%）和不良反应。

来源：*Lancet*，1997，349：747

ELITE Ⅱ

氯沙坦与卡托普利相比对有症状心力衰竭患者死亡率的影响：随机试验——氯沙坦与心力衰竭生存率研究 ELITE Ⅱ。

设计：初步报告中，3152名射血分数≤40%伴有Ⅱ～Ⅳ级充血性心力衰竭的患者，随机使用卡托普利（12.5～50 mg，3次/日）或氯沙坦（12.5～50 mg/d）加安慰剂。

结果：全因死亡率无统计学上显著差异（卡托普利16% vs. 氯沙坦18%）

来源：*Lancet*，2000，355（9215）：1582-1587

VALIANT

缬沙坦在急性心肌梗死中的应用试验

（Valsartan in Acute Myocardial Infarction Trial）

设计：先前接受常规治疗的患者在心肌梗死后0.5～10天随机使用缬沙坦（4909名患者）、缬沙坦加卡普托利（4885名患者）或卡托普利（4909名患者）治疗。

结果：缬沙坦与卡托普利效果相同，各组具有相似的死亡率。

来源：*N Engl J Med*，2003，349：1893

β-受体阻滞剂试验

AUSTRALIA/NEW ZEALAND HEART FAILURE RESEARCH COLLABORATIVE GROUP

澳大利亚/新西兰心力衰竭研究协作小组

设计：415名射血分数<45%伴有Ⅱ～Ⅲ级充血性心力衰竭患者，随机使用卡维地洛（6.25～25 mg，2次/日）或安慰剂。

结果：研究发现，卡维地洛组射血分数增加（5.3%），死亡率和住院率减少（104 vs. 131）。

来源：*Lancet*，1997，349：375

CARVEDILOL HEART FAILURE STUDY

卡维地洛心力衰竭研究

设计：该项研究包括 1094 名症状持续 3 个月以上和射血分数＜35％并接受利尿剂和 ACE 抑制剂的患者，随机使用卡维地洛（12.5～50 mg，2 次/日）或安慰剂。

结果：研究发现，卡维地洛组心血管疾病所致死亡率（3.2％ vs. 7.8％）和住院率（14％ vs. 20％）下降。

来源：*N Engl J Med*，1996，334：1349

CIBIS-Ⅱ

心功能不全比索洛尔研究-Ⅱ

（Cardiac Insufficiency Bisoprolol Study Ⅱ）

设计：该项研究包括 2647 名Ⅲ级或Ⅳ级充血性心力衰竭患者，左心室射血分数≤35％，接受利尿剂和 ACE 抑制剂标准治疗。患者随机使用 1.25 mg/d 比索洛尔，逐渐增加至最大剂量 10 mg/d，或每天使用安慰剂。

结果：比索洛尔组与安慰剂组相比，全因死亡率更低（11.8％ vs. 17.3％）。比索洛尔组与安慰剂组相比，猝死率更低。治疗效果与心力衰竭的严重程度或病因无关。

来源：*Lancet*，1999，353：9

COMET

卡维地洛或美托洛尔评估试验

（Carvedilol or Metoprolol Evaluation Trial）

设计：Ⅱ～Ⅳ级充血性心力衰竭患者，射血分数≤35％，接受卡维地洛（1511 名患者；25 mg，2 次/日）或酒石酸美托洛尔（1518 名患者；50 mg，2 次/日）治疗。平均研究时间为 58 个月。

结果：全因死亡率在卡地维洛组为 34％（512/1511），在美托洛尔组为 40％（600/1518）。后续随访中，卡维地洛组射血分数增加 9％。

来源：*Lancet*，2003，362：7

COPERNICUS

卡维地洛前瞻性随机累积生存试验

（Carvedilol Prospective Randomized Cumulative Survival trial）

设计：该项研究中，2289 名静息时有心力衰竭症状、射血分数＜25％的患者，随机使用安慰剂（1133 名患者）或卡维地洛（1156 名患者），平均研究 10.4 个月。

结果：研究发现卡维地洛能使因心血管原因死亡或住院的联合风险降低

27%，因心力衰竭死亡或住院的风险降低31%。

来源： *Circulation*，2002，106（17）：2194

MERIT-HF

充血性心力衰竭美托洛尔CR/XL随机干预试验

（Metoprolol CR/XL Randomized Intervention Trial in Congestive Heart Failure）

设计： 3991名Ⅱ～Ⅳ级充血性心力衰竭患者，射血分数≤40%，随机使用美托洛尔CR/XL（目标剂量200 mg，1次/日）或安慰剂。

结果： 美托洛尔CR/XL组与安慰剂组相比，全因死亡率更低（7.2% vs. 11.0%）。美托洛尔CR/XL组因心力衰竭病情加重导致的死亡和猝死率较低。

来源： *Lancet*，1999，353：2001

钙通道阻滞剂试验

PRAISE-2

前瞻性随机氨氯地平生存率评价试验-2

（Prospective Randomized Amlodipine Survival Evaluation 2 Trial）

设计： 研究包括1654名重度心力衰竭患者，射血分数<30%，随机使用氨氯地平（目标剂量10 mg/d）或安慰剂。

结果： 在PRAISE和PRAISE-2试验中，没有发现氨氯地平能够降低非缺血性心肌病患者死亡率的有效证据（风险比：0.97；95%可信区间：0.83～1.13；P=0.66）。

来源： *JACC Heart Failure*，2013，1：308

V-HeFT Ⅲ

退伍军人管理局心力衰竭试验Ⅲ

（Veterans Administration Heart Failure Trial Ⅲ）

设计： 该研究随访了450名接受利尿剂和依那普利的充血性心力衰竭患者，射血分数<45%。患者随机使用非洛地平（5 mg，2次/日）或安慰剂。

结果： 非洛地平可预防运动耐受力和生活质量的恶化。

来源： *Circulation*，1997，856：863

地高辛试验

DIG

洋地黄研究组

(Digitalis Investigation Group)

设计：该项研究包括 6800 名心力衰竭、窦性心律患者，射血分数<45%，随机使用地高辛或安慰剂。

结果：总体死亡率无明显差别。地高辛组与安慰剂组相比，因心力衰竭恶化导致的死亡率或住院率较低（27% vs. 35%）。

来源：*N Engl J Med*，1997，336（8）：525-533

PROVED

心力衰竭和地高辛疗效的前瞻性随机研究

(Prospective Randomized Study of Ventricular Failure and the Efficacy of Digoxin)

设计：该项研究包括 88 名轻中度充血性心力衰竭患者，接受地高辛（中位剂量 0.37 mg/d）和利尿剂治疗。患者随机继续使用地高辛或停用地高辛 12 周。

结果：停用地高辛的患者，运动耐受力下降，心室功能恶化，甚至出现更频繁的心力衰竭症状（39% vs. 19%）。

来源：*J Am Coll Cardiol*，1993，22（4）：955

RADIANCE

地高辛或血管紧张素转化酶抑制剂的随机评估研究

(Randomized Assessment of Digoxin or Inhibitors of the Angiotensin-Converting Enzyme)

设计：该项研究随访了 178 名窦性心律、Ⅱ～Ⅲ级心力衰竭患者，射血分数<35%，对地高辛、利尿剂和血管紧张素转化酶抑制剂反应稳定。随机继续使用地高辛或停用地高辛 12 周。

结果：研究发现，与继续使用地高辛组（5%）相比，安慰剂组发生心力衰竭恶化的频率更高（25%）。停用地高辛也可导致心室功能恶化。

来源：*N Engl J Med*，1993，329：1

利尿剂/超滤试验

有关利尿剂/超滤试验，参见第2部分：设备或操作相关试验。

盐皮质激素受体拮抗剂（MRA）试验

EMPHASIS-HF

依普利酮对轻度心力衰竭患者住院与生存研究

（Eplerenone in Mild Patients Hospitalization and Survival Study in Heart Failure）

设计： 该项研究中，2737名心功能分级为Ⅱ级、射血分数≤35％的心力衰竭患者，除使用推荐的治疗外，随机使用依普利酮（达50 mg/d）或安慰剂。

结果： 依普利酮组患者因心血管原因死亡或因心力衰竭住院的风险减少37％。依普利酮组与安慰剂组相比，能够减少收缩性心力衰竭和症状较轻患者的心血管原因死亡率（安慰剂组13.5％ vs. 治疗组10.8％）和住院率。

来源： *N Engl JMed*，2011，364：11

EPHESUS

依普利酮对急性心肌梗死后心力衰竭的疗效及生存研究

（Eplerenone Post-Acute Myocardial Infarction Heart Failure Efficacy and Survival Study）

设计： 在该项研究中，6632名急性心肌梗死后LVEF≤40％的心力衰竭患者，除优化药物治疗之外，随机使用依普利酮（3313名患者，首次剂量为25 mg/d，滴定至最大剂量50 mg/d）或安慰剂（3319名患者），直至1012名患者死亡。

结果： 依普利酮加优化药物治疗可以降低死亡率15％。

来源： *N Engl J Med*，2003，348：1309

RALES

螺内酯的随机评价研究

（Randomized Aldactone Evaluation Study Investigators）

设计： 该项研究包括1663名左心室射血分数≤35％的严重心力衰竭患者，目前正在使用血管紧张素转化酶抑制剂、袢利尿剂和地高辛

（大多数病例）治疗。患者随机接受螺内酯（25 mg/d）和安慰剂。

结果： 螺内酯组，因心力衰竭恶化和猝死的风险降低，死亡率降低30%。与安慰剂组相比，螺内酯组因心力衰竭恶化的住院率降低35%。10%的男性会发生男性乳房发育症的不良反应。

来源： *N Engl J Med*，1999，341：709

奈西利肽

VMAC

急性充血性心力衰竭血管舒张剂的管理

(Vasodilation in the Management of Acute CHF)

设计： 研究对静息发生呼吸困难的489名充血性心力衰竭患者进行随机、双盲试验，其中246名患者接受过肺动脉导管术。患者使用静脉奈西利肽、静脉硝酸甘油或安慰剂。

结果： 奈西利肽能够改善急性失代偿性充血性心力衰竭患者的血流动力学功能。平均肺毛细血管楔压自基线起，在奈西利肽组降低5.8 mmHg，在硝酸甘油组降低3.8 mmHg，在安慰剂组降低2.0 mmHg。

来源： *JAMA*，2002，287：1531

硝酸盐-肼屈嗪

A-HeFT

非洲裔美国人心力衰竭试验

(African-American Heart Failure Trial)

设计： 研究包括1050名心功能Ⅲ或Ⅳ级心力衰竭伴心室扩张的非洲裔美国患者。患者随机接受固定剂量的硝酸异山梨酯加肼屈嗪或安慰剂加标准治疗。

结果： 安慰剂组患者死亡率明显高于硝酸异山梨酯加肼屈嗪组（10.2% vs. 6.2%）。

来源： *N Engl J Med*，2004，351：2049

第 2 部分：设备或者操作相关试验

骨髓或干细胞治疗

ASTAMI

急性心肌梗死自体干细胞移植试验

(Autologous Stem Cell Transplantation in Acute Myocardial Infarction Trial)

设计： 本研究中，100 名前壁 ST 段抬高型心肌梗死和左前降支动脉经皮冠状动脉介入治疗的患者被随机分配接受或不接受骨髓单核细胞（mBMC）冠状动脉内注射。

结果： 两组患者左心室功能检测无差异。

来源： *N Engl J Med*，2006，355：1199-1209

BOOST

骨髓移植以增强 ST 段抬高型心肌梗死再生的试验

(Bone Marrow Transfer to Enhance ST-elevation Infarct Regeneration Trial)

设计： 急性 ST 段抬高型心肌梗死通过经皮冠状动脉介入治疗（PCI）成功的患者，随机分为骨髓细胞（BMC）移植组（30 例）和对照组（30 例）。在 PCI 后 4.8 天和 6 个月行心脏 MRI 以评价对左心室收缩射血分数的影响。

结果： 在急性心肌梗死后，BMC 转移可早期改善左心室收缩射血分数。

来源： *Lancet*，2004，364（9429）：141-148

利尿剂/超滤试验

DOSE

利尿剂优化策略评估

(Diuretic Optimization Strategies Evaluation)

设计： 在该研究中，308 例急性失代偿性心力衰竭患者被随机分配接受呋赛米治疗，以低剂量或高剂量每 12 小时推注或持续静脉滴注。

结果： 给予利尿剂治疗，以高剂量或低剂量推注或持续静脉滴注，患者症状或肾功能改变未见显著差异。高剂量治疗后体重显著降低。

来源： *N Engl J Med*，2011，364：797

UNLOAD

急性失代偿性充血性心力衰竭住院患者超滤与静脉注射利尿剂比较

（Ultrafiltration versus Intravenous Diuretics for Patients Hospitalized for Acute Decompensated Congestive Heart Failure）

设计： 在本研究中，有≥2 种高血容量体征的 200 名心力衰竭住院患者，随机分为超滤组或静脉注射利尿剂组。

结果： 对于失代偿性心力衰竭患者，超滤组与静脉注射利尿剂组比较，体重下降（5.0±3.1 kg vs. 3.1±3.5 kg）和体液减少（4.6 L vs. 3.3 L）更为显著，同时减少了心力衰竭 90 天的资源利用。

来源： *JACC*，2007，49：675

运动训练

HF-ACTION

心力衰竭——调查运动训练结局的对照试验

（Heart Failure—A Controlled Trial Investigating Outcomes of exercise training）

设计： 在本研究中，2331 名 LVEF≤35%的稳定心力衰竭患者，被随机分配接受常规治疗＋有氧运动训练或仅常规治疗。

结果： 3 个月时常规治疗＋运动训练与仅常规治疗相比，明显改善 KCCQ 整体评分（5.21 vs. 3.28），之后两组 KCCQ 评分无明显变化。随访 2.5 年改善持续存在。

来源： *JAMA*，2009，301：1451

埋藏型心脏复律除颤器（ICD）试验

CARE-HF

心脏再同步治疗——心力衰竭

（Cardiac Resynchronization-Heart Failure）

设计： 研究包括左心室收缩功能障碍伴 EF≤35%和心脏不同步的Ⅲ/Ⅳ级心力衰竭患者 813 名。患者 LVED 至少 30 mm，QRS 间期 120～149 ms。患者接受治疗 29.4 个月；404 例患者仅接受药物治疗，409 例患者接受药物治疗和心脏再同步治疗。

结果： 心脏再同步治疗组有 82 例患者死亡，而药物治疗组 120 例患者死亡（20% vs. 30%）。心脏再同步治疗减少心室机械延迟、收缩末期容积指数和二尖瓣反流面积，增加了左心室射血分数，改善患者症状和生活质量。

来源： *N Engl J Med*，2005，352（15）：1539-1549

COMPANION

心力衰竭的药物治疗、起搏和除颤比较

（Comparison of Medical Therapy，Pacing，and Defibrillation in Heart Failure）

设计： 该研究包括1520例缺血性或非缺血性心肌病引起的NYHA Ⅲ级或Ⅳ级心力衰竭患者，QRS间期至少120 ms。随机分配接受单纯药物优化治疗，或药物治疗结合使用起搏器或起搏-除颤器的心脏再同步化治疗。

结果： 与单纯药物优化治疗比较，应用起搏器或起搏-除颤器的心脏再同步化治疗可使心力衰竭患者住院率分别降低34%和40%，死亡率分别降低24%和36%。

来源： *N Engl J Med*，2004，350：2140

MADIT-CRT

多中心自动除颤器植入试验——心脏再同步治疗

（Multicenter Automatic Defibrillator Implantation—Cardiac Resynchronization Therapy）

设计： 在本研究中，1798例NYHA Ⅱ或Ⅲ级心力衰竭患者，LVEF≤30%，自身QRS间期≥120 ms或同步化QRS间期≥200 ms，被随机分配接受单纯ICD治疗或ICD+CRT联合治疗。

结果： CRT和ICD联合治疗降低心力衰竭患者死亡率（186例 vs. 236例患者）和住院率（174例 vs. 236例患者）。

来源： *N Engl J Med*，2010，363：2385

MADIT Ⅱ

多中心自动除颤器植入试验Ⅱ

（Multicenter Automatic Defibrillator Implantation Trial Ⅱ）

设计： 该研究包括1232例既往心肌梗死患者，LVEF≤30%。

结果： 除颤器植入使死亡风险降低31%。

来源： *N Engl J Med*，2002，346：877

SCD-HeFT

心力衰竭心源性猝死试验

(Sudden Cardiac Death in Heart Failure Trial)

设计： 在本研究中，2521名LVEF≤35%的NYHAⅡ级或Ⅲ级充血性心力衰竭患者（52%缺血性，48%非缺血性），被随机分配接受常规充血性心力衰竭治疗加安慰剂（847名患者）、常规治疗加胺碘酮（845名患者），或常规治疗加单导ICD（保守编程，仅休克，829名患者）。

结果： 胺碘酮对生存率无良好效果。单导、仅休克ICD治疗使总体死亡率减少23%。

来源： *N Engl J Med*，2005，352：225

机械支持设备试验

HEARTMATE Ⅱ

等待心脏移植的患者使用恒流设备研究

设计： 133例列入心脏移植候选名单的心力衰竭终末期患者恒流泵植入效果的研究。

结果： 使用过程中6个月存活率为75%，12个月存活率为68%。患者功能状态和生活质量显著改善。

来源： *N Engl J Med*，2007，357：885

HEARTMATE Ⅱ IN ADVANCED HF

晚期心力衰竭使用恒流式左心室辅助装置治疗

设计： 200例不适合心脏移植的晚期心力衰竭患者，被随机分配置入恒流式HMⅡ装置（134例）或脉冲流动式装置（66名患者）。主要复合终点是无致残性卒中的生存率和置入后2年修复或更换设备的再手术率。

结果： 应用HMⅡ治疗与应用脉冲流动式LVAD相比，无卒中发生的生存率或设备故障的复合终点降低62%（7/66 vs. 62/134）。恒流式LVAD与脉冲流动式LVAD相比，2年时生存率显著提高（58% vs. 24%）。

来源： *N Engl J Med*，2009，361：2241

REMATCH

充血性心力衰竭机械辅助治疗的随机评估

(Randomized Evaluation of Mechanical Assistance for the Treatment of Congestive Heart Failure)

设计： 该研究包括129例不适合心脏移植的NYHA Ⅳ级心力衰竭患者。患者随机分配接受LVAD（68例患者）或最佳药物治疗（61例患者）。

结果： LVAD组2年死亡风险降低48%。应用LVAD组与最佳药物治疗组相比，生活质量改善，生存率提高（1年时52% vs. 25%，2年时23% vs. 8%）。

来源： *N Engl J Med*，2001，345：1435

经导管主动脉瓣置换术

PARTNER A

经导管主动脉瓣置入试验A

(Placement of Aortic Transcatheter Valves Trial A)

设计： 多中心研究中，699例严重主动脉瓣狭窄的高危患者被随机分配接受经导管主动脉瓣置换术（TAVR）伴球囊扩张牛心包瓣膜或外科瓣膜置换手术。

结果： 经导管组与外科手术组相比，30天（3.4% vs. 6.5%）和1年（24.2% vs. 26.8%）死亡率降低。

来源： *N Engl J Med*，2011，364：2187

PARTNER B

经导管主动脉瓣置入试验B

设计： 本研究中，358例不适合手术的主动脉瓣狭窄患者被随机分配接受标准治疗（包括球囊主动脉瓣成形术）或经股动脉入路经导管植入球囊扩张的牛心包瓣膜（TAVI）。

结果： TAVI组与标准治疗组相比，1年死亡率显著降低（30.7% vs. 50.7%）。

来源： *N Engl J Med*，2010，363：1597

（张北玉　刘婷）

索引

彩　　图

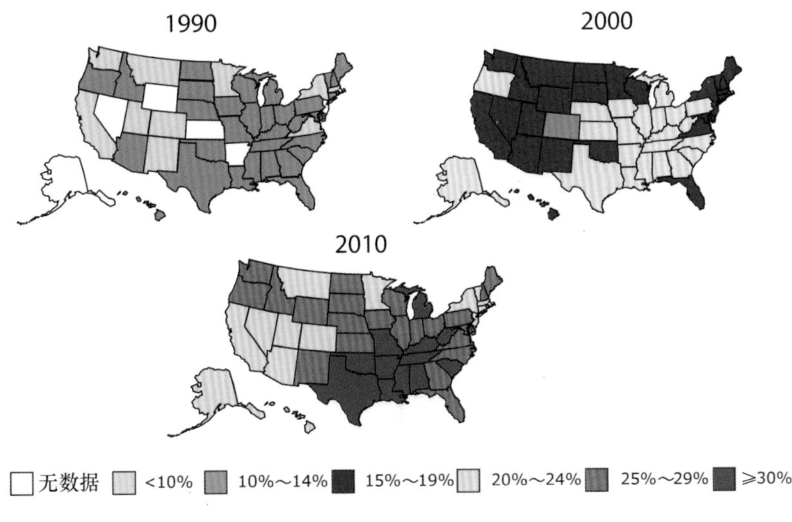

彩图　3.10

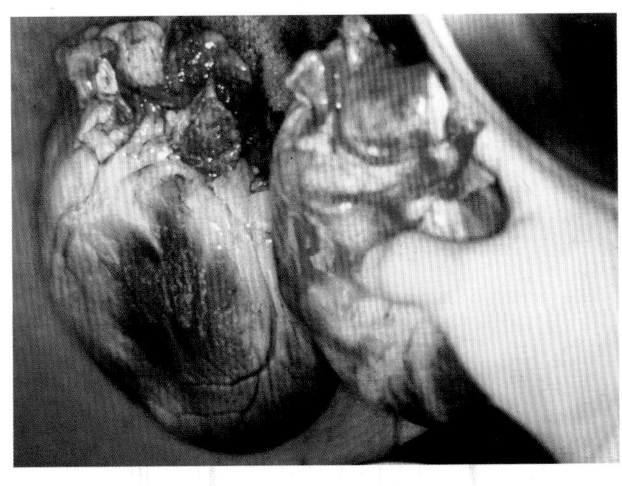

彩图　4.1

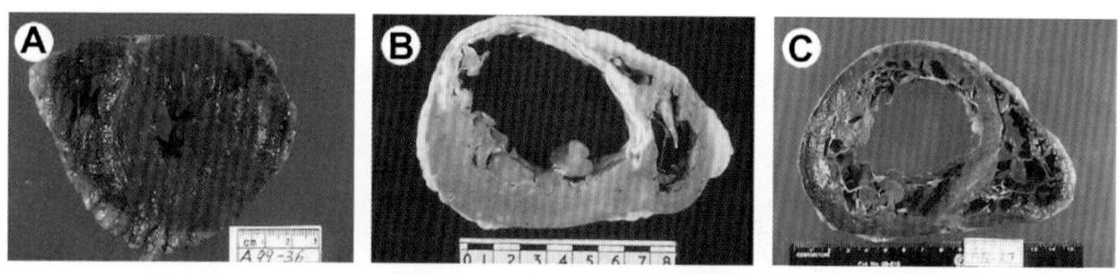

彩图　4.2

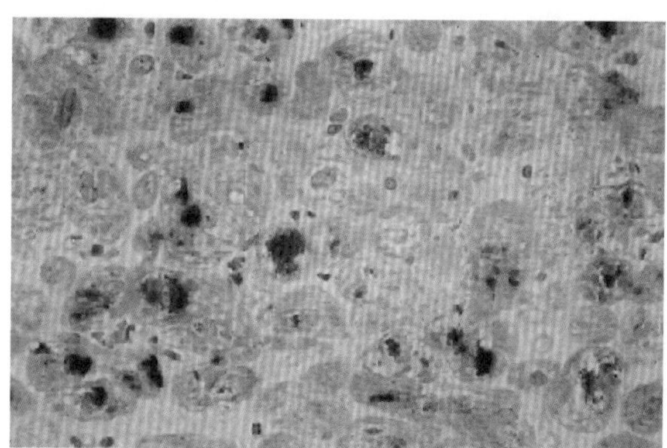

彩图　6.9

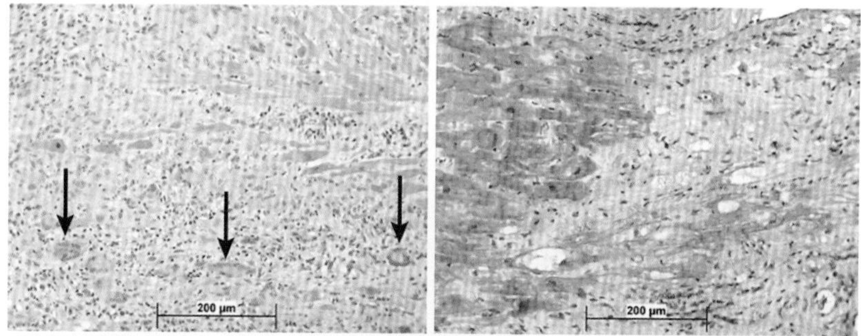

彩图　6.10

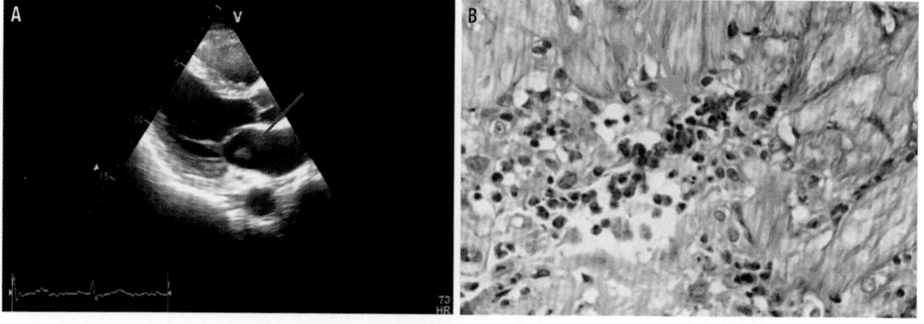

彩图　6.15

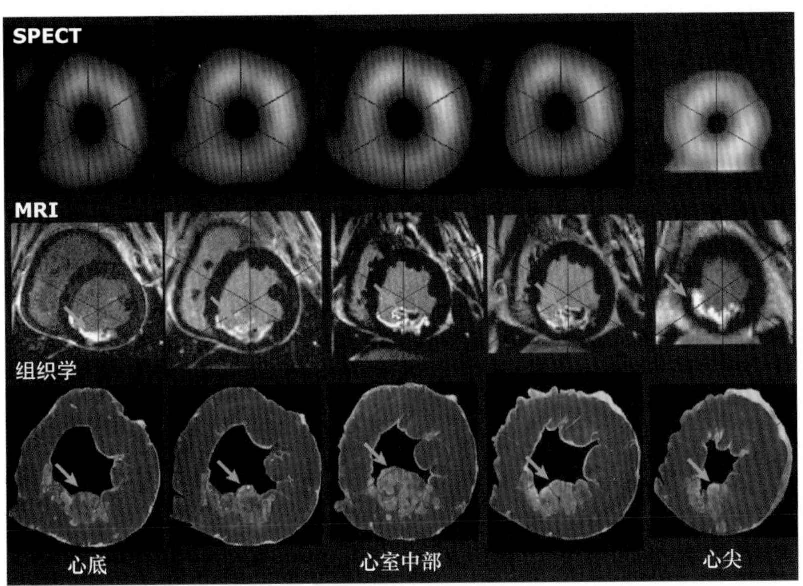
SPECT
MRI
组织学
心底
心室中部
心尖

彩图 6.18

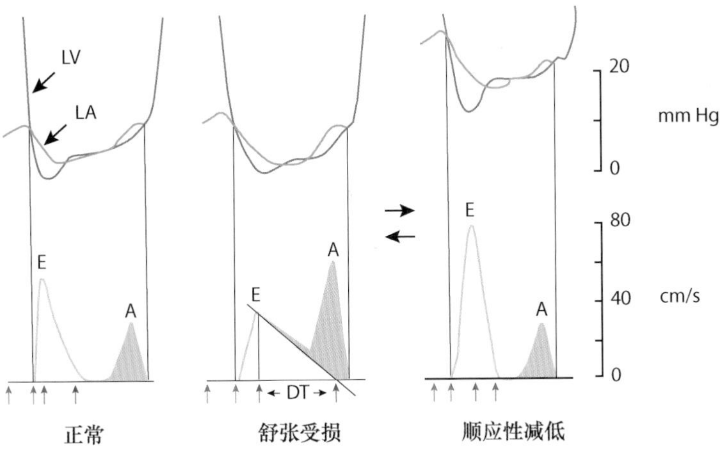
LV
LA
E
A
DT
20
mm Hg
0
80
40
cm/s
0
正常
舒张受损
顺应性减低

彩图 7.2

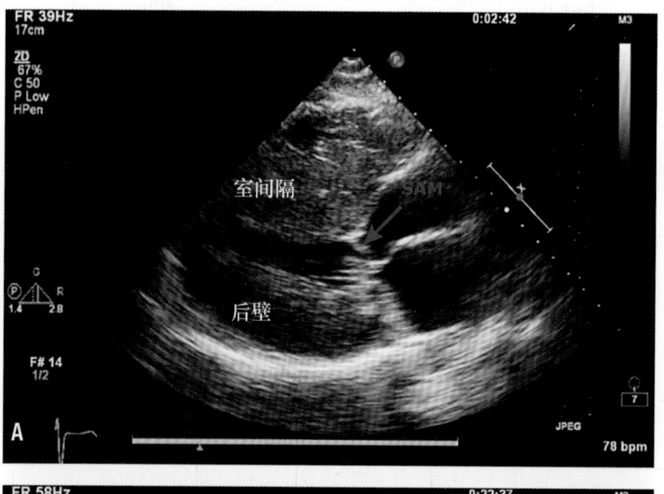
FR 39Hz
17cm
2D
67%
C 50
P Low
HPen
0:02:42
M3
室间隔
SAM
后壁
F# 14
1/2
A
JPEG
78 bpm

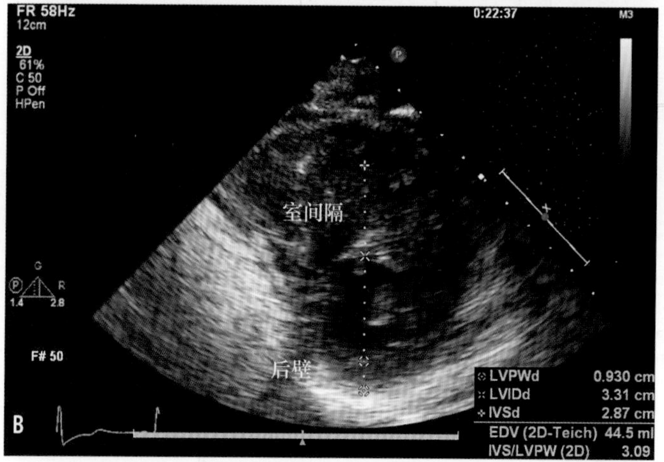
FR 58Hz
12cm
2D
61%
C 50
P Off
HPen
0:22:37
M3
室间隔
后壁
F# 50
B
LVPWd 0.930 cm
LVIDd 3.31 cm
IVSd 2.87 cm
EDV (2D-Teich) 44.5 ml
IVS/LVPW (2D) 3.09

彩图 7.5

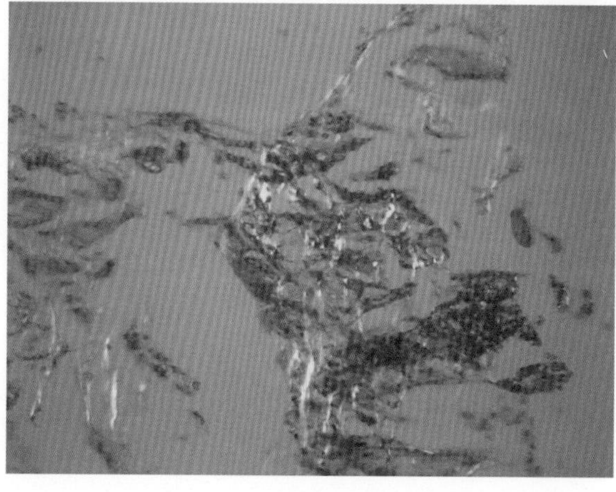

彩图 7.8

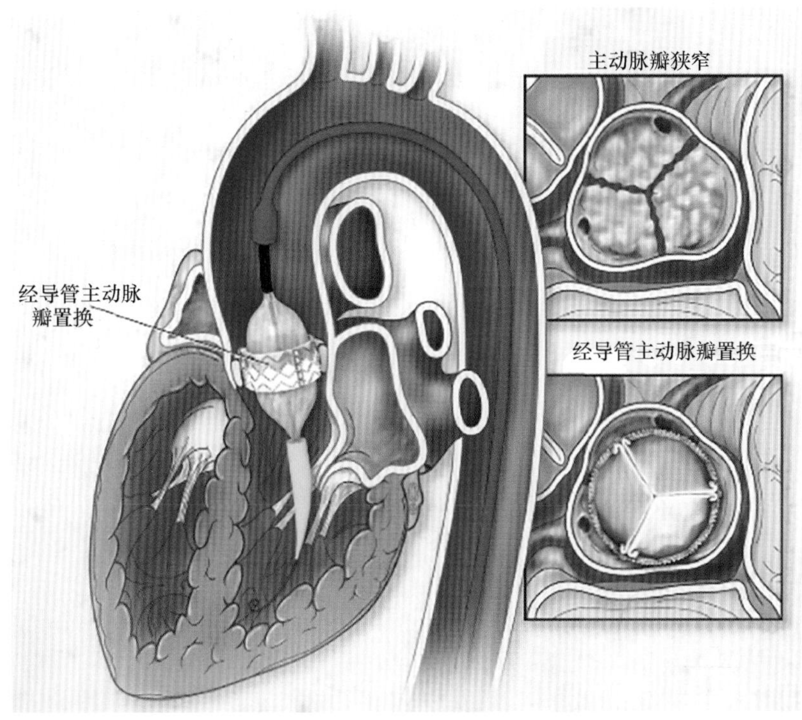
主动脉瓣狭窄
经导管主动脉
瓣置换
经导管主动脉瓣置换

彩图　7.12

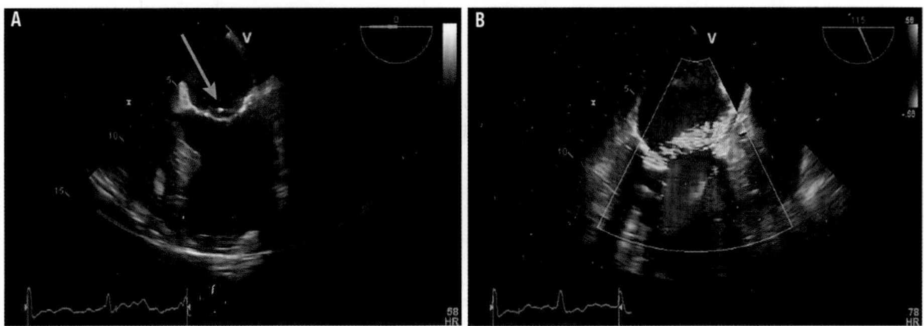
A
B

彩图　7.14

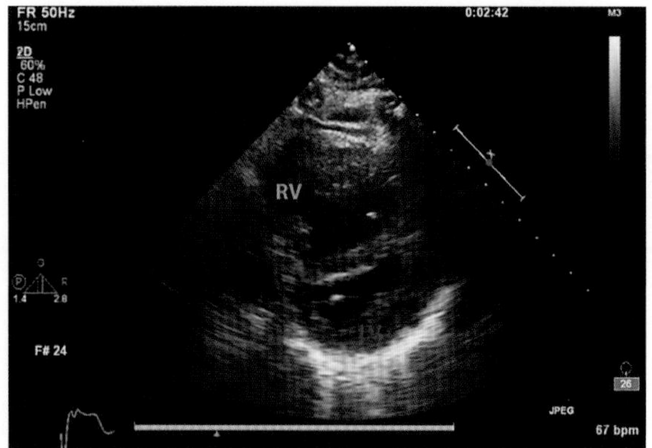

彩图　7.16

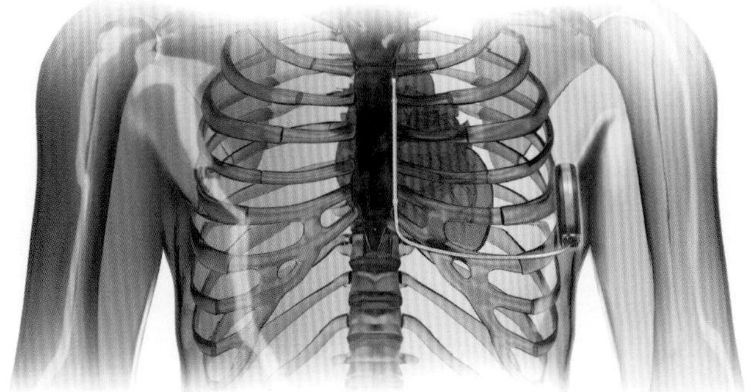

彩图　8.21

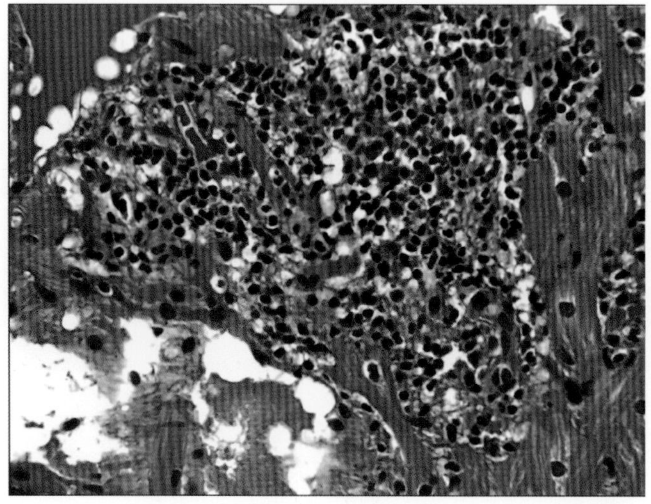

彩图　9.26

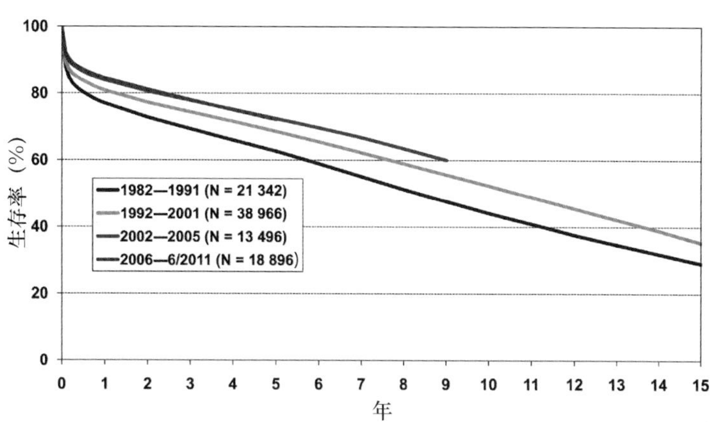
100
80
60
40
20
0
生存率（%）
0 1 2 3 4 5 6 7 8 9 10 11 12 13 14 15
年
1982—1991 (N = 21 342)
1992—2001 (N = 38 966)
2002—2005 (N = 13 496)
2006—6/2011 (N = 18 896)

彩图 11.5

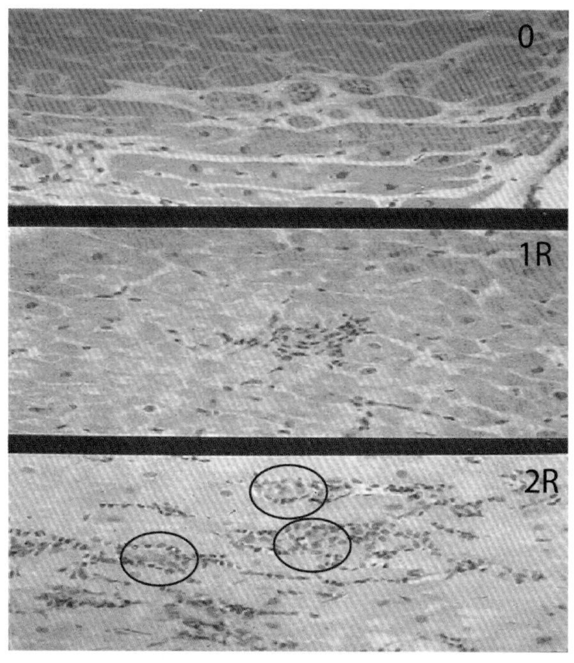
0
1R
2R

彩图 11.6

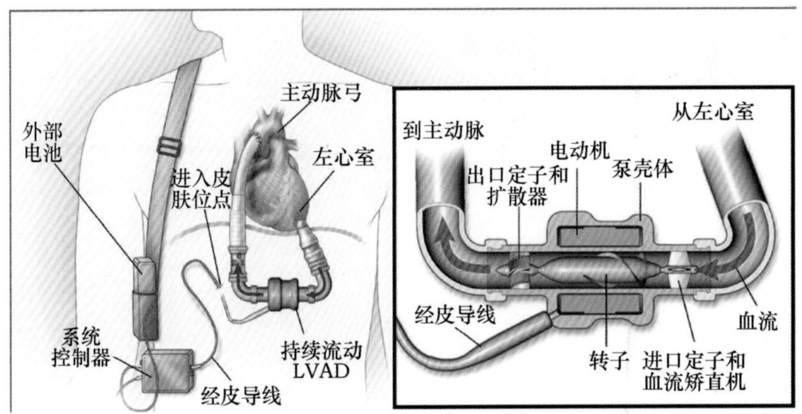

彩图 11.7

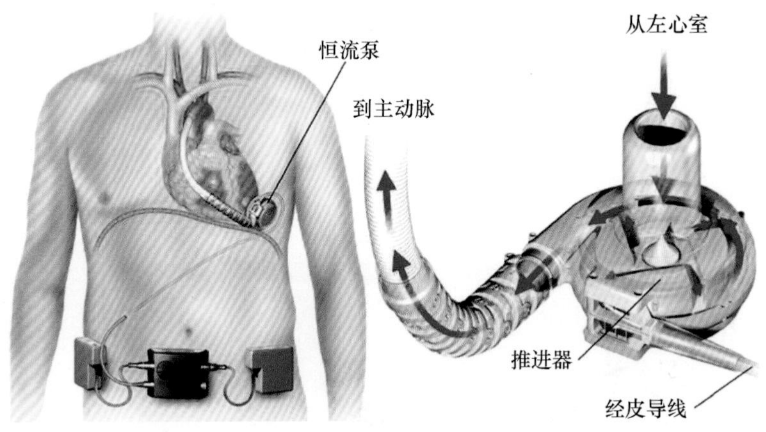

彩图 11.12